DSM-5®をつかうということ

その可能性と限界

The Intelligent Clinician's
Guide to the DSM-5®
First Edition

松崎朝樹 監訳
筑波大学 医学医療系 精神神経科 診療講師

Joel Paris, MD
Professor of Psychiatry
McGill University
Montreal, Canada

メディカル・サイエンス・インターナショナル

This book is dedicated in the memory of
Heinz Lehmann — teacher, research pioneer, and skeptic.

Authorized translation of the original English edition,
"The Intelligent Clinician's Guide to the DSM-5", First edition
by Joel Paris

Copyright © Oxford University Press 2013
All rights reserved.

本書は 2013 年に英文出版された
The Intelligent Clinician's Guide to the DSM-5, First Edition の翻訳であり，
オックスフォード大学出版局との契約により出版されたものである。

The Intelligent Clinician's Guide to the DSM-5, First edition
was originally published in English in 2013. This translation is published by arrangement with
Oxford University Press.

© First Japanese edition 2015 by Medical Sciences International, Ltd., Tokyo

Printed and Bound in Japan

監訳者・訳者一覧

監訳

松崎 朝樹　　　　筑波大学医学医療系 精神神経科 診療講師

訳(担当章順。括弧内は担当章)

松崎 朝樹　　　　筑波大学医学医療系 精神神経科 診療講師
　　　　　　　　　(はじめに，1)
スンデル 彩　　　臨床心理士(2, 13)
小川 貴史　　　　筑波大学附属病院 精神神経科(3)
藤岡 真生　　　　東京大学医学部附属病院 精神神経科 助教(4)
松田 悠　　　　　独立行政法人 国立精神・神経医療研究センター病院
　　　　　　　　　精神科(5, 15)
大塚 豪士　　　　独立行政法人 国立精神・神経医療研究センター病院
　　　　　　　　　精神科(6)
柴岡 三智　　　　独立行政法人 国立精神・神経医療研究センター病院
　　　　　　　　　精神科(7)
船田 大輔　　　　独立行政法人 国立精神・神経医療研究センター病院
　　　　　　　　　精神科(8)
星野 直美　　　　筑波大学附属病院(9)
中田 正規　　　　秋元病院 精神科(10)
関根 彩　　　　　筑波大学附属病院(11)
吉川 大輝　　　　独立行政法人 国立精神・神経医療研究センター病院
　　　　　　　　　精神科(12)
塚田 恵鯉子　　　筑波大学附属病院 精神神経科 病院講師(14)

監訳者序文

　2013年から使われはじめたDSM-5と1994年から使われてきたDSM-Ⅳ。絶対のルールとして扱う者もなかにはいたが，その欠点を指摘しては無意味なものと切り捨てる医療者も少なくなかった。心の奥に潜むものを解釈し思索をめぐらせることを排除し，外から観察しうる事象からアルゴリズムを用いて診断を試みるDSMで定義された障害は，精神疾患の本質とは異なるのではないかと疑問を抱くのも無理はない。ただ，盲信するのも無視するのも正解とはいいがたい。

　過去のカルテや他の病院からの診療情報提供書を読むと，一人の患者につけられた診断が医師ごとに異なっているのは，精神医療の現場では珍しいことではない。疾患概念も患者の見立ても医師によってまちまちであることが，その原因であろう。身体疾患を扱う際，あっちの医師は肺炎と診断し，こっちの医師の診断は肺炎じゃないということは，そうないだろう。あっちの医師が考える肝癌とこっちの医師が考える肝癌が違うということもないだろう。しかし，精神疾患については，そのようなことばかりであることを，精神科医として嘆かわしく思う。診断が医師の匙加減や感覚でくだされるようであってはならない。

　DSMは，診断にアルゴリズムを用いることで，精神医療者に共通言語を与えた。DSMのすべてが正しいわけでもなく，常に正しいわけでもない。課題は山積みであることは，本書で何度も扱われている。しかし，未完成であることを理由に無視すれば，バベルの塔は崩れ去り共通言語は失われ，精神医療者はおのおのめいめい思うさま一貫性のない見立てを繰り返すことになる。DSMのアルゴリズムは，数学にたとえるなら途中計算式のようなものだ。そ

れ自体は真実ではないが，それを通して真実に近づきうるもの。その後に，そのアルゴリズムに盛りこめなかった，医療者個人の考えを加味すれば，よりいっそう真実に近づけることだろう。そんな DSM の可能性と残された課題，その両方について本書は扱っている。盲信も無視もせず，どこまで参考にし，どこまでを限界と考え，どのように DSM-5 と向き合うべきか，その答が本書にある。

　本書の出版にあたって，原著の著者 Joel Paris 氏に，協力してくれた翻訳者たちに，機会を与えてくれた出版社に，そして今，本書を手にしている皆様に，心から感謝を申しあげたい。本書を通して多くの医療者が精神障害への理解を深め，心の問題に苦しむ多くの人たちが救われることを心から願っている。

2015 年 3 月

松崎　朝樹

はじめに

　2013年は，精神疾患の分類と診断の手引き(Statistical Manual of Mental Disorders：DSM)の第5版，DSM-5が米国精神医学会(American Psychiatric Association：APA)から発表された年となった．この30年以上の間でははじめての大きな改訂である．昔は，精神障害の診断は難解で，研究者以外に興味を示す者はなく，精神障害の専門家などという人はほとんどいなかった．しかし，精神障害の診断を医学的なものにするには科学的な分類が必要だった．そして，今やDSMのシステムはすべての精神医療従事者に大きな影響を与えるようになった．精神科の診断マニュアルの改訂が新聞の第一面で扱われるほどだ．

　DSM-5は精神医学のランドマークになるだろうが，これを理解するには時間とその細部への注意が必要だ．本書は，この新しいマニュアルのおもな特徴の解説書である．そのうえで，3つの疑問に焦点をあてている．第1に，最も重要な変更点は何か．第2に，その変更は臨床上どんな意味をもつか．第3に，DSM-5は前版と比較してよいのか悪いのか，あるいは同等なのか．賢明な臨床家にとっての重要な指南書として，本書ではDSM-5のよい面を称賛したうえで，その限界についても明確に示したい．本書の内容はDSM-5を支持もすれば批判もするだろう．

DSM-5ができること，できないこと

　APAが発表したDSM-I(1952)とDSM-II(1968)は，精神医学に大きなインパクトはもたらさなかった．対照的に，第3版として1980年に発表さ

れた DSM-Ⅲ は，過去との大きな決別であり，ベストセラーとなった。これにより疾病分類は印象によるものから厳密なものへと移行することになった。抽象的な理論ではなく臨床家が理解・同意しうるものにもとづいた診断という，「理論にもとづかない」姿勢をとることにより信頼性を増した。DSM-Ⅲ 以降の版は，精神科医や心理学者，そして精神医療従事者すべての本棚におさめられるに至った。この 30 年間には小さな変更しかなかった。最も直近の版である DSM-Ⅳ-TR は 2000 年から使われていた。今回の DSM-5 における変更により，どのように分類し，いくつかの精神障害についてどう捉えるかを，臨床家は改めて学ぶ必要が生じた。

　さて，DSM-5 になりシステムは改善したのだろうか。そう信じたい人もいるし，実際にそうなった部分もある。しかし，問題点もある。その問題の原因のいくつかは，精神病理は正常との連続体だという概念にある。この概念のため，精神障害と正常範囲を分けることが困難になり，過剰診断の危険が生じる。この数十年で精神医学は大きく進歩しており，神経科学は脳について多くを解き明かしたが，それでも精神疾患の原因はいまだに謎に満ちている。いくら脳の画像検査をしても，なぜ人が統合失調症，躁病，うつ病になるのかは解明できていない。さらに，マニュアルの改訂は必要だが，確かなデータにもとづいた分類法をまだ十分に確立できずにいる。十分にわからないのであれば，変更のための変更をすべきではない。ときには，先行きわからず変更を加えるよりも，既知のシステムをそのまま保つ方がいいこともある。診断基準への変更はわずかなものだったとしても研究や診療に大きな影響を与えうる。最後に，いくつかの変更点は臨床的な有用性を欠いている。DSM の改訂はたいへんな仕事だ。そんな改訂を繰り返すごとに，より範囲は広く，より複雑に，そしてより分厚くなってきた。しかし，このマニュアルに書かれたことの多くは，臨床に生かされないのかもしれない。

精神科診断の妥当性

　DSM-Ⅲ は診断をより信頼できるものにした。しかし，信頼性は妥当性とは異なる。この 33 年以上，DSM のマニュアルを使っていた臨床家たちは，診断カテゴリーは妥当性があるものに違いないと思っていた。しかし，それは真

実ではない。内科医が医学的な疾患を概念化するような方法で精神障害を定義するためのデータを，DSM-5は欠いている。いくつかの内科的診断もまた漠然としたものだが，分類を医学的に客観視できる測定方法にもとづいて行う点において，精神医学は他の分野よりもずっと遅れている。

　ほぼすべてのDSMの診断は完全に徴候と症状にもとづいている。いくつかの障害は，多くの人に研究され妥当性を支持する最低限の結果を得て，統計学的な評価とエキスパートのコンセンサスを通じて得たものをもとに，綿密な観察が行われることだろう。しかし，医学の他の領域では，徴候や症状から得た印象を，血液検査や画像検査や遺伝マーカーを用いて確認できるが，精神医学ではできない。生物学的マーカーや検査がは精神医学には**まったく存在しない**。DSM-5が過去の版より科学的だというのは嘘っぱちである。

　1980年，DSM-Ⅲがもたらしたパラダイムシフトを私は強く支持した。DSM-Ⅲは，疾病分類を，立証できない仮説から引き離し，観察にもとづいた診断に変えた革新的なものだった。それは暫定的なものだったが，その後の数十年での進歩は遅く，時の流れの中で凍りかたまっていった。分類の革新的な変更には，精神障害の原因についての多くの知見が必要であり，われわれはそれをまだ持ち合わせていない。

精神医学と神経科学

　精神障害の理解，診断上の問題の解決，そして治療法決定の方法を得るべく，精神医学は神経科学に賭けてきた。この賭けが成功するかは，時間がたたなければわからない。精神科医はいつも自身の領域につき，大きなブレークスルー目前まで来ているという。数年後には解が得られると数年ごとに聞かされてきた。この嘘を信じるとすれば，精神病の生物学的な解明，そして生物学的な治癒は，すぐそこまで来ていることになる。

　脳研究の進みはきわめて早く素晴らしいものだったが，その精神医学への応用は非常に限定的だった。脳画像は，それが人為的につけられた色でしかないことを加味しても印象的だ。しかし，そこからわかることは，精神障害の患者の脳活動はさまざまだということだけだ。その変化の本当の意味はわからず，多くはその状態に対して特異的というわけではない。真に科学的な分類を打ち

立てるうえで，脳について，あるいは心について，われわれの知識はまだ不十分だというのが本当のところだ。その近くにたどりつくのにさえ，まだ50年から100年はかかることだろう。しかし，DSM-5は2063年や2113年ではなく2013年に出版されなければならなかった。

　長い間，精神医学は医学領域のはみ出しものであり，社会的地位を切望し，神経科学にその旗を打ち立てたいと願ってきた。1990年代の「脳の十年」に交わされた，精神障害を研究して解明するという約束は，いまだ果たされていない。神経科学は脳がいかに機能するかを明らかにするうえで大きく貢献したが，最も重い精神病についてすら病因や病理はまだわからない。多くは遺伝しうるものだとわかっているが，どの遺伝子が，どのくらい影響するかはまったくわからずにいる。いくつかの障害が脳の画像上の異常と関連することはわかったが，それらは物事の解明には不足しており特異的でもない。精神の病理は神経伝達物質の変化と関連するが，その化学物質の不均衡が精神障害をもたらすとする仮説はあまりに単純すぎるか，完全に間違っている。結局，精神障害をすべて脳の障害として説明することは不可能なのかもしれない。神経科学モデルは，心の複雑さをすべて分子の複雑さに落としこんでおり，このアプローチでは「心」を「精神」のレベルで研究することが無価値となる。

　精神病理の謎を解き明かすのに何十年もかかるだろうことを考えると，現在の状況は何も恥ずべきことではない。心理現象は，その構造がこの世で最も複雑な人間の脳の活動を反映したものである。脳内のシナプスは，空に輝く星の数よりも多いのだ。

　DSM-5はイデオロギーや願望にもとづくものであってはならない。DSM-5タスクフォース(専門家委員会)は，国立精神衛生研究所(National Institute of Mental Health：NIMH)のリーダーたちと同様に，これまでの科学的かつ人間主義的なミッションは諦めざるをえないと思い込んでいるようであり，精神医学を神経科学の臨床応用として定義し直している。ベトナム戦争での有名な言葉を借りて表現するなら，何人かのエキスパートは精神医学を「救うために壊す」ことを望んでいるようだ。

精神科診断の未解決の問題

　精神障害についての知見不足：DSM-5は「精神医学のバイブル」ではなく，毎日の業務のための実用的なマニュアルである。第1に，精神科診断は情報伝達の手段の1つである。その機能は重要であり実践的でもある。それが必ずしも「真実」でなくとも，疾患の分類は有用である。DSMのシステムは，混沌の中にいくらかの秩序をもたらした，間に合わせとはいえ目的にはかなった分類法なのだ。よくわかってないカテゴリーも記されているが，これはいずれ何かに置き換えられるだろう。さらにいえば，現在の診断は，真の病気を覆い隠す症候群を扱っている。さまざまな経過の中で生じる多様な症状を扱い，その連続性の中にきまぐれにカットオフ値を定めたものでしかない。分類は必要なことだが，それで精神科医が可能になったのは，どのように「自然をその接合部位で切るか」を考えることだけだ。プラトンのこの言葉は，不可能な課題を描写している。自然の中からその接合部位をみつけることすらできないかもしれない。医学においても，診断は常に明確で特定の病因にもとづいているわけではない。精神障害は特に，互いに，さらにいえば正常とも大きく重なり合っている。

　生物学的マーカーの必要性：疾患の成り立ちの基本的な理解をさらに深めることができず，DSM-5も前版と同様，徴候と症状をもとにした診断基準を続けざるをえなかった。しかし，医学の他の分野で行われてきたように，観察と同時に生物学的マーカーも併用することは必要だ。そのようなマーカーなしには，マニュアルにあるどのカテゴリーも妥当かどうかはわからない。それゆえ，われわれは現在の精神科診断を，内科疾患と同じような「真」の疾患だと考えてはならない。DSM-5にその診断名を連ねたところで，それらが真になるわけでもない。例えば，「うつ病(major depression)」のような広いカテゴリーは，一般的な疾患には似ても似つかない。統合失調症と双極性障害の区分けのような，精神医学で最も「古典的」な概念であっても，綿密な吟味のうえに確立したものではない。要するに，精神科医が診断したとしても，それらが実在のものと考えるべきではない。精神科医への最良のアドバイスは，「傲慢にならず謙虚であれ」だ。

　精神障害と正常の境界：これは精神医学的診断で最も悩ましい問題の1つ

である。DSMの改訂のたび，その境界は拡大を重ね，さらに多くの人生上の問題を，診断しうる障害へと取り込んできた。精神医学上の分類は，深刻に過度に包括的になり，マニュアルは大きく育ち続けてきた。DSM-5は，その境界線を拡大し続ける過ちを犯した。それはおもに「何かを取りこぼす」こと，そして，精神科医が実臨床の場で診る心の問題を失うことへのおそれからである。その結果，正常範囲の感情や行動や思考にまで精神医学的診断がくだされ，その人にスティグマと不適切な治療がもたらされている。

診断の妥当性と研究：長い目でみれば，妥当ではなかったとほぼ確実に判明するだろう内容の暫定的な診断システムを，当面は我慢して活用しなければならない。それゆえ，精神障害についての多くの研究結果は話半分に受け取る必要がある。例えば，精神病の疫学について集められた膨大なデータにしても，ほぼすべてが現在の不完全な診断システムにもとづいている。同様に，精神医学では，特定の障害に対する治療法の研究も，その妥当性に問題をかかえたままの疾患分類により限界が生じてしまう。抗うつ薬から認知行動療法まで含めて，ほとんどの治療は，どの診断にも特異的ではない幅広い効果を示している。

併存症：DSMシステムの最もやっかいな問題のひとつが，一人の患者に複数の診断がつくことである。これは一般的な医学では生じないことだ。もちろん，2つ以上の病気に苦しむ患者はありうることだ。しかし精神医学では，規則に従って診断すれば，同一の症状が2つや3つの診断を支持する，などということが起こる。このように「併存症」は，障害の基準が重なり合う不正確なシステムが生んだアーチファクトに他ならない。患者が重篤であるほど，より多くの精神障害の診断がくだされることになる。DSM-5は，この問題に取り組むべく，重症度の評価とスペクトラムとしての診断を支持しているが，その方法では根底に存在する境界についての疑問に応えられない。

アルゴリズムによる診断：不正確さの別の原因は，精神医学の診断が，疾患を定義するような「疾病に特異的」な徴候と症状によらないことだ。アルゴリズムを用いるDSMシステムの手法は「多形質的」な基準によるもので，リストをつくり，そのうち満たす必要がある数を決めたもので，これは一般的になっている。このような量的な閾値の設定は，患者の状態が典型例に似ているかどうかを臨床家に判断させるよりは優れている。しかし，例えば9つの基準のうち5つを必要とするような，DSMでよくある診断においても，それが4つの

ほうが，あるいは6つのほうが妥当性の点で優れているかどうか，誰にもわからない。必須の基準を設けたカテゴリーはほとんどなく，最も特徴的な特性の重みを計算にいれるシステムはない。DSMシステムは「中華料理のメニュー」のような診断手法だと揶揄されているが，すべての基準を暗記した臨床家など，まずいないことだろう。

多次元化：DSM-5の編者らは，併存症が生じすぎる問題を解決するために，障害を次元として理解することを提案した。病理がスペクトラムとしてとらえられ，重症度として評価される。これまでの版はすべて，一般的な内科学と同じように，精神障害を特定のカテゴリーに分類してきた。DSM-Ⅲでのおもな変更の1つは，偉大なドイツの精神科医エミール・クレペリン(1856~1926)の業績にもとづいたモデルの復活であった。精神医学は精神病を対象にし，不幸せや人生そのものは対象としない。カテゴリーは，一貫してその観点でつくられていた。これらはまた，精神病が結核や癌のように，人がそれを定義する以前からそこに存在していた「自然種」と位置付けられることを示唆する。DSM-5はこの「新クレペリン的」な手法を投げ捨てて，正常と病気を連続体の中にとらえるモデルに置き換えようとしている。精神障害の根底にある生物学的な異常は，カテゴリーに区分できず，多次元的に扱うことであれば可能だとする研究結果が，この変更の理由だ。しかし，うつ病の重症度の判定は血圧測定とは違う。その次元の定義は，生物学的マーカーよりも観察にもとづいており，したがって暫定的なものにすぎない可能性がある。多次元的な診断は過度に包括的になりすぎる危険性もはらむ。ふつうの人にも何らかの障害の症状があったとして，それらは診断をくだされるには値しない。程度の差が種類の差になるのであれば，やはり依然としてカテゴリーは必要だ。

専門家の総意：DSM-5は科学的な文書ではなく，専門家の会議で得られた総意の産物である。しばしば，その結果は誰が会議に参加したかに影響される。専門家の意見が一致しない内容でも，事前に結果を「決める」方法がある。それは特定の考えをもつ専門家だけをメンバーとして集めることだ。診断を左右する多くの科学的な論議が生じるが，その多くは基本的な知見の欠如が原因だ。米国の内科医 Alvan Feinsteinが述べたように，専門家の総意は医学的な間違いのもととなりうる。

ここまでをまとめると，DSM-5は現在の研究結果の流れにおける高貴な試

みであり，より多くのデータにもとづいた未来の版のための草稿だとすれば理解可能だ。心にとめておくべきは，この新しいマニュアルは，実臨床と研究のためのよりよい枠組みをつくりあげようとしはじめたばかりだということだ。精神障害についてより多くがわかる日が来るまで，われわれ精神科医は精神障害が科学的な根拠にもとづいて定義されるのを待たねばならない。

DSM-5 が活用される場所

　診断マニュアルは，さまざまな目的，さまざまな場所で活用されうる。それぞれについて考えてみよう。

　研究：臨床的な調査で診断は必要不可欠なツールであり，精神障害の基準の変更により調査の連続性が損なわれ，過去の研究と新しい研究の比較に困難が生じる。DSM-5 の変更が研究を前進させるのか，それとも不必要な混乱を招くのか，それが問題だ。もう1つの問題は，DSM-5 の記述がより複雑なものに変更されたのは，臨床家ではなく，研究者のためだったかもしれないことである。研究者は DSM をそのシステムどおりにきちんと使いこなすことだろう。

　臨床場面：診断マニュアルの最も重要な使用者は，精神科医，心理士，ソーシャルワーカー，家庭医といった精神医療の臨床家だ。臨床家は日常的に DSM を用いる。研究者は診断に至るまでの過程が複雑になったところで気にしないが，臨床家にとっては問題だ。マニュアルが利用しづらければ，その意図したとおりには使われないか，まったく使われないだろう。

　臨床家は忙しく，本を開いて基準を数えるような時間はないか，そんなことを好まないものだ（そして，評価尺度を用いた症状のスコアリングさえしないものだ）。それがこれまでの版の DSM の手順が指示どおりに適用されてこなかった理由だ。多くの DSM-5 利用者は検索しやすい電子版を好むことだろう。しかし，紙面に印刷された前版がその意図どおりに用いられなかったのに対して，DSM-5 なら携帯端末で普段から参照されるようになる可能性はあるが，実際にはそうもならないだろう。

　臨床家は結論に至るのが早い。アルゴリズムの過程をたどることなどめったになく，直感的な診断を好む。ほとんどの臨床家は，各障害について，心の中

に典型像をもつ。そのモデルに患者が近ければ近いほど，その診断をくだす傾向にある。DSM の細かな変化は実世界での実用において，人が想像するほどの違いはもたらさないかもしれない。DSM-IIIとDSM-IVでは複雑すぎたため，臨床家はよろこんでその診断システムを研究者へと譲り渡したのだ。

　DSM のこれまでの版は治療法を示唆するものではなかった。そのシステムは治療の手引きを意図していなかった（この原則はいつも明確に述べられていたが，臨床家はそうは思っていなかった）。精神医療の実践は，ますますエビデンスにもとづくようになっている。その結果，いずれは研究にもとづいた診断に対する特異的な治療が確立されるのかもしれない。しかし，それはまだ不可能だ。診断カテゴリーとそれに特異的な治療との関係性がよく確立されたものはまだ 2, 3 しかない。

　製薬業界：この集団は DSM-5 に強い関心をもっている。企業は自身の利益の最大化に関心がある。そのひとつの方法が，より多くの患者により多くの薬物を医師に処方させることだ。精神障害の診断を広げる方向性の変化は，結局のところ彼らのためになる。特に，DSM が統合失調症や双極性障害，うつ病をどのように定義するかは，産業の利益に絶大なインパクトを与えうる。近年の精神医学の最大の問題のいくつかは，薬物の処方を正当化するカテゴリーに患者をあてはめようとすることだ。DSM-5 の過度な包括性は製薬業界を喜ばせることだろう。

　法制度：弁護士と裁判官も DSM-5 に興味をもつだろう。精神科診断は裁判のシステムの中でも活用され，刑事責任から親権や保険金の支払いまでのすべてに影響している。診断の背景となる科学がそのような運用を正当化していなくとも，広く用いられてしまっている。

　一般の人々：最後に，DSM-5 は，すべての人にとって精神病について知る手段のひとつとして影響するだろう。患者もそれ以外も，発表された基準を調べることが可能で，ときに自分や親族を診断している。これは多くの人が余計な精神科診断を受ける危険性を拡大させる。患者になりうる人やその家族が，このような方法で心の問題を理解しようとすれば，実臨床ではより積極的に治療を受けさせる方向に影響することだろう。

　ここまでをまとめると，DSM-5 について確かなことは，DSM-5 はベストセラーになるだろうこと。そして不確かなことは，それがメンタルヘルスケア

を改善させるかどうかだ。

DSM-5 の 10 のハイライト

この新しいマニュアルでは小さな変更点も多いが，大きな変更点のあった領域，とりわけ議論のあるところを取り上げよう。本書では，それらすべてについて詳述している。

1. DSM-5 は，ありふれた臨床的特徴を反映し，あるいは，1 つのスペクトラムとみなし，章立てを再編成した。
2. DSM-Ⅲで導入された多軸診断が削除された。Ⅱ軸と呼ばれるものはなくなり，パーソナリティ障害は他のカテゴリーと同列に扱われることになった。
3. Ⅴ軸が削除され，機能水準を重症度か機能障害で評価するようになった。
4. いくつかのカテゴリーにおいて，とりわけ全般性不安障害や注意欠如・多動性障害の基準が拡大された。これにより，おそらくそれらの診断がくだされる頻度が増すと見込まれる。
5. うつ病の除外基準から死別反応が削除された。
6. 物質使用障害は嗜癖として扱われるケースをさすこととなり，依存と乱用を区別することはなくなった。
7. 過度に攻撃的な子どもを，重篤な気分調節不全症と診断できるようになった。
8. 自閉症スペクトラム障害は，典型的な自閉症もアスペルガー障害も含む概念になった。
9. 認知症(Dementia)は，神経認知障害(Neurocognitive Disorder)になり，重症度を評価するようになった。
10. 身体化障害は身体症状症に置き換えられ，分類が変更された。

DSM-5 のプロジェクト初期には論争の的になるような変更が提案されていたが，それらは却下あるいは非常に限定的な定義とされた点は注目に値する。多次元化は全体をとおしては採用されず，カテゴリー分類のシステムは残った。

パーソナリティ障害の分類について大きな改訂が考えられていたが，その提案はあまりに複雑なものであり，結果として却下され，さらなる研究を待つことになり付録に収載された。こうしてパーソナリティ障害の診断システムはDSM-Ⅳのものに戻されたのだ。そして，軽い症状はあっても統合失調症にはならない人を治療対象にしてしまいかねない診断名である減弱精神病症候群も付録へと追いやられた〔訳注：「他の特定されるもの(Other Specified)」に分類された〕。軽躁病エピソードと診断するための期間を4日間から1～2日間に縮める提案も採用されなかった。うつ病の診断から死別反応をはずす衝撃は，その悲しみが正常の経過であれば診断を避けるよう，臨床家に警告が投げかけられることで弱められた。自閉症スペクトラム障害の範囲が広げられることはなかった。最後に，すべての診断に対する形式的な重症度評価は，臨床家が用いるにはあまりに複雑すぎるため，付録へ移された。

本書の構成

　本書のPart Ⅰが扱う範囲は広い。第1章では精神科診断の歴史を振り返る。第2章は診断マニュアルの発表までにどのような準備があったのか，第3章はどのように診断の妥当性が検証されたのか，第4章は精神障害と正常をいかに区分するのか，第5章は多次元的な評価はどのように用いられるのかについて述べ，第6章ではDSMの臨床上の有用さを扱う。

　Part Ⅱは，DSM-5の主要な診断を検証する。第7章から第13章までは最も頻繁に用いられる診断の各論であり，精神病性障害，双極性障害，抑うつ性障害，不安障害，強迫性障害，神経発達障害，衝動制御と行為の障害，摂食障害，性障害，そしてパーソナリティ障害を取り上げる。第14章は神経認知障害群と身体症状症群，解離性障害群，睡眠-覚醒障害群，排泄障害群，そして適応障害について述べる。

　Part Ⅲの第15章では，未来の精神科診断について検討し，DSM-5を臨床的な業務の中で用いるための指針を示し，つぎのDSM-6に向けて解決すべき問題について明確にしたい。

目次

Part I　診断の原則 …………………………………………… *1*

1. 精神科における診断の歴史 ………………………………… *3*
   なぜ診断は重要なのか／疾患，障害，症候群／疾病分類学の原則／なぜ精神医学的診断は難しいのか／DSMシステム／DSM-Ⅲ革命／DSM-Ⅲの与えたインパクト／1980年からのDSMシステム／DSMのシステムは精神医学をどう形作るのか／診断と治療

2. 診断マニュアルはいかにしてつくられたか ……………… *21*
   製薬会社との関係／透明性 vs. 機密性／教訓／スケジュール／フィールドトライアル／診断マニュアルの活用法／診断の追加／DSM-5は，より科学的になったのか／DSM-5の構造／リスク，利点，改訂点

3. 精神疾患とは何か（そして何が精神疾患ではないのか） … *41*
   疾患と障害／精神障害の定義／DSM-5理論の課題／病気と人生の境界／有害な機能障害／DSMの範囲／感度と特異度／精神疾患とスティグマ／小児期の診断／DSM-5と専門家の役割／診断のインフレーションと流行

4. 診断の妥当性 ………………………………………………… *57*
   信頼性と妥当性／妥当性のための基準／半構造化面接と自己記入式評価尺度／年齢と性別と文化の影響／妥当性の情報源としての治療反応

5. 次元性 ………………………………………………………… *71*
   次元性は何を測定するのか／次元性の臨床的有用性／次元性と研究／症状のスコアリング／診断のスペクトラム／自殺に対する評価尺度／次元的アプローチの展望

6. 臨床的有用性 ………………………………………………… *85*
   コミュニケーションとしての診断／使いやすい診断基準の作成／5軸システムの消滅

Part Ⅱ　各論 ……………………………………………………… *93*

7. 統合失調症スペクトラム障害および他の精神病性障害群
   ………………………………………………………………… *95*
   統合失調症スペクトラムの定義／統合失調症と双極性障害の違い／統合失調症：単一の障害なのか多数の障害なのか／減弱精神病症候群／未解決の問題／統合失調症スペクトラムの今後の方向性

8. 双極性障害および関連障害 ………………………………… *103*
   DSM-5での双極性障害／双極性障害の過剰診断／小児の双極性障害

9. 抑うつ障害 …………………………………………………… *115*
   抑うつとは何か／うつ病の一元論／診断のための除外事項／DSM-5における変更／診断が治療に及ぼす影響

10. 不安障害，トラウマ，強迫性障害スペクトラム ………… *127*
    パニック障害と全般性不安障害／恐怖症／心的外傷後ストレス障害と急性ストレス障害／強迫性障害

11. 物質関連障害，摂食障害，性機能障害 …………………… *137*
    物質使用と嗜癖の境界／DSM-5における物質使用と嗜癖／行動嗜癖／神経性やせ症／神経性過食症／過食性障害／性機能不全，性別違和，パラフィリア

12. 神経発達症群と行動症群 …………………………………… *149*
    神経発達症群／広汎性発達障害（自閉症スペクトラム障害）／注意欠如・多動性障害／秩序破壊的・衝動制御・素行障害群／他のどこにも分類されない衝動制御の障害

13. パーソナリティ障害 …………………………………… *159*
パーソナリティ障害診断のこれまで／なぜパーソナリティ障害は無視されるのか／パーソナリティ障害の全般的な定義／多次元化／なぜパーソナリティ障害ワークグループの提案は却下されたのか／パーソナリティ障害のカテゴリー／その他のパーソナリティ障害のカテゴリー／良いニュースと悪いニュース／理論と実際のギャップ

14. その他の診断群 …………………………………… *181*
神経認知障害群／身体症状症／解離性障害／睡眠-覚醒障害群／排泄症群／自殺行動障害／適応障害／精神疾患のない患者／まとめ

Part Ⅲ　概説 …………………………………… *191*

15. 迷えるあなたへ …………………………………… *193*
DSM-5がメンタルヘルスケアに与えるインパクト／DSMと社会／臨床医はDSM-5をどう使うべきか／DSM-6に向けて／最後に

精神医学的診断に大きな影響を与えた人々 …………………………………… *201*

参考文献 …………………………………… *211*

索引 …………………………………… *243*

謝辞

　David Goldbloom と Ned Shorter は本書の草稿に目を通し，加筆修正を行ううえで，詳細な助言をくれた。編集担当の Craig Panner は細やかな気配りをもって作業にあたってくれた。本書は Allen Frances が発表した，DSM-5 に対する論評の影響を受けている。

注　意

　本書に記載した情報に関しては，正確を期し，一般臨床で広く受け入れられている方法を記載するよう注意を払った。しかしながら，監訳者，訳者ならびに出版社は，本書の情報を用いた結果生じたいかなる不都合に対しても責任を負うものではない。本書の内容の特定の状況への適用に関しての責任は，医師各自のうちにある。

　監訳者，訳者ならびに出版社は，本書に記載した薬物の選択，用量については，出版時の最新の推奨，および臨床状況に基づいていることを確認するよう努力を払っている。しかし，医学は日進月歩で進んでおり，政府の規制は変わり，薬物療法や薬物反応に関する情報は常に変化している。読者は，薬物の使用にあたっては個々の薬物の添付文書を参照し，適応，用量，付加された注意・警告に関する変化を常に確認することを怠ってはならない。これは，推奨された薬物が新しいものであったり，汎用されるものではない場合に，特に重要である。

＊「DSM-5」は American Psychiatric Publishing により米国で商標登録されています。

Part I
診断の原則

1.
精神科における診断の歴史

なぜ診断は重要なのか

　医学という学問が始まって以来，診断は医業の本質である。医師は，臨床症状の混沌を，意味をなす疾患分類に構成しなければならない。診断はまた，治療を開始する前に必要となる。妥当性のある医学的診断は，疾患の過程の理解に根差しているのが理想である。すなわち，それらは疾患の特定の原因〔**病因**(etiology)〕と疾患に至る特定の過程〔**病的機序**(pathogenesis)〕に立脚していなければならない。にもかかわらず，医学のカテゴリーの多くは，徴候と症状を記述した程度のものにすぎない。

　患者は，身体的な変化(徴候)と主観的な不調(症状)とともに医師のもとを訪れる。しかし，それらは病理の一部分が表面に現れたにすぎない。19世紀から20世紀にかけて，医学が大きく進歩したのは，疾患の根底にあるメカニズムの理解によるものだ。最も重要な発見のいくつかが示したのは，疼痛，発熱，腫脹，貧血，黄疸などの目にみえている症状は，まったく異なる病理的過程により生じうるということである。

　鑑別診断はすべての医学生が遊び方を覚えなくてはならない「ゲーム」だ。最も一般的なものも含め，一揃いの症状はすべて，さまざまな原因で説明できる。それらの可能性を選り分けるのが医師の仕事である。鑑別診断は探偵の仕事に極めて似ている。病歴の詳細，診察結果，検査結果，それらすべてが手がかりになりうる。アーサー・コナン・ドイルによる小説の登場人物シャーロック・ホームズのモデルは，医学校の教師，ジョセフ・ベル(1837〜1911)だった。その名をベル麻痺(Bell's palsy)に残すベルは，ちょっとした情報から多くを

推測できたという。

　難しい診断を導きだすことは，より難易度の高いゲーム，臨床病理検討会(clinical pathological conference：CPC)のネタになる。専門家らは，難しい症例のすべての記録を精査するよう求められ，正確な診断(最初の診断と異なる場合が多い)は遺体の解剖で明らかにされる(病理医がだす答は常に正しいが，たいてい手遅れだ，といわれるのはこのためである)。こういった訓練が一流の医学校で連綿と繰り返されており，その一部が何十年にもわたり *New England Journal of Medicine* 誌で連載されている。

　診断における探偵業的な側面は，新聞や雑誌の人気コラムのネタにもなる。臨床症状が提示され(救急処置室を舞台としていることが多い)，続いて優れた医師が正しい診断にたどりつく過程が書かれる。CPC とのおもな違いは，予後は良好，として結ばれる場合が多いことだ。

　診断の重要性にもかかわらず，医師はその労力を症状の治療に費やしている。偉大なカナダ人医師，William Osler(1898)は，すべての症状をそれぞれ異なる薬物で治療するという，きちんとした方向をみきわめずに大まかにショットガンをぶっ放すような当時の医療に反対していた(医学の進歩にもかかわらず，そのような医療は特に精神科でいまだによく目にする)。しかし，精神科は原因と機序が不明の唯一の専門分野ではない。例えば感染症などの医学的領域のいくつかでは，妥当性のある診断は根底にある病理の過程の理解のうえに成り立っている。しかし，多くの慢性疾患など，他の疾患ではそれができずにいる。

　疾患についての知識には限りがあるとしても，診断はいくつもの重要な機能を果たしている。第 1 に，そしてこれが最も重要な点だが，診断名の使用によって医師が互いに情報を伝達できることだ。誰かが同僚に「典型的な消化性潰瘍の患者だ」といったとき，あるいは「妄想型の統合失調症だ」といったとき，その 1 つの診断名が非常に多くの情報を伝達するのである。

　第 2 に，診断は患者に重要な物事を提供する。患者が実際に疾患をもっていることを確認し，それに対し何ができるか，それはなぜか，予後はどうなのか。診断された病名が，その説明代わりになるのである。たとえ有効な治療法の見込みが乏しくても，診断を受けたとき多くの人の気持ちはいくらかマシになるものだ。少なくとも，苦悩をもたらす相手がナニモノであるかが判明し，何らかの医学的知識が恩恵をもたらすだろうと期待できるようになる。

第3に，診断は研究者に，研究実施のためのツールと，疾患の仮説モデルの確立のためのツールを提供する。癌の研究で病型とステージのコードが使用され，精神医学の臨床研究では標準化面接が用いられるのは，これが理由である。

　第4に，診断は医師が治療を計画し，予後を見通す助けになる。研究により治療の結果を見通せるようになれば，治療計画はより合理的なものになるだろう。

　第5に，診断は，治療選択の助けとなる特異的なカテゴリーの提供を目的としている。現時点では，そのような特異性は，抗菌薬くらいにしかなく，多くの治療法には存在しない。それにしても，患者に何が起こっているのかについて，明確な考えもなく薬物が処方されることが多すぎる。医学は，特異性の方向へと少しずつ，だが止まることなく動き続けている。薬理遺伝学は未熟な分野だが，それでもすでにいくつかの疾患には応用されている。薬理遺伝学から精神医学が恩恵を受けられる日も，いずれ来るだろう。

疾患，障害，症候群

　妥当性のある医学的診断が行われるようになったのは比較的最近のことだが，それは1世紀以上にわたる研究にもとづいている(Bálint et al., 2006)。医学の歴史のほとんどで，疾患は単なる**症候群**(よく一緒に生じる徴候と症状の一群)として語られてきた。そのような症候群は，さまざまな原因によって生じる。例えば，18世紀の分類である「水腫症(dropsy)」は，心疾患や腎疾患など多様な要因によって起こる浮腫のことだった。19世紀には，真に適切に診断されていたのはわずかで，おもに感染症だけであった。それですら，1880年に病原菌による疾患の病原菌論が出現するまで原因はよく理解されておらず，その理論が治療的な利益を生み，感染症が適切に治療されるまでには，理論が登場してから何年もかかった。

　19世紀後半は，医学研究が急速に進歩した時代だった。ルイ・パスツール(1822～1895)をはじめとした化学者や，ロベルト・コッホ(1843～1910)といった細菌学者の業績が，さまざまな疾患の背景に特異的な病原体が存在することを解明した。ルドルフ・フィルヒョウ(1821～1902)のような病理医の業

績により，科学者が疾患の過程を臓器や細胞のレベルで直接観察できるようになった。そのような進歩があったにもかかわらず，それでも医師はほとんどの患者を助けられずにいた。

　20世紀のはじめ，科学的な医学が優位の時代に入った。その鍵となる人物の1人がウィリアム・オスラー(William Osler；1849～1919)だ。彼は何十年にもわたり，マギル，ペンシルバニア，ジョンズ・ホプキンスそしてケンブリッジの4大学に勤務し，医学の教育や実践の場が向かうべき方向を今も指し示す，数多くの原理を確立した(Osler, 1898)。その中には，徴候の詳細を観察し，患者の症状を注意深く聴取し，病理学的背景を検査で確認し，それらにもとづいて診断することが含まれる。

　医師が疾患を治療する能力に限界があったうちは，診断は必ずしも特定の有効な治療法を導くわけではなかった。しかし，20世紀後半に医学的治療は大きく進歩した。1930年代にサルファ剤が登場し，第二次世界大戦後にペニシリンのような抗菌薬が登場した後，さまざまな状態に対して有効な多くの薬物に恵まれた時代を迎えた。そうなると，正確な診断が，実際に違いを生むようになった。ここでも最も劇的な例は感染症である。微生物を培養して同定し，感受性のある抗菌薬を処方することで命が救えるようになったのだ。後に，この原理は他の疾患にも適用されるようになった。貧血，高血圧，うっ血性心不全などの症候群を治療するには，医師はそれらを特異的な病理学的機序にもとづいたカテゴリー診断に分割しなければならない。その機序がほとんど不明である精神医学領域においても，少なくとも一部の双極性障害は気分安定薬が比較的有効であるという点で，他の状態とは分割できるのである(Goodwin and Jamison, 2007)。

疾病分類学の原則

　「疾病分類学(nosology)」とは，診断の科学のことである。この語は，診断分類が科学的で実証的なデータにもとづいているような印象を与える。しかし，それは事実ではないことが多々ある。

　精神医学にとってその問題はより深刻なものであるが，この不確かさは多くの医学的診断に悪影響を及ぼしている。分類は知見が増すにつれて変化しうる。

例えば，私が医学生だったころ，われわれは「ウイルス性肝炎」と呼ばれる疾患を学んだ．これは今ではそれぞれ特異的な方法で感染するA型肝炎，B型肝炎，C型肝炎，D型肝炎に分類されている(将来は感染源が分離され，さらに細分されるであろう)．その他の今はよくわからない疾患も，それぞれ異なる病理学的機序により生じることが確認され，同じような過程をたどることだろう．

既知の病因と病的機序にもとづく診断であれば，その妥当性を思い悩む必要はない．多くのカテゴリーは画像検査，生物学的マーカー，細胞などをみることで確認できる．疾患の診断は，その研究と足並みを揃えて進歩していくのが理想である．しかし多くの(あるいは，ほとんどの)疾患の詳細は謎のままである．これはとりわけ精神疾患に該当する．

公平のためにいうと，分類が問題となる科学分野は医学や精神医学だけではない．生物学もよい例だ．多細胞の有機生命体の型は100万を超え，単細胞生物となるとさらに多い．スウェーデンの生物学者カール・フォン・リンネ(1707～1778)が提唱した分類学は当時の大発明であり，今も使われている．しかし，医学における診断と同様，古典的な分類学はいまだにほぼ全面的に外見にもとづいている．

生物学者はトリとコウモリが異なるグループに属することの理解に何の問題も生じないが，より小さな違いについては，それがいつも明確だったわけではない．生物の分類は進化上の関係性にもとづいて行うことができるが，そのような分析を実行するためのツールは，比較的最近，マーカーとしてのDNAの利用が実用的になってようやく得られたのである．このツールによって「生命の樹」を3つの超界(古細菌，細菌，真核生物)に構成し，6つの界(古細菌界，真正菌界，原生生物界，菌界，植物界，動物界)に区分できた．それでも，そこには境界の問題がある．例えば，ウイルスは生物か否かという疑問だ．

また別の例は核物理学だ(Schumm, 2004)．既知の粒子が電子と陽子と中性子だけであれば問題は比較的単純だ．しかし，その他に多数の「素粒子」が発見され，素粒子物理学は危機的状態に直面した．この問題は，それらすべての現象をずっと小さな実体の複合として表すクォーク理論の登場により解決した．少なくとも現時点では，これ以上によいまとめ方はないだろう．そうはいっても，この分類は(いくつかの仮説から予測された粒子の実在のように)いまだに議論の余地を残している．大型ハドロン衝突型加速器の中で行われる実験でそれ

らの問題のいくつかは解決されるだろうが，それでも物理学者は精神科医のように，不確かな境界線をもつ分類システムを用いなければならないだろう。「ハードサイエンス」が同じ類の困難に直面しているのをみれば，医師も精神科の専門家も，分類上の問題をかかえつつ少しは気が楽になることだろう。

なぜ精神医学的診断は難しいのか

　精神医学的診断に用いられる分類は，病的機序よりもむしろ徴候と症状の観察にもとづいている。うつ病を示す表情や躁病を示す観念奔逸など，診断に使用できる徴候が2つや3つはある。しかし，臨床家が診断の際におもに用いるのは症状であり，これは患者により報告される主観的な体験である。その現象の背景にある機序は，精神科医にはほぼまったくわからない。そのため**精神医学的診断は，ほとんど例外なく症候群であり，疾患ではないのだ**。

　多くの人が，神経科学の進歩がこれらの問題を解決することを期待していた。結局のところ，思考や感情や行動の変化は究極的には神経伝達が反映されたものであり，心の障害は脳の障害でもあるのだから。しかし，脳の理解は，心臓や腎臓と違って簡単ではない。脳は，この世で最も複雑な構造物であろう。だからこそ，精神障害を神経レベルの生物学にまで変換することは簡単ではないのだ。何十億もの神経があり，さらに何十億もの軸索があり，そして何兆ものシナプスの結合が細胞間で行われている。どうしたって脳を簡単に説明することなどできない。さらに事態を複雑にするのは，心理学的現象は人生経験，文化，環境により形作られていることだ。精神病の理解が困難であることは**驚く**に値しない。

　さらにいえば，心が脳によるものではあっても，心をすべて神経活動のレベルで語ることはできない。心理過程は，細胞の活動やシナプスのレベルでは説明できない「突発的」な現象である（Gold, 2009）。心理過程を説明するには，その過程自体のレベル，または思考，感覚，行動といったレベルでの分析が必要である。

　要するに，研究により脳機能の機序や部位について，いくらかは知ることができたが，それでも今日の精神医学は他の医学が100年前にいたところに立っているのだ。神経科学が直面している最も基本的な問題でさえ，答を得るのに

は何十年もかかるだろう。生物学的な根拠をもとに精神疾患の分類をつくりあげるのに十分な知識を 2013 年の時点でわれわれがもっていた,というのは,幻にすぎない。

DSM システム

　WHO が作成した国際疾病分類(International Classification of Diseases：ICD)は最も広く知られた疾病分類である。そして今,DSM(Diagnostic and Statistical Manual of Mental Disorders)のコードは ICD のコードに「変換」できる世界的なシステムである。もともと死因の一覧から作成された ICD の初版がまとめあげられたのは 1893 年のことだった。そこに精神障害があげられるようになったのは 1949 年に発行された ICD-6 であった。精神疾患が認知されるまでには時間がかかったが,WHO のシステムである ICD は版を重ねるごとに洗練され,現在の版である ICD-10(WHO, 1993)と DSM-Ⅳの違いは細かなところだけだ。現在,ICD-11 を 2015 年に発表すること,そしてどの程度かは不明ながら,これを DSM-5 と調和させることが計画されている。

　天に輝いていたはずの ICD を日食のごとく陰の存在にしているのは,より詳細で体系だった米国産のシステム——そう,DSM である。DSM が優先されているのは,米国で研究が盛んであることや,ほとんどの医学雑誌・精神医学雑誌で使われている米国の科学に矛盾しない分類を臨床家や研究者が使いたがっていることの反映である。しかしながら,DSM がより大きな影響力をもつ本質的な理由はもっと別なところにある。この**マニュアル**はアルゴリズムであり,臨床家は基準に合う点を数えあげ,確立された論理的な手続きに従うことになる。この方法は,原則からいえば,科学に対してより従順である。詳細な記述で診断するよりも,基準に合う点を数えあげて診断するほうがずっと簡単でもある。その一方で,ICD には各分類の**典型**が記述されており,臨床家は患者がその典型に近似しているかどうかで診断する。

　アルゴリズムによる診断法は 1980 年に発表された DSM-Ⅲ からはじまった。1952 年に米国精神医学会(American Psychiatric Association：APA)が DSM-Ⅰ を発表したが,それはおもに統計のための記録を意図したもので,科学的なツールではなかった。私は学生時代に DSM-Ⅰ を学んだが,これは

130ページと薄く，106の障害について記載されており，その後の版がもつようなインパクトはなかった。DSM-Iの最も重大な限界は，疾患の一覧と簡単な記載があるだけで，詳細な定義がなかったことだ。診断にはアルゴリズムがなく，信頼性が低いのは避けがたかった。結果として，その最も基本的な診断的概念についてすら精神科医は意見を統一できずにいた。

例えば，50年前の米国の精神科医は統合失調症について広い概念をもっていたが，英国の精神科医には精神病状態の患者を躁うつ病と診断する傾向があり，両者の意見は合わずにいた。診察場面をビデオテープに撮り大西洋の端と端の精神科医に見せた研究で，この問題が報告されている(Cooper et al., 1972)。その後，米国の臨床家は，英国の臨床家と同じように診断するようになった。

DSM-Iの第2の問題は，後にそれは欠点があると判明する，とある理論に固執していたことだった。病因を環境理論に由来させることを好んだスイス系米国人の精神科医アドルフ・マイヤー(Adolf Meyer；1866～1950)の影響により，ほぼすべての精神病は「反応」と記述された〔DSM-Iには「分裂性反応(schizophrenic reaction)」という分類すらあった〕。その言葉が背景となり，**すべての精神疾患は環境からのストレッサーへの反応として生じると考えられていた**。その考え方には一理あるが，概念は誤解を招きうる。この考え方には疾患の過程の重要な点がまるで欠けていた。病的機序そのものが経過を決めるのであり，環境因子は疾患を強める因子としてだけでなく，鎮める因子としても機能する。ストレッサーは身体的にも心理的にも血圧を上げうるが，内科で「高血圧反応」と診断がくだるとは考えられない。

DSM-Iには精神分析理論の強い影響が反映されてもいた。当時，米国の精神科医の指導者のほとんどは習熟した精神分析家か精神分析的な思考に賛同していた。軽度の抑うつ，不安，転換，恐怖症，強迫症状などの障害は，フロイトが世に広めた語である「神経症(neuroses)」として分類された。DSM-Iでは，特にそのような徴候は「無意識の葛藤(unconscious conflict)」の結果であると述べられていた。そして，そのような過程の存在をどのように評価するのかという問題は臨床家に残された。測定可能な現象にもとづいた診断の時代は，当時まだ来ていなかったのは明らかだ。結局，DSM-Iは病院での記録に用いられこそしたが，障害を定義づけるという，研究や実臨床における役割を果たす

ことはなかった。また，DSM-Ⅰ は ICD のシステムと一致しておらず，米国の精神科医は世界から孤立していた。

DSM-Ⅱ が 1968 年に発表されたとき，私は精神科レジデントだった。182 の障害が記述されたこの 134 ページのマニュアルでは，すべての障害は ICD と互換性をもつとされた。「反応」の語はすべて削除され，分裂性反応は単純に「統合失調症（schizophrenia）」となった。しかし，疾患の定義の中に精神分析の影響は残った。神経症は依然として，フロイト信者のいうように，無意識の葛藤の結果と記述された。そして，それぞれの分類の定義はアルゴリズムによるものではなく，信頼性の問題は未解決だった。

すべての精神科レジデントは DSM-Ⅱ を学ばなければならなかったが，われわれはとりわけ大事なことだとは考えていなかった。なぜなら，長々と記述され，アルゴリズムにもとづいた基準ではなかったからだ。それゆえ，臨床家にとって現象を自分なりのやり方で解釈するだけの許容範囲が広すぎ，結果として DSM-Ⅱ は取り立てて言うほど信頼性があるものにならなかったのである。とはいえ，当時，診断は治療上ほとんど意味をもたなかった。精神病症状があれば抗精神病薬が与えられ，抑うつ状態であれば抗うつ薬が処方され，他の患者はすべて精神療法を受けた。診断は治療選択に大した違いをもたらさなかったのだ。精神障害の分類がホットな話題になるのは，DSM-Ⅲ が出版されてからのことだった。

DSM-Ⅲ革命

DSM-Ⅱ が発行されてからわずか 6 年後の 1974 年，精神医学における診断上の問題はあまりに深刻であり，このマニュアルを使い続けるわけにはいかないと APA は気づいた。当時，精神疾患の存在を拒み批判する人々が精神医学を精力的に攻撃していた。多くの人に政治的な考えがあった。米国の精神科医 Thomas Szasz(1961) は自由主義者であり，個人の行為を国が決めることを認めず，精神疾患患者の非自発的な入院を支持するのに用いられうるがゆえに精神科的診断を拒んでいた。その一方で，英国の精神分析家 Ronald Laing(1967) は，精神疾患は狂気に満ちた社会に対する反応だと主張した。これはちょうど 1960 年代の時勢と合う視点であった。Laing は，治療に反対するの

と同じ理由で精神科的な診断に反対していた。彼は，精神病はその患者個人の旅路なのであり，必要なのは専門家によるガイドだと信じていたのである。

　そのような批判は医学的な思考の主流から明らかに大きくかけはなれていた。それでもなお，彼らの主張は広く普及しており，精神科医はそのプレッシャーを感じていた。さらにいえば，もし，研究結果が示すように，診断が信頼できるものでなかったとしたら，誰も信じなくなるという懸念があった。精神障害の分類がいくらかでも科学にもとづいていることを示すことは，精神医学にとって重要だった。

　APAがDSMの改訂を決めた最大の要因はおそらく，精神医学が他の医学から仲間外れにされる事態をどうにかしたかったことだろう(Spitzer, 1991)。DSM-Ⅱは証明されていない概念にもとづいており，その分類は医学的診断にはみえなかった。それゆえ，精神科医は他領域の医師からほとんど尊敬されていなかった。もちろん，正確性を欠く診断は，他領域の医師が精神科医を軽蔑した唯一の理由ではなかった。今でもみられるが，精神病のスティグマが最も重要な要因であった(Corrigan, 2005)。しかし，DSM-Ⅱの非科学的なシステムがその助けにならなかったことはまぎれもない事実だ。

　1970年代，学会長であるメルヴィン・サブシン(Melvin Sabshin；1902～1987)の指揮のもと，APAはつぎの版の準備にとりかかった。彼らはコロンビア大学の教授ロバート・スピッツァー(Robert Spitzer；1932～)をタスクフォースを率いるリーダーに選んだ。精神医学は変化と熟成のときを迎えており，Spitzerを選んだことは重要な転機となった。フロイトを拒絶した元精神分析家であるSpitzerがその仕事として重点をおいたのは，精神疾患を評価するよりよい方法の確立だった。

　新版におけるSpitzerのコンセプトは，エリ・ロビンス(Eli Robins；1922～1995)とサミュエル・グゼ(Samuel Guze；1924～2000)が率いるワシントン大学の精神科医のグループによる研究にもとづいていた。彼らは，その仕事をはじめたときには裏切り者の立場だったが，後に新しい精神医学のリーダーの立場に立つのであった。彼らは精神分析家たちを追い出し，米国の精神医学を，欧州で発達した伝統的な精神医学と一致させようとした。

　Spitzerは元々ワシントン大学のグループと協力関係にあり，同大学の何人かはDSMのタスクフォースに参加することになった。同時代の多くの学術的

な精神科医と同じように，Spitzer は古いパラダイムに幻滅し，何か違ったものを探していた。彼が心理測定法に関心をもっていたのは，診断も，診断分類を行うための徴候と症状も，定量化が可能だという原理にもとづいていたからだった。Spitzer は，数で測定できるものだけが概念として妥当なのだという，科学の普遍の原理に従っていた。

　この視点は，ドイツの教授エミール・クレペリン(Emil Kraepelin；1856～1926)により打ち立てられた原理に立ち戻ることを含んでいた。フロイトと同時代のクレペリンは，20世紀初頭の欧州大陸の精神科医のリーダーであり，精神病を統合失調症と躁うつ病に分けたことで有名になった(Kraepelin, 1921)。当時の精神医学において，フロイトが急速にその威光を失い，クレペリンがずっと重要な存在になったのを Shorter(1997)はみていた。これが DSM-Ⅲ が「新クレペリン派(neo-Kraepelinian)」と呼ばれる理由である(Klerman, 1986)。

　クレペリンは，精神科的診断は最終的には生物学的機序にもとづくべきであることを理解していた。しかし，特異的なマーカーが発見されるまで待つ間，診断分類は暫定的に徴候と症状，さらに臨床経過や予後や治療反応にもとづくべきだ。これが Spitzer とワシントン大学のグループの考えだった。

　クレペリン派の精神医学の仮説の1つは，診断分類は，それがまだ発見されていなくても実在するというものであった。これは近代医学の考え方と合致している。しかし，これは診断分類は必然的にファジーな境界を有するということを見落とす「本質主義」だと考える者もいた(Livesley, 2011a)。DSM-5 はクレペリン派の先を進むことをめざし，カテゴリーを一時的な手段とみなし，疾患を正常へと続く広い連続体の上の点とみなした。

　このパラダイムが広く普及したかどうかはさておき，疾患の生物学的マーカーがないため，DSM-Ⅲ とそれに続く版はクレペリンのめざしたゴールにはたどりつかなかった。しかし，新クレペリン派は観察できる現象学的な基準であることを適切に主張した。この原則によるおもな影響は，米国精神医学への精神分析の影響力を落とし(Paris, 2005, 2008a)，それまでのパラダイムを新しい見通しへと置き換えたことだ。

　その数年前，Robins と Guze(1970)は，統合失調症と他のおもな精神疾患の定義に用いうる一揃いの基準をつくりあげた。そのシステムは，観察できる

現象に焦点をあて，アルゴリズムを用いた。すなわち，観察から診断への経路を定めたのである。影響力の大きい論文(Feighner et al., 1972)の筆頭著者の名前から，しばしば「Feighner 基準」と呼ばれるこの手法は，DSM-Ⅲの芽というべき存在であり，DSM-Ⅲの診断が形作られる際のモデルとなった(Kendler et al., 2010)。

ワシントン大学のグループは，これらの「研究診断基準」を，診断の妥当性の一般的なベンチマークとして用いることも提案していた(Robins and Guze, 1970)。すべての診断は，(1)詳細な臨床的記述，(2)生物学的マーカーを特定する臨床検査，(3)他の障害との明確な線引き，(4)経過を追う中での特徴的な結果，(5)家族歴調査での遺伝パターン，これらにもとづいているべきだと彼らは考えていた。これらの基準のいずれも，病因や病的機序に直接はもとづいていないが，疾患の経過のマーカーにはなりうる。Robins-Guze 基準は，医学的診断の妥当性を確認する方法に似ている。しかしながら，どう控えめにいっても，そのゴールは到底，達しえないことが証明されてしまった。20 年後，おもな精神障害のどれも，この基準を満たせずにおり，その状況は今もなお変わっていない。さらに，これらの仮説のいくつかに対して異議が唱えられた(Hyman, 2007)。精神障害が，厳密にどのカテゴリーにも相当しないのであれば，精神疾患はそのようなパラダイムによって示された特徴をもたないのであろう。

DSM-Ⅲの与えたインパクト

DSM-Ⅲは前の 2 版よりもずっと大きく，494 ページにわたり 265 のカテゴリーの診断基準が記述されていた。それはパラダイムシフトであり，一部の人には脅威となり，他の人々には称賛され，大きな議論を引き起こした。このシステムの中で育った新しい世代には，これが採用される前後に起こった騒ぎは理解しがたいかもしれない。特に精神分析家のほとんどは DSM-Ⅲに反対した。彼らはすぐに悟ったのだ。それは自分たちの世界観に反するものであり，専門家としての自らの支配力を失わせるものだと。人によってはこのマニュアルが精神医学を破壊するとまで考えた。例えば，DSM の初期の草稿では，神経症の概念を完全に削除し，無意識についてまったく言及しなかった。怒った

精神分析家たちはしばらくの間，集団でAPAを脱退すると脅したが，Spitzerは賢い手を打った。括弧つきではあるが，「神経症」の語をマニュアルに残すことで妥協した形をつくったのだ(この語はDSM-Ⅲ-Rで完全に削除された)。

抵抗に遭った別の原因は，DSM-Ⅲは見慣れない(少なくとも最初はそう感じる)手法をとったことだ。長い間，診断は臨床経験にもとづく技術(アート)だと考えられてきた。しかし今や，基準が明確になったため，誰もができる作業になった。徴候と症状を評価できれば，本を開いてそれを数えればいい。診断を簡単にすることで精神医学は不可思議なものではなくなり，この診断法は家庭医や非医療者も用いることができた。DSM診断はあまりにロボットのようだと考える人もいたが，その考えは誤りであった。最終診断はアルゴリズムによるかもしれないが，診断基準に該当する症状が存在するか，そして臨床的に著しいかの評価にはある程度の経験が必要なのである。

最終的に，DSM-Ⅲの勢いは止まらなかった。精神科医は，医学から仲間外れにされ，他の領域の医師にばかにされ軽蔑されたままでいることを，もはや望まなかった。経験的なデータに完全にもとづいた専門領域であることは望めなくとも，少なくとも科学的に**みえる**診断システムを手にしたのだ。DSM-Ⅲはニーズに合い，ほとんどすべての人が使いはじめ，今日では反対されていたことは記憶にも残っていない。

精神科的診断に対する主要な批判の1つは，同じ患者をみても臨床家によって診断が異なる可能性があることだった。**信頼性**の欠如は，潜在的に致命的な問題だった。測定は，信頼性が確認されるまでは妥当とはいえないことは，心理学の学生ならみな知っていることだ。信頼性の低さは，初期のDSMに記述された診断基準が曖昧であったことの表れである。診断に「典型例」(すなわち，よくある臨床症状の記述)を用いるのであれば，臨床家には，患者の徴候と症状が，記述されたものと似ているかの判断が求められる。しかし，それは容易なことではなく，評価者が異なれば，結論も異なりうる。ICDのおもな弱点はそこにある。

診断の妥当性を確認するデータがなかったとしても，信頼性を優先することならできる。それをDSM-Ⅲは実行した。問題は，われわれ全員が賛成できても，それが間違っているかもしれないということだ。そうであっても，全員が賛成できるカテゴリーのほうがマシだ。診断の妥当性については，ただ待た

ねばならない。

　面白いことに，DSM-Ⅲに反対する精神科医はいたが，臨床心理士は一般的に肯定的だった。それは大きな業績であった。この2つの専門家の間に伝統となる競争を生んだのだ。心理士は，自分たちが大学院で学び，さまざまな目的で使用してきた基準に似た，比較的詳細な定義で，結論に至るアルゴリズムをもつこのシステムを好んだ。。

　この点において，DSM-ⅢはICDを大きく引き離した。これがDSMが米国だけでなく世界中で使われるほど優勢になった理由である。今や科学的論文でDSMシステムを使っていないものをみつけることも，DSMにまったくなじみのない臨床家のグループをみつけることも難しい。

1980年からのDSMシステム

　1980年は大きく流れが変わった年だった。DSMシステムのその後30年間での変化は比較的小さなものだが，その革新的な分類法に臨床医が慣れるのには時間がかかった。加えて，診断が変化することは研究者たちにとって問題になりえた。DSMに従った記述がすべての対象患者になされてそれが適正だったとしても，基準が変化することで，それまでに発表された研究論文のデータが参考にならなくなってしまうのだ。

　DSM-Ⅲ-R(APA, 1987)にはある考えがあった。マニュアルはこの時点で567ページで，292の診断につき記述されていた。最も大きな変化は，同じ臨床的特徴が他のカテゴリーで説明できる場合，その診断を除外するという，階層のルールを狭めたことだ。これにより「併存症(comorbidity)」，あるいは複数診断という，今なお未解決の大きな問題が生じた。一部の精神科医は，DSM-Ⅲ-Rは新しいマニュアルとするには不十分だと感じていた。Spitzerの仲間内での秘密会議からでてきた気まぐれな改訂だという不満があった。さらに，改訂版が発行されるごとにAPAが儲かっていることへの疑念も生じた。

　革命の後，人々は安定を望むものだ。そして，最終的にAPAは，Robert Spitzerよりも診断の安定が大切だと結論づけた。そして，新しいリーダーにコーネル大学の教授アレン・フランセス(Allen Frances；1942～)がDSM-Ⅳを導くために選ばれた。この改訂版(APA, 1994)では，DSM-Ⅲ-Rへの改訂

の際よりも変化は少なかった。297の障害が，きわめて詳細に（886ページにもわたって！）記述された。最も大きな変化は，睡眠障害についての章だった。もう1つの変化は，そのマニュアルがもとづく研究結果が要約された「原典資料集」が発行されたことだ。

そのときFrancesは，新しいマニュアルはその後15年間は有効なものでなければならないと述べた。彼はきわめて正しかった。この版は19年間も使われ続けたのだ。「テキスト改訂版」であるDSM-Ⅳ-TR（APA, 2000）は，障害の基準を変えることなく議論を深めた程度の，小さな変更を加えたものだった。

DSM-Ⅲから30年以上がたった今，ついに大きな改訂を導入するときが来た。新しいマニュアルの著者は，そのねらいは分類をより強固に科学にもとづかせることにあると述べている（Kupfer et al., 2002；Regier et al., 2009）。そのゴールに到達したかどうか，本書では批判的に考察してみよう。

研究はゆっくりと進歩し続けるため，つぎの大きな改訂を迎えるまで30年はかからないかもしれない。そこで疑問が生じる。安定性を保持するのと，つぎつぎと登場する最新情報に合わせたシステムを導入するのと，どちらがいいのだろうか。DSM-5がローマ数字ではなくアラビア数字を用いる理由は，DSM-6の前の改訂を公開するためだ。インターネット上でアップデートされるコンピュータプログラムのように，DSM-5.2や5.3が数年ごとに登場するかもしれない。この方式のよい点は，大きな発見があれば，その細かな改訂によって取り込むことが可能になることである。臨床家も変化を徐々に受け入れられるだろう。欠点は，変化し続けることが実践と研究の妨げとなることだ。

DSMのシステムは精神医学をどう形作るのか

メンタルヘルスを診る臨床医はみな，DSM-5を欲しがる。たとえ，端から端まで読むわけではなくてもだ。そして，診断が治療法を決定するわけではないとはいえ，分類法は患者が受ける治療に影響する。今後数年間のすべての研究プロジェクトは，この新しいシステムを考慮しなければならないだろう。DSM-ⅢやDSM-Ⅳにもとづいた診断ツールはすべて改訂しなければならない。2～3年以内に，すべての医学雑誌で，患者を対象とした研究を投稿するにはDSM-5診断が必須となるだろう。そして，私が教えているすべてのレ

ジデントは，試験で合格するためには新しいシステムに習熟することが必要かを知りたがるだろう

　精神医学の教科書はこの30年間，DSM診断を中心に構成されてきた。疑わしい診断であっても，それぞれには章が必ず割りあてられており，編集者は，最も議論のあるカテゴリーでも，その支持者を著者に選ばざるをえなかった。この暗黙の承認が，**どの診断も**マニュアルから削除することが難しかった理由の1つである（天文学のようなハードサイエンスですら，2006年に冥王星を「準惑星」に降格するのにも激しい抗議に遭った）。

　かつて精神科医は，疾患分類家というよりも，思慮深い人間だと思われていた。しかし，すべては1980年に変わった。精神医学の分野はDSMシステムを中心に構築されている。ときにメディアはこれを「精神医学のバイブル」というが，そうではない。しかし，精神医学に対する一般人の関心は高く，DSM-5を含めて，改訂されるごとにそれは重大ニュースとして扱われた。

診断と治療

　DSM-Ⅲには，マニュアルにもとづく診断が必ずしも何か特定の治療に導くわけではない，とする免責条項があった。しかし，DSM診断とその治療の関連づけに抗うことは不可能だった。精神科医は，他科の医師や臨床心理士と同じく，普段，分類のための分類には興味がない。ハンマーを手にした者は，釘を探すのだ。どう治療すればいいか知っているつもりのカテゴリーがあれば，彼らはそのカテゴリーに患者をあてはめようとする。ハンマーは薬物であることが多いが，心的外傷後ストレス障害に対する大きな関心で示されるように，診断によっては精神療法がハンマーとなる。

　製薬業界は利益を得るため，特定の診断を用いることを医師に推奨することを厭わない。新しい薬物を市場にだす際，その薬物のために市場を作り出す必要がある（このキャンペーンは通常，臨床医に対する「情報」の提供という名目で行われる）。例えば，最近では注意欠如・多動性障害と診断されることが，子どもと同様に大人でも増えており，この理由の1つは，メチルフェニデートの代わりに使える新しい確かな薬物の登場である。

　同じように，うつ病という診断がよくくだされるのは，多くの抗うつ薬が市

場にあることだ。そして，双極性障害と診断されがちな理由は，気分安定薬と抗精神病薬の有効性が確認されたことにある。その逆に，不安障害に対する興味が比較的薄いのは，さらに有効な新規の薬物の選択肢がないことにある。

　この原理には例外もある。例えば，自閉症や自閉症スペクトラム障害の診断は増えたが，何らかの治療が有効だとするエビデンスはない。診断を構築することへの魅惑がその原動力になったのであろう。

　DSM-5 が最新の科学的知見の代表だとする主張は疑わしい。診断が必ずしも中立で経験にもとづいて行われるわけではない。それは医学以外のさまざまな社会的な力に影響される(Horwitz, 2002)。研究者が主張する仮説や診断の好みに影響されうる。臨床的な見通しが得られることを望む臨床家の心にも影響されうる。それは患者の主張にも影響されうるし，今や精神医学でくだされるおもな診断のほとんどにロビー活動をする集団が存在する。メディアにも影響されうる。メディアが影響を及ぼす対象はすべての人であり，そこには専門家も含まれる。新しいマニュアルの著者が，これらの影響力すべてには気づけないだろうし，まったく気づいていないかもしれない。たとえ気づいてなくても，それらの影響は重大だ。

2.
診断マニュアルはいかにしてつくられたか

　診断マニュアルの作成は複雑で，その過程はまるで軍事作戦のようだ。そこには指示系統と，それを指揮する「将軍」を必要とする。米国精神医学会(American Psychiatric Association：APA)は，マニュアルの新版作成を，著名な学者が議長をつとめる「タスクフォース」にゆだねてきた。DSM-ⅢとDSM-Ⅲ-RではRobert Spitzer，DSM-ⅣではAllen Francesがこの議長をつとめた。DSM-5では，DavidKupferとDarrelRegierという2人の精神医学研究者にこの役割はゆだねられた。

　KupferとRegierはそれぞれの分野で著名なリーダーである。Kupferは気分障害の研究者で，ピッツバーグ大学の精神医学科教授を26年にわたりつとめた。Regierは疫学者で，米国国立精神保健研究所(National Institute of Mental Health：NIMH)の研究統括責任者であり，かつAPAの研究部門の責任者をつとめている。診断に対する彼らの観点は，学者，研究者としての豊富な経験にもとづいている。しかし，臨床に対する彼らの観点は，明確とはいえない。地位の高い学者にはたくさんの患者を診る時間などなく，そういった学者の多くは実際の臨床とかけ離れた世界で働いている。DSM-5の委員会のメンバーである精神科医や社会科学者の多くにも，それはあてはまる。したがって，DSM-5の作成にかかわってきたエキスパートらは，おそらく実際の臨床よりも理論の影響を受けていると考えられる。

　その結果，マニュアルは研究者にとっては満足のいくものとなった。研究者には，必要なだけ時間をかける余裕がある。対して臨床家は，いくつもの作業をこなしながら素早く診断しなければならない。多忙な臨床家のニーズに無神経なマニュアルは，実臨床では使いにくいものになりがちである。DSM-5は，

I　診断の原則

精神医学の分類に，より多くの「科学」を導入するようつとめたが，その結果，どちらかというと臨床医よりも研究者に有用なものになったかもしれない。

　DSM の詳細な記述をつくりあげるには，かなりの労力を要する。APA はそのためのタスクフォースを結成した。メンバーの多くは，それぞれ主要な診断グループを担当する「ワークグループ」か，より広義の概念的問題の検討を担当する「スタディグループ」いずれかの責任者であった。これらのグループは著名な研究者で構成されており，このメンバーであることは大変な名誉とみなされた。各グループの責任者はメンバーとするエキスパートを自由に選ぶことができた。グループの責任者が決まった時点で，すでにグループの結論は決まっていたようなものであった。

　タスクフォースは 28 人から構成された。各ワークグループは 6〜12 人のメンバーからなり，直接またはオンラインで定期的にミーティングが行われた（E メールの活用により，直接顔を合わせたミーティングは年に数回のみだった）。彼らの使命は，既存の文献のレビューを行い，新しい基準を準備し，それを現場で検証することだった。彼らは以下の診断グループを再検討するよう任命された：ADHD，不安障害，児童・思春期における障害，摂食障害，気分障害，神経認知障害，神経発達障害，パーソナリティ障害，精神病性障害，性障害，睡眠障害，身体表現性障害，物質関連障害。

　スタディグループは，より広範な課題を担当した。1 つ目のグループは，診断カテゴリーの境をまたぐスペクトラム，カテゴリー構造の提案，そして精神障害診断のよりよい全般的な基準の考案を担当した。2 つ目のグループは，発達過程が診断にどのような影響を与えるのかを検討した。3 つ目のグループは，ジェンダーと文化の影響を検討した。4 つ目のグループは，（DSM-Ⅲで導入されたⅤ軸に代わる）障害の新しい定義の提案を担い，精神医学と医学の間の境界面について検証した。5 つ目のグループは，カテゴリー診断の多次元化の評価を担った。

　2011 年，DSM-5 は，そのシステムの信頼性と，使い勝手を検証するために，一連のフィールドトライアルが実施された。これは，微調整のつもりで行われたのだが，トライアルは時間不足に見舞われた（Jones, 2012）。加えて，DSM-Ⅳとの比較が不十分だったことから，このシステムが実際の臨床でより有用かの判断は困難であった。

新版で抜本的な改訂をすることの見識や妥当性について，多くの議論が文献上でなされた。しかし，DSM-Ⅳに携わったエキスパートのほとんどを抜きに，新しいチームは編成された。編者らは，当初望んでいた「パラダイムシフト」はとり下げたものの，ワークグループには革新的に取り組むよう後押しした。すべての判断は，学術機関の役職に就いている精神科医で構成された別の委員会による，科学的な検証を受けた。この複雑なプロセスを経た後，すべてのレポートはタスクフォースに提出され，承認を待った。DSM-5の最終版は，2012年12月にAPA評議員会の承認を得て，2013年5月の年次会にあわせて出版された。

製薬会社との関係

DSM-ⅢとDSM-Ⅳが出版された際には，その内容は製薬業界から不適切な影響を受けているという懸念を示す批判家がいた(Kutchins and Kirk, 1997)。実際には，製薬会社はDSMの作成過程に直接的にはかかわっていない。しかし，診断が，食品医薬品局(Food and Drug Administration：FDA)に承認された製品の使用を広めることになれば，製薬会社は儲かる。加えて，精神医学のエキスパートの中には製薬業界から金銭を受け取っている者も多く，彼らは診断カテゴリーの拡大を支持する偏った考えをもちうる。製薬会社が精神医学界に対し，マニュアルの書き方を指示したとは誰も主張していない。しかし，重要なオピニオンリーダーの多くが製薬業界から経済的な恩恵を受けており，特定の医薬品の使用へと導く診断がDSMに掲載されやすくなったとは考えられる。この可能性は憂慮すべきである。

製薬会社から金銭を受け取っていたエキスパートの判断は，バイアスがかかることを避けられない。それも多くの場合，自身でも気づかずに。彼らは，常に新しい診断と新しい医薬品を支持する環境にいるのだ。これは，そのようなエキスパートをDSM-5の作成過程から除外する十分な理由だった。しかし，精神医学の教授のほとんどが製薬業界から何らかの形で援助を受けており，全員の除外は不可能だった。CosgroveとKrimsky(2012)は，利益相反を完全には除外できずとも，軽減するためのルールが拡大された経過を文章にしている。いえるのは，このプロセスにかかわった者は，他と比較して受け取ってい

た額が少なかったということだ。このプロセスの後，多くは製薬業界から援助を受けるのを再開したことだろう。

　APAはこれまで大手製薬会社と過度に親密な関係にあった。最近まで製薬業界は，年次会で多数のイベントのスポンサーとなり，利益を生み出し，団体全体を支えていた。このような背景が，製薬会社にはDSM-5の方向づけが可能だったのではないかという疑念へとつながった。この業界からの金銭的支援は，研究支援ではなく，医薬品販売員や販売を促進するエキスパートへの支払いとして使われてきた。大手製薬会社から金銭的支援を受けている学者は，新薬を直接的または間接的に支持する講演をすることが多い。これらの学者は，業界の「コンサルタント」として支払いを受け，実質的な仕事をすることなく外国での学会への参加を含む「委員会」のメンバーをすることもある。製薬会社から受け取った資金で億万長者となった精神医学の教授もいる。すでに市場にある医薬品と何ら変わらない場合がほとんどの新薬は，こういったオピニオンリーダーによって強く支持され，彼らは臨床家に対しこれらの使用をすすめる講演をして金銭を受け取っている。

　要するに，製薬会社はアカデミックな精神科医を買収できるのだ(Healy and Thase, 2003)。DSM-5の議長の1人であるDavid Kupferでさえ，今の仕事についてからは止めたものの，これまでにいくつかの製薬会社にサービスを提供していたと認めている。そして，精神医学の新しい診断はビジネスにとってプラスになることに疑う余地はない。例えば，比較的新しいカテゴリーである社交不安障害は，抗うつ薬を販売している製薬会社に数十億ドルもの利益をもたらした(Lane, 2007)。DSM-5上の分類が多ければ多いほど，この業界には都合がいいのだ。

　これらの懸念は，大手製薬会社との密接な関係を理由に，医学団体への反発を招いた(Angell, 2000)。精神科医は医学界全体の中での立場は弱いが，他領域の専門医よりも多くの金銭を製薬業界から受け取っている。この利益相反は，臨床と研究の両方を貶める可能性がある。2008年，アイオワ州上院議員チャールズ・グラスリーは，この問題に世間の注目を集めた。彼によって，各地で講演を行い商品を宣伝する「コンサルタント料」として製薬業界から多額の資金を受け取る学術機関の精神科医に注目が集まった。ニューヨーク・タイムズ紙(2008.6.8)で報道されたように，エモリー大学精神科教授は，これらの事実が

明るみに出て，受け取っていた金額を大学と NIMH に報告していなかったことを理由に解雇された(この精神科医は著名であり，NIMH のリーダーらと親しい仲にあったため，つぎの教授職がすぐにみつかっている)。

　これらの問題を解決するため，産業界と医学専門団体の関係を管理する，新しいガイドラインが提案された(Rothman et al., 2009)。DSM-5 の作成過程では，タスクフォースとワークグループのメンバー全員が入念な調査を受けること，そして製薬業界と最小限の関係にある者だけが参加できることを条件とした。このルールによって全員の調査が行われ(1 年間を要した)，全過程のペースが落ちた。最終的に，タスクフォースのメンバーは全員，製薬業界と密な関係になく「クリーン」と判定された。だが，もしほぼ全員に製薬業界から金を受け取った過去があったのであれば，DSM-5 作成時に金銭を受け取っていなかったからといって，そのとき，彼らの客観性は損なわれていなかったとは断定できない。

透明性 vs. 機密性

　DSM-5 の準備過程は透明性に欠けると批判されてきた(Frances, 2009a, 2009b, 2009c)。臨床にきわめて重大な影響をもつこのような資料は，秘密裏に準備されるべきでなく，将来的に利用するユーザーからの賛同が必要だ。改訂の提案は，最終的にはコメントを得るためウェブサイトで公開されたが，新版の初期の改訂行程はオープンだったとはいいがたい。

　DSM-Ⅳ以前の著者らは，幅広い意見を求めてもっと努力していた。DSM-Ⅲが出版される数年前には，APA の年次会で開催された大人数が参加したシンポジウムで，すべての改訂点について話し合われ，フィードバックが真摯に考慮されていたことを覚えている。私でも Spitzer に書面を通じて質問し，回答を得た。DSM-Ⅳの準備段階では，ワークグループのメンバーではないエキスパートに対し，彼らの意見を求めて草稿が送られた(私もその 1 人だった。結果として私の意見はほとんど反映されなかったが)。それと比較して，DSM-5 の準備過程は，少なくとも初期段階では閉ざされたものだった。そのため，タスクフォースは批判を受けるのを避けたのではないか，そして，精神医学にとって**変更できない既成事実**として新版を発表したいのではないかと疑われた。

*Psychiatric Times*のニュースレターに掲載された活発な議論では，Frances(2009a, 2009b)はSpitzer(2009)とともに，ワークグループ全員が署名した秘密保持契約を批判した。議論の内容を内密にすることを全員が誓約しなければならなかったのだ。このルールによって，すべての過程でフィードバックを得る機会が失われるおそれがあった。FrancesとSpitzerは，検討中の改訂の多くに問題があると指摘し，タスクフォース外でオープンに，かつ十分に検討するよう提案した。

　APAの理事長を筆頭としたDSM-5の代表者グループは，これらの主張を却下した(Schatzberg et al., 2009)。彼らは，初期の草稿は一般的に議論されるにはあまりに暫定的であり，大きな改訂については学会で発表されていると述べた。残念なことに，この回答文には人を不快にさせる非難めいた反論が含まれており，それを書いた者の判断力には深刻な問題があるのではと疑念を抱かせた。Schatzbergらは，これまでの著者ら(例えば，FrancesやSpitzer)がDSM-5に批判的なのは，DSM-ⅢやⅣの後に出版した書籍や評価尺度で金を稼ぎ続けるためだろうと主張した。しかし，DSM-5が出版されれば，前版を買う者などいなくなることには変わりはなく，この主張は理にかなわない(Schatzberg自身，金銭的な関係がある医薬品を推奨しているという利益相反につき，グラスリー上院議員から非難されたことがある)。この反論の口調に，APAがどれだけ批判に苦しんでいたかが現れている。

　マニュアルを書き進める過程は，初期からもっとオープンであるべきだった。妥当性や実用性が確かでない改訂をする際には，その提案を幅広く公開し，科学的な議論の俎上に載せるべきだ。決断の重大性が大きいほど，より多くの臨床家や研究家からの意見が必要となる。最終的にはすべての人がウェブ上で意見を投稿する機会があったものの，それらが真摯に受け止められたかは疑わしい。

　結局，すべての提案は2010年2月に，DSM-5のウェブサイトで公開された。その後，2011年と2012年にさらなる提案が公表された。これはトップレベルからの圧力や批判の結果実施されたと思われる。すべての過程を監督する新しい委員会(APAの前理事長であるCarolyn Robinowitzによって率いられた)が2009年に立ちあげられたほどである。

　FrancesとSpitzer(2009)は，改訂が根拠としたデータに委員会のメンバー

以外はアクセスできないことについても批判した。DSM-Ⅳでは，すべての改訂は根拠にもとづかなくてはならないという運用指針があった。それらの根拠は，改訂版が出版された数年後に出版された4冊の『ソースブック』にまとめられた(Widiger, Frances, and Pincus, 1997)。DSM-5では，このようなものが出版される予定はない。改訂についての説明と，その改訂の正当性が科学的文献とともにウェブサイトにまとめられている。だが，2010年2月にワークグループの中間報告が公表された際には，正当性につき簡単に記載されただけで，詳細な文献の検討やデータ分析，そして批判的なコメントは記載されていなかった。そのような不明確さは，前版でもあったことだが，改訂の一部はデータではなく意見にもとづいていたことを示している(Lane, 2007)。不明確にしておくことで，タスクフォースのメンバーではない研究者に判断に必要な情報を与えず，批判を避けることができる。加えて，バイアスを防ぐため，反論しそうな者に改訂の提案をあらかじめ伝えるという，DSM-Ⅳの指針にはあったプロセスを，DSM-5では経なかった(First, 2010)。結局，DSM-5の改訂作業関係者以外のエキスパートに，最終版を独立評価のために提供することもなかった。相互審査は科学の基本原則であり，それを欠くDSM-5には，**前版よりも科学的ではなくなった危険性がある**。

　提案された改訂が初めて多くの学者らの目に触れたのは2010年2月だった。DSM-5のウェブサイトが開かれたときには，過程はすでに大きく進んでおり，ワークグループは2年間にわたり作業を進めていた。その後，いくつかの変更はあったものの，後戻りはできないところまできていた。

　本当の問題は，その過程ではなく，DSM-5がどの前版よりもイデオロギーによって動かされているという事実にあるのかもしれない。DSM-5の指針では，精神疾患は神経生物的であり，多次元的であり，正常との境界に欠けることとされる(Kupfer and Regier, 2011)。その意図は，新クレペリン派のパラダイムを覆すことだ。しかし，2013年時点では，その改訂を支持する十分なデータは存在しない。DSM-5には，パラダイムシフトは不可能であった。それが可能だと思っていた者は，自信過剰であったといえるかもしれない。

　それでも，新版の見解を理解する必要がある。改訂の中には，実証的事実に支持されるものもある。しかし，DSM-5は臨床的実用性に欠けることがある。DSM-5を記した学者は，われわれの多くのようにクリニックや救急治療室で

長年あくせくと働いた経験はなく，むしろキャリアのほとんどをコンピュータの前ですごしただろう。臨床的実用性に適切な重点がおかれていないのは，そんな理由からだ。DSM-5 が，臨床で日常的に使われるためのバージョンと，研究に使われるバージョン，2 つのバージョンで出版されていたなら，この悪循環は解決されていたかもしれない。この考えは，評論家によって支持されており(McNally, 2011)，理にかなっているようにみえる。しかし，DSM-5 を分割することで科学的威信が傷つくことをおそれ，APA はそうしようとはしなかった。

　結局，DSM-5 は政府や企業にみられるのと同じ間違いを犯した。外部からの批判に耳を傾けなければ，「集団思考」が事態を動かすことになる(Janis, 1972)。このような事態は，ピッグス湾侵攻からイラク侵攻に至る政策決定でよくみられる。ワークグループのメンバーであった同僚の話によると，改訂に賛同していないのに，コンセンサス達成のために承諾したメンバーもいたようである。

教訓

　新版を作成する過程で省略された手続きのうち最も深刻なのは，DSM-Ⅳ と DSM-5 の直接比較と，この改訂が臨床と研究にどのような影響をもつかのアセスメントだ。編者らは，DSM-Ⅳ は妥当性が乏しく，詳細な比較は意味がないと考え，それらを意図的に省略した。加えて，タスクフォースは，DSM-Ⅳ の編者である Frances や，DSM-Ⅲ の編者である Spitzer の助言を**あえて求**めなかった。精神医学におけるその他の著名人も多くは蚊帳の外におかれた。エキスパートを過程からはずし，彼らの意見を聞かないことは，賢明とはいえない。このような進め方は，学術論文と公共メディアの両方を通し，公然と反論が行われることに繋がった。グループのリーダーたちは，抜本的な改訂のときが来たと感じており，部外者はこの改訂に反対するかもしれないが，DSM-Ⅲ のときのように，最終的には同調することになるだろうと考えていた。だが，それは代償を伴った。

　DSM-5 の過程は連続性を軽視した(First, 2010)。最も抜本的な改訂が提案されたのは，多次元化を実施する準備が整ったとみなされたパーソナリティ障

害だ。これは壮大な自信過剰と破綻に満ちたエピソードとなった。ある程度の改訂は正当だったが，提案された改訂は手に負えるものではなく，問題が多かった（第13章を参照）。

　私は改訂の過程から排除された者のひとりであったが，臨床的な使い勝手の悪さを中心とする私の批判は，個人的な感情によるものではない。私の専門分野の著名な研究者の**多く**が，正式に意見を求められなかった。計画に反対する見解をもつ者は，意見を求められないか，時代遅れだとみなされた。その結果，改訂過程から排除されたエキスパートらは提案に反対したが，それは別の理由からであった。学会で新しい基準が発表される度に，過程から排除された研究者らに厳しく反論された。提案が却下された反論者たちは，学術雑誌への投稿か，APAへの抗議文の提出という方法を強いられた。改訂過程に影響を与えられる唯一の方法は，ワークグループのメンバーとの個人的な関係性を介するという非公式なものであった。私は，ワークグループのメンバーの何名かに手紙を書き，パーソナリティ障害のワークグループの議長とグループで電話会議を設定したが，結果にはほとんど影響がなかった。だが，ワークグループ内でも意見は著しく割れており，多次元化を強く支持する者もいれば（Livesley, 2010），カテゴリーを支持する者もいた（Shedler et al., 2010）。それでもやはり，その他のエキスパート（例：Frances, 2010d）は，より多くの根拠が蓄積するまでは現状を維持するように提案した。

　結局，パーソナリティ障害の提案は，科学顧問からのアドバイスをもとに評議員会に却下された。十分な実証によって得られるデータがなく，手に余る提案だとみなされた。今後何年にもわたり臨床を方向づける診断マニュアルの作成という重大な過程がこのようなものでよかったはずはない。

スケジュール

　DSM-5の改訂過程に対する厳しい批判の対象のひとつは，そのタイトなスケジュールだった。計画は何年も前からはじまっていたが，（何においてもそうであるように）想定されていた以上に速く時は過ぎ去ってしまった。結局，「間に合わせの決断」と呼ぶべき結果になってしまった。

　心理アセスメントをある程度勉強した者ならば，精神病理学的評価は複雑か

つあいまいなものであることを理解しているだろう。自記式だろうが，臨床評価だろうが，尺度の妥当性の確立には簡単なものであっても何年もかかるものだ。では，DSM-5 は，いまだ立証されていない新規の精神病理学的評価の方法を，このような短期間でどのように導入できたのだろうか。その過程からは，科学よりも政治の力のほうがよくみてとれる。

　Jane Costello は，発達疫学(developmental epidemiology)という新しい分野で重要な貢献をしてきたデューク大学の研究者である(「発達疫学」とは，あるコミュニティにおけるライフスパンの精神障害について研究を行うものである)。Costello は，小児期または青年期の障害のワークグループのメンバーであったが，2009 年夏に辞表をウェブ上に掲載し，グループを辞めた。Costello (2009)は DSM-5 の過程について，複数の問題を投げかけた。彼女は，データが整うごとに段階的に進めるのではなく，マニュアル全体を一度に書き直す方法に反対した。Costello は，「医学の他分野で，こんな方法は聞いたことがない」と述べている。そして，ウェブ上で次のように述べた。「時間がたつにつれ，改訂のために知る必要があることと，実際に知っていることのギャップがどんどん広がり，このギャップを埋める時間がどんどん短くなっている。科学的所見にも臨床的研究にも疫学的研究にももとづかずに，他の理由のために改訂が進められるようになっているようだ。APA が，改訂の根拠となる科学的研究の資金を配分する意図すらない中で，DSM の改訂を考えることに，私は驚きを隠せない。十分な資金が費やされずに実施された研究をもとに，製薬会社が製品の市販を試みたとすれば，それは当然，批判されるべきだ。」

　Costello は，APA はより多くの資金と時間を研究に費やすべきだと結論づけた。例えば彼女は DSM-5 の基準を多次元化することの判断について，「尺度作成の経験がある人であれば，彼らが先月提案したのは巨大な課題であり，費用のかかるものであるとわかるだろう。与えられた時間と資金で，心理評価を厳密に，責任もって実施できる可能性は低い。そして，完璧でない仕事をするのは無責任だ」と述べた。

　科学的な見解とすれば，Costello はまったく間違っていない。診断カテゴリーが妥当でなければ，どれほど試みても問題は解決できない。しかし，DSM-5 は**科学的なツールではない**のだ。APA はマニュアルの新版を(最後にはそうはならなかったとしても)時間内に発行することを優先した。すべてのメ

ンタルヘルス関係者が使うこのマニュアルは，そう簡単に断片的な改訂を加えるわけにはいかない。臨床家の本棚に何年もおかれるマニュアルは，たとえ間違っていたとしても，安定していなければならない。

　DSM の発行スケジュールを遅らせるわけにいかなかった別の理由は，APA の資金不足にある。資金不足の原因のひとつは，製薬業界との不正行為に対する反発だ。APA の年次会は長年にわたり，製薬業界がスポンサーのシンポジウムに支援を受けてきた。政治家やジャーナリストからの圧力を受け，APA と製薬業界は，それまでの密な関係性を解消することにした（その結果，今では APA の年次会は 1 日短くなっている）。だが，予算を削減するとなると，DSM-5 の発表を 2013 年までは延期できたものの，それ以上は延ばせず，ICD-11 が出版される 2015 年まで待つことはできなかった。

　システムに修正が必要だったことに反対する者はいないだろう。だが，DSM-5 の編者らは精神医学に革命を起こすという，またとない機会を与えられ，彼らはそれを義務ととらえた。より多くの情報を得るまでは，むやみに修正を試みるべきでないという考えは，彼らの計画にはなかったのだ。

　短時間で改訂を完了させようというプレッシャーは，悪い結果を招いたのだろうか。あるいは，この状況下での最良の結果であったのだろうか。本書では，タスクフォースの判断に対し多くの批判を述べている。しかし，より多くの時間をかければ異なった結果になったはずだとは断言できない。というのも，DSM-Ⅳには欠点があったが，それをどうしたら改善できるか，その科学的知識をわれわれは持ち合わせていなかったのだ。ワークグループのエキスパートが実施した文献レビューやフィールドトライアルは，よくとらえても，知識にもとづく推測でしかない。

　多くの批判を述べてきたが，精神医学は現状にとどまるわけにいかない。33 年間も同じシステムを使い続けており，何か他のことを試みる必要があったのだ。すべてのデータが蓄積されるのを待てば，さらに何十年もかかるかも知れず，その間，問題だらけの診断分類を利用し続けなければならなかった。だから，DSM-5 は，DSM-Ⅳよりも優れているとはいえないが，それでもつくられなければならなかったのだ。そして，改訂のいくつかは思慮を欠いていたが，なかには改善されたものもあった。

　結局，編者らの野心は大き過ぎ，誰もが認める欠陥品である前版よりも，あ

まり改善したとはいえないものが作成された。残念ながら，これは抽象的な科学的議論ではない。診断を間違えることには結果が伴う。精神医学で用いられている分類システムは，目の前の患者に，実際に影響する。診断カテゴリが間違っていれば，多くの人が誤診され，間違った治療を受けることになる。

　加えて，一度システムの運用がはじまると，この先何年も変更ができなくなる。どのような問題があっても，すぐにマニュアルを改訂したがる者はいないだろう。大々的な改訂が今後15年間実施されなかったとすれば，われわれの中にはそれまで生きていない者もいるだろう。したがって，われわれはプロとして働く残りの期間，臨床に影響を与える欠点のあるシステムを使わざるをえない。そのようなDSM-5を使わなくてはならないならば，問題を回避する方法を知る必要がある。精神医学における診断とはコミュニケーションの方法であり，精神障害の分類は身体疾患のように現実をとらえたものではなく，分類は時間とともに変化し新しいものに変わることを覚えておけば，いくらかでも問題を回避できることだろう。

フィールドトライアル

　新しい診断方法が実用可能で妥当であるかを判断するには，**フィールドトライアル**が必要だ。フィールドトライアルとは，適切な患者群を対象に新しい手順を実施し，その信頼性と臨床的実用性を判断するものだ。対象群は一般的に大規模で，臨床でみる患者を代表しており，研究者ではなく臨床家により評価される点が利点であった。しかし，その試行は2011年にようやく開始され，修正や再試行の時間はなかった。

　より大規模なフィールドトライアルを実施したならば，DSM-5の出版は2～3年は遅れたであろう。しかし，遅れたからといって深刻な損害はなかったはずだ。そして，厳しい締切が迫る中でのフィールドトライアルは，さらなる問題の元となった。予算不足も重なり，トライアルは不適切なものになった。新しい複雑な評価基準の導入には，より多くの時間と労力が必要なのだ。そのようにして得られた結果が一般化可能かはわからない。フィールドトライアルにより，信頼性は推定できたが，臨床的実用性と妥当性については何も示されなかった。

あらゆる科学研究と同様に，医学研究には再現性が必要だ（メタ解析の実施に十分なデータがあるのが理想だ）。対象者は母集団を代表すべきで，再現性はきわめて重要だ。診断の手順は，トライアルでときどきみられるようなビデオシミュレーションではなく，実際の患者で検証されるべきであり，さまざまな場所で多くの対象者に実施されなければならない。DSM-5 はこれとは異なり，「準備が整っていなくても，とりあえずやってみよう！」という指針のもと進められた。DSM-5 のフィールドトライアルの結果が，診断基準を緻密に熟慮する時間もなく迅速に診断せねばならない実際の臨床を反映していない可能性があるのは，このためである。

フィールドトライアルの結果は，ある程度事前に予測できる。どんなシステムであっても，評価者に（ある程度のトレーニングを行ってから）実施させれば，合理的な信頼性は得られる。しかし，妥当性となると，そう簡単なことではない。前にも述べたが，フィールドトライアルでは DSM-IV との直接的な比較は行われておらず，DSM-5 がその前版よりも優れているか否かはまるで不明である。DSM-5 の編者らは，理論上はより優れた指針を用いたと信じていた。しかし，DSM-5 の診断基準が公表された後でさえ，新しいシステムがどれだけ効果的に患者を同定できるか，そして，そのシステムを用いた場合の臨床場面とコミュニティにおける有病率を，研究者らは検証していない。

結果として，DSM-5 はそれまでの版と同じ間違いをいくつか犯した。DSM-III と DSM-IV も急ぎで作成され，再現性は確認されなかった。そして，多くの障害の診断において，信頼性は辛うじて受け入れられる程度の水準だった。驚くことに，この水準の低さに注目する者はいなかった。DSM-5 も，これと変わらない水準である。むしろ，0.5 の信頼性は DSM-5 プロジェクトに関係する疫学者らは「許容範囲」としている（Kraemer et al., 2012）。多くの学術誌では容認されない結果が，DSM-5 のエキスパートによって合意に至ったことは信じがたい。フィールドトライアルの結果からいえるのは，DSM-5 の手順は実際の患者を相手に臨床家が実施可能であった，ということだけだ。

診断マニュアルの活用法

DSM-I も II もベストセラーではなく，統計の目的に使われる以外は本棚で

埃をかぶっていた。だが，DSM-Ⅲが出版されると，すべての精神科医，臨床心理士，精神保健福祉士，精神科専門看護師，メンタルヘルス研究者は，これを大いに活用しなければならなかった。弁護士や裁判官もその読者だった。インターネットの普及に伴い，患者も自身の診断やその基準を読みはじめた。

　臨床家が日々の臨床の中で，DSMをどのように用いているかを示した研究は少ない。理想的には，診断の前に診断基準を熟読すべきだ（すべてを暗記している者などいないだろう）。アルゴリズムには正確に従うべきだが，実際にはそうはされていない（Zimmerman and Galiano, 2010）。臨床家は，前に診断したことがある障害であれば，それがどのようなものだったか概要は覚えており，診断基準をいくつ満たすか数えあげることはまれであろう。そして，自分が覚えている基準を1つか2つ満たせば診断をくだすという間違いを，多くの者が犯している。見慣れない症状があるとき，または通常の治療法によい反応が得られないときにだけ，DSMは開かれる。そんなとき，DSMはある程度は役立つであろう。

　研究では状況が異なる。調査者はDSMの診断基準にのっとり対象者のアセスメントを行う。しかし，その方法だけでは，医学雑誌の多くは不十分だとみなす。編集者や査読者は，臨床診断の信頼性が高くないことを知っているため，構造化面接を用いた診断を要求する（Miller et al., 2001）。だが，これらの臨床アセスメントの方法にどれほど信頼性があっても，結局のところ，それらのアセスメントの内容はマニュアルにもとづくのであって，DSMのカテゴリーの妥当性が増すわけではない。

　弁護士がDSMを利用するのには別の意図がある。刑事事件では，弁護人は被告人の有罪判決を逃れようと診断を利用する場合がある。有名な「マックノートン・ルール」では，被告人は罪を起こした際に善悪の判断ができなかったこと（例：精神病であった，など）を証明しなくてはならない。例えば，ジョン・ヒンクリーの有名な裁判では，DSM-Ⅲの統合失調症の診断基準が証拠の一部となり，その診断は法廷で反対尋問を受けた（ヒンクリーの異常な脳画像さえも証拠として提出された）。

　同様に，民事訴訟の弁護人も，DSM分類にもとづいた証拠を利用するかもしれない。私も，子どもの親権についての裁判で，親に該当しうる診断についての証言を求める召喚状を受けたことが何度かある。それは，精神科診断が親

としての能力を予測できるという誤った思考過程にもとづいている。

歴史的著名人にレトロスペクティブに診断基準をあてはめて，DSM診断することに興味をもつ歴史学者もいる（そんな診断を試みる者の多くは，アマチュア歴史学者の精神科医だ）。これは，ウィンストン・チャーチルが「躁うつ」だという，何ともばかげた主張を生んだ。精神科医ではない医師でもこういった間違いをする者もいるが，はるか昔に亡くなった者に対し精神疾患の診断を適用することには問題が多い。このような試みは，精神医学を正当化し，著名人でも精神障害をもっていたと示すことで，そのスティグマの軽減につとめているのかもしれないが，それは結局，精神科診断はばかげたものだとみなされることに一役買っている。

最近の例をみてみると，歴史上のエキセントリックな著名人はみな，自閉症かアスペルガー障害を患っていたようにとらえられている（James, 2006）。その中のひとり，アルバート・アインシュタインは，風変わりではあったが，2人の妻と多くの愛人がおり，自閉症スペクトラム障害だったとは考えがたい。同様に，ロバート・シューマンのような天才芸術家が双極性障害だったとの主張（Worten, 2007）は，医師に「百面相（great imitator）」と呼ばれる梅毒が19世紀に流行していたこと，そして，シューマンは急に体調を崩しており，精神科病院ですごしたのは1年間だけで，すぐに亡くなったという周知の事実を無視している。梅毒の有無を確認する血液検査なしに，死人について憶測するのは無意味なことである。

メンタルヘルスの専門家にかかった経験の有無にかかわらず，自分自身の精神科診断に興味をもつ者もいるだろう。一般的な精神疾患についてのDSMの診断基準は，患者やその家族でも簡単に手に入る。そして，読んだことがないという者には手に取ってみるよう勧めている。とはいえ，私の経験では，患者は臨床家と同じように，徴候から診断へという流れの把握に苦労する。彼らは，1つの特徴に注目し，そこから的はずれな結論をだすかもしれない。多くの人は直線的に物事をとらえるものだ。複雑なものを理解するには，多くを学ばなければならない。概して，病気の発症を複数の経路や複数の結果としてとらえるような非直線的な考え方は，研究者にとっては一般的である。たとえそういった考え方の結果が徒労に終わるとしても，だ。

診断の追加

　DSM が改訂されるたびに，内容に影響を与えようと圧力をかける団体がいる。それは，ある診断の完全な排除を目的とすることもある（私は DSM-5 で解離性障害の排除を試みた集団を支援したが，実現しなかった。詳しくは第 14 章を参照）が，働きかけの多くは，臨床家や研究者が重要性を感じる新しい診断や診断グループの追加を目的としている。新版の出版が近づくと，自身の興味のあるカテゴリーを推進する者がでてくるのだ。

　これら多くの提案の対象は，現在は障害と考えられていない臨床像を対象としている。理論や研究にもとづくものではなく，その障害を保険会社の支払い対象にすることが目的であることもある。例えば，「関係性障害（relationship disorder）」というカテゴリーの追加の提案について考えてみよう（First et al., 2002）。この診断グループは，「夫婦や親子関係など，2 人以上の重要な個人的関係性にみられる持続的で苦痛な感情，行動，知覚の様式」と提議された。この診断を導入するおもな目的は，カップル療法や家族療法に診断コードをつけることであろう。この種の療法は，医療モデルの範囲に含まれていない。

　多くの人が夫婦関係や親子関係に**何らかの**問題を抱えているが，だからといって何らかの診断がくだされる必要があるわけではない。メンタルヘルスの専門家が，関係性の問題を治療しようとするならば，それは医療ではなく心理療法であり，心理療法に対する支払いを求めるべきである（そして，保険の対象にならないリスクを受け入れるべきだ）。確立された精神医学的診断に対する心理療法は，科学的な検討の余地をかなり残している。DSM-5 が関係性障害を採用しなかったのは幸いであった。

　DSM-Ⅲで確立された形式で診断基準を書きあげるのは簡単だ。障害を定義し，その基準となるリストを書きあげるだけだ。何とも簡単である。マニュアルにある他の診断のように，まるで科学的である**かのように**書きあがるであろう。上記のような提案の妥当性という重要な問題は，研究によってのみ解が得られる。

DSM-5は，より科学的になったのか

　DSM-5を，それまでの版よりも「より科学的」だと宣伝するために(Kupfer and Regier, 2011)，APAは過去20年間の精神医学研究の結果を強調した。実際に進展がみられたことは否定できない(この研究分野に何千といる貢献者の1人として，自分がこれまで費やしてきた時間と労力がむだだったとは，私も思いたくない)。しかしそれは，患者を科学的に診断するための十分な知見がそろったことを意味しない。研究の進歩は，残念ながらいまだ微々たるものにすぎないことを，われわれは忘れがちだ。精神障害については，まだわからないことだらけだ。精神医学は医学の他分野と比較して1世紀ほど遅れをとっている。

　この状況は何も精神科に限ったことではなく，科学の分野ではよくあることだ。例えば，DNAやタンパク質合成に関する深い知見と，複雑な生物学的構造に関する限られた知見，その知識の差を比較してみてほしい。または，ビッグバン理論と，物質や宇宙の構造との知見の差を考えてほしい。科学の真の革命的思想家であるアイザック・ニュートンは，自身の貢献について「私は海辺で遊んでいる少年のようなものであった。ときおり，ふつうのものよりもなめらかな小石やきれいな貝殻をみつけて夢中になった。けれど真理の大海は，すべてが未発見のまま，目の前に広がっている」と述べている。

　より科学的な診断を可能にするほどの速度で研究は進んでいるという考えが，Inselら(2010)の提案の後押しとなった可能性がある。この先見的な考えから，NIMHは，研究では一貫した結果が得られないことが多いカテゴリー診断ではなく，研究領域基準(Research Domain Criteria：RDoC)を支持すべきだと提案した。それは，ネガティブ力価システム(Negative Valence System)，ポジティブ力価システム(Positive Valence System)，認知システム(Cognitive System)，社会プロセスシステム(System for Social Processes)，覚醒/規制システム(Arousal/Regulatory System)といった幅広いスペクトラムを，遺伝子，分子，細胞，神経回路，生理機能，行動や自己報告から得られるデータベースと適合するマトリックスを提案している。このモデルの価値はまだ証明されていないが，それはDSM-5のアプローチと完全に一致している。そして，DSM-5と同様に，まだ確立されていないはずの高い水準の知見の存在を前提にしている。これらは達成するのに今後，何十年，何百年とかかる一連の調査

の一部であると，研究者は謙虚に理解すべきだ。DSM-5 が科学的なのかはさておき，そのイデオロギーを支持するのに十分な科学的知見はまだ存在しない。

DSM-5 の構造

　DSM-5 は 3 部構成になっており，最初に序論，次に診断とその診断基準のリスト，最後は付録で，ここには今後さらなる研究を必要とする提案が記されている。

　これまでに出版された DSM のそれぞれの版に，何百という診断がリストされている。生物の「種」が，「生物分類」という大きなグループの目や界に属するように，精神疾患も章に分類できる。この，DSM-5 の「メタ構造」を示すものが 2011 年に出版された。章はある程度馴染みのあるものだが，新版のイデオロギーに関連する，議論を引き起こすであろうものもいくつかみられた。そして，多くの疾患を幅広いスペクトラムで扱うことを支持しているにもかかわらず，DSM-5 には 20 も章がある（本書もおおむねそのシステムに沿っている）。

　大きな改訂点として，小児期に発症する疾患の多くが成人期まで持続することや，成人期に発症する疾患の多くは小児期に前駆症状がみられることから，小児期に発症する障害を他の障害とは別に扱うことをやめた点があげられる。したがって，神経発達障害群(Neurodevelopmental Disorders)は，小児期に発症し成人期まで持続する次のような疾患を含む：知的能力障害群(Intellectual Disabilities)，言語障害(Language Disorder)，自閉症スペクトラム障害(Autism Spectrum Disorder)，注意欠如・多動性障害(Attention Deficit Hyperactivity Disorder)，学習障害(Learning Disorder)，運動障害群(Motor Disorders)。秩序破壊的・衝動制御・素行症群(Disruptive, Impulse-Control, and Conduct Disorders)は，小児期に発症するため，これまで別軸に分類されていた診断だが，その多くが成人期にも影響をもつ。

　その他の章は，よりなじみのある内容である。統合失調症スペクトラム障害および他の精神病性障害群(Schizophrenia Spectrum and Other Psychotic Disorders)は歴史のある，まとまりのあるグループだ。双極性障害および関連障害群(Bipolar and Related Disorders)も歴史のある疾患を含むが，その範囲についてはいまだ議論が分かれている。抑うつ障害群(Depressive Disorders)も

明確なグループを構成しているが，同質性が疑問視されている。不安障害群(Anxiety Disorders)は，DSM-Ⅳよりも範囲の狭いグループとなっており，パニック障害，恐怖症，社交不安障害，そして全般性不安障害を含み，強迫性障害および関連障害群(Obsessive-Compulsive and Related Disorders)，そして，心的外傷およびストレス因関連障害群(Trauma- and Stressor-Related Disorders)はそれぞれ1つの章として独立している。

その他には，解離性障害群(Dissociative Disorders)，身体症状症および関連症群(Somatic Symptom and Related Disorders)，食行動障害および摂食障害群(Feeding and Eating Disorders)，排泄症群(Elimination Disorders)などがある。性障害は，性機能不全群(Sexual Dysfunctions)，性別違和(Gender Dysphoria)，そしてパラフィリア障害群(Paraphilic Disorders)に分類された。物質関連障害および嗜癖性障害群(Substance-Related and Addictive Disorders)は，行動嗜癖を含む。神経認知障害群(Neurocognitive Disorders)の章は，これまでの，せん妄，認知症や健忘障害に代わる章である。パーソナリティ障害群(Personality Disorders)は，それだけで章をなしているが，Ⅱ軸は廃止された。

大きな疾患のグループを章に分類をしても，まだ「その他」の章に分類される疾患が多くある。章立ては全般的には合理的だが，それでもなお，「トランプはよく混ぜられたが，52枚の内容は同じ」という印象を受ける。

リスク，利点，改訂点

科学は常に進歩していると信じるならば，DSMの改訂には科学の進歩が反映されているように思えることだろう。しかし，どんな変化にもリスク対効果比が付随する。DSM-5の改訂点はリスクのない利点として紹介されているが，これまでの経験から，それには疑問を抱かざるをえない。

おもなリスクは過剰診断であり，過剰診断は過剰治療を招く。本章以降で，うつ病，双極性スペクトラム，注意欠如・多動性障害，その他のカテゴリーを検討し，そういった問題のさまざまな例を紹介する。加えて，次章で述べるように，精神科診断には正常との間に明確な境界線がない。診断基準が広がるにつれ，ますます多くの人が診断基準に該当するようになるだろう。その結果，多くの人が不必要な薬物治療を受けることになるだろう。

I　診断の原則

　マニュアル改訂に抵抗することは「保守的」であろうか。答えは，イエスだ。そして科学は本質的に**保守的であるべきだ**。変更は，希望ではなく，信頼できるデータにもとづかなければならない。真のパラダイムシフトがみられることもあるが，科学における研究の進歩は多くが漸進的である(Kuhn, 1970)。学術論文の多くは再現性がないという事実も，保守主義を正当化している(Ioannidis, 2005)。そのような理由から，科学的根拠にもとづく医学(evidence-baced medicine：EBM)は，十分なデータが蓄積されメタ解析が実施されるのを待たねばならないのだし，コクラン・レポートや英国国立医療技術評価機構(National Institute for Health and Clinical Excellence：NICE)のガイドラインなどの治療ガイドラインは，非常に慎重な姿勢をとっている。

　まとめると，DSM-Ⅳに欠陥はあるとはいえ，その根拠がこの上なく確か，とはいわないまでも，明らかでもない状態で抜本的な改訂を行うことを，精神医学は躊躇すべきである。正当性を欠いた改訂よりも，欠点はあるがなじみのあるシステムを使うほうがよい。KendlerとFirst(2010)が論じたように，十分知見がないなら，パラダイムシフトよりも漸進的で反復的な改訂のほうが望ましい。あえてあいまいな診断を作り出す必要はない。より妥当な方法の改訂に必要なデータが得られるまでは，忍耐強く現行のシステムの多くを保持することこそ合理的だ。

　DSM-5はDSM-Ⅳと大きく違わないものの，上記はDSMのすべての版でみられる問題だ。DSMの診断は，精神障害と生活上の問題との区別に，保守的な姿勢を十分にとれずにいる。それでも，前版はより慎重で，ほぼ全員が真の障害だと合意できるもののみを掲載していた。だが，DSM-Ⅲ以降は，改訂とともに精神科診断の範囲が広がっていった。反精神医学者の，DSMは，あらゆる人を「狂っている」ことにしたいのだ，という批判をはねつけるのは容易だ(Kutchins and Kirk, 1997)。しかし，DSMのカテゴリーは，確かに過度に包括的で，西洋文化外では妥当でないものもある(Watters, 2010)。重度の精神障害の妥当性を疑問視する者はいないが，マニュアル上の多くのカテゴリーは正常との境界線上にある。このようにして日常生活を医療化することは，ときとして「精神医学的帝国主義(psychiatric imperialism)」と呼ばれる(Moncrieff, 1997)。DSM-5が科学の名のもとに推進しているのは，精神科診断の拡大だ。

3.
精神疾患とは何か
(そして何が精神疾患ではないのか)

　DSM-5の最も深刻な問題の1つは，精神疾患の概念を拡張したことだ。臨床的関与の必要性が明らかではない症状や問題をもつ患者にも診断がくだされかねない。新しく診断カテゴリーがつくられたこと，そして，従来の障害の定義が広げられたこと，その2つがこの危険性を生んだ。
　「精神疾患」が何を意味するのかを明確にし，そしてその疾患と，かつてフロイト(1896～1957)が「正常な人間の不幸」と表現した個人の人生の浮き沈みとを区別しなければならない。この定義は精神医学の範囲の決定においてきわめて重要である(McNally, 2011 ; Kagan, 2012)。病気やこの世界における人生に伴う問題をDSM-5がいかに扱うか，それが究極の問題だ。

疾患と障害

　医学は，**疾患**(disease)や**病気**(illness)といった語で病的な状態を示す。疾患とは，苦痛や機能異常を引き起こす，解剖学的な障害や生理学的または生化学的な変化などの身体的な異常を意味する。通常，病気は疾患と同義として用いられるが，「具合が悪い(being ill)」という主観的な気分の記述に使われることもある(Eisenberg, 1977)。
　精神医学で**精神障害**(mental disorder)という語を用いることに，真の心の病気を定義するうえでの問題が反映されている。病気のプロセスは既知の特定の病的機序や病因にもとづいている。しかし，精神医学では，そういった病理学

的なメカニズムを反映する一貫した生物学的なマーカーが存在しない。これは40年前から(Kendell, 1975)，同じ状況が続いている(Paris, 2008a)。そのため臨床家は診断する際に，苦痛や機能異常を引き起こす症状や徴候に頼らねばならない。しかし，精神科医は障害と疾患が異なる概念であることを忘れがちだ。

最後に，「精神障害」という語は，「精神病(mental illness)」という語に比べてスティグマは弱いにもかかわらず，「精神障害」という語の使用を避け，「精神の健康状態(mental health condition)」などといったあいまいな表現を好む臨床家や患者も存在する。しかし，どのような名称であれ，精神障害は個人の自律性を脅かすものであり，スティグマを軽減できたとしても完全に取り去ることはできない。

精神障害の定義

DSM-5によって精神障害の定義は複雑になった。患者には，行動的・心理学的な症候群か潜在的な精神生物学的な機能異常があり，それが臨床的にかなりの苦痛(例：疼痛)または障害(すなわち1つ以上の重要な機能障害)を引き起こす様式がみられる必要がある。それは予想できる一般的なストレス反応や，愛する者の死などに対する離別反応によるものでも，文化的に認められた特定のイベント(例：宗教的儀式におけるトランス状態)によるものであってもならない。また，社会的な逸脱や奮闘による結果であってもならない。障害には，予後の重要性，心理生物学的な混乱，治療への反応性といった客観的な妥当性にもとづく診断的妥当性と，臨床的実用性(疾患の概念，評価，治療に，より関与する)が存在する必要がある。最後に，診断的妥当性と臨床的実用性により，障害と「親しき隣人」は区別されるはずである。

DSM-Ⅲ以降のすべての版には，精神障害の定義に次のような注意書きが記されている。症状は正常発達の一部や単に社会の多様性のみを反映しているものであってはならない。また，青年期の気分のムラなどの発達上の特徴や，何らかの宗教による憑依のような文化的類型であってもならない。

DSMの診断カテゴリーは，これらすべての定義を満たさなければならない。しかし，病理と正常は，しばしば1つのスペクトラムをなすものであり，精

神医学は，基準の変更やカテゴリーの追加・削除に対して保守的でなければならない。DSM-5 での言葉遣いの些細な変更が，疾患有病率を大幅に増やすこともあり，DSM-IV からの変更がどれだけ大きな影響を与えるのかを評価するリスク分析が必要だ。変更は利益をもたらすものでなければならない。しかし近年，DSM による診断システムは，そこに予測できないリスクが潜んでいようとも，項目を減らすことより増やすことに重点をおいている。

DSM-5 理論の課題

伝統的に，医学は病理を正常から切り離すことで疾患を定義してきた。われわれは皆，ときに病気に苦しむが，そうでないときには自分をまったくの正常だと考えている。歴史的に精神医学も同じような視点をもち，統合失調症や双極性障害，メランコリー型うつ病などの疾患らしい障害と，軽症のうつ病や不安障害など反応性の障害を合理的に区別してきた。新クレペリン派の抱く精神障害のモデルも，このような考え方と一致する。しかし，治療を求めるすべての人々をカバーする体系を実臨床の医師は求めており，そんな中には病気というより「ただ不幸」というべき人も含まれる。

この点は精神医学に限ったことではない。医学的な理論や実践は，人生の浮き沈みや明らかな障害とは言えない水準の症状を「医学化」しながら，徐々にその範囲を拡大している。例えば，症状がひとつも現れていないのにもかかわらず，コレステロール値を正すために医者にかかる患者もいる。この傾向は製薬会社が利益を増やすために「疾患商人」となっていることが原因といわれている(Moynihan et al., 2002)。

DSM-5 は新クレペリンモデルを覆すことを目指し，病気は，正常との区分によってではなく，連続性の中のカットオフ値で定義されるという考えに置き換えようとしている。Kupfer と Regier(2011)は神経科学の研究で，診断スペクトラムの概念が支持されたと主張している。これは，たとえ自分は正常だと思っていたとしても，誰しもがある程度は精神的に病的だということを意味している。精神障害が正常機能と明確に区分できないことは古くから知られている(Kendell, 1975)。しかし，すべての人に精神障害があると一度認めてしまえば，DSM の構想は意味を失い，精神医学が扱う範囲が過度に幅広くなって

Ⅰ　診断の原則

しまう。

病気と人生の境界

　人生は疾患であり，精神医学はそれを助けるものだ，という古い名言がある。この冗談の裏には，精神障害と不幸を区別するものが何かは不明確である，という真実が隠れている。哀しみと気分の落ちこみ，気分のムラと双極性，奇行と精神異常は区別可能だ。これは昔から精神病理学の概念を定義づけてきたものである。

　DSMマニュアルは，軍事歴史家がミッション・クリープと呼ぶ，緩やかだが避けがたい，もとの目的以上にその使命が膨れあがってしまう現象に苦しめられている。Horwitz(2002)が指摘するように，重度の精神障害と状況反応性に生じる軽度の精神障害の区別は考慮されないことが多い。多くの診断カテゴリーは，精神障害自体の基準をまったく満たさないものを含み，それらは苦痛を生む症状こそあるものの，生来のものというより反応性のものである。しかし，DSMは障害として成り立つか否かにかかわらず，ありうるすべての問題を包括するように記述されている。

　何が精神障害で何が精神障害ではないのかという問いに誰も答えられず，すべてのDSMは過度の包括性という問題を抱えている。これに伴う「医療化」は，人の状態のすべてを，さまざまな疾患として扱いはじめる。これは個人でどうこうできる範囲を越えた問題だ(Conrad, 2007)。医療化は，臨床家ではなく，スティグマをとり払うことを望む患者グループによってなされることが多い。アルコール・アノニマス(Alcoholics Anonymous)は，臨床家がそれを認めるずっと前から飲酒問題の医療的モデルを推進した。同様に，消費者グループは注意欠如・多動性障害や急性ストレス障害などの，疾患としての診断を積極的に推進した。

　人間の人生でトラブルを引き起こすほとんどすべての問題が，DSMに記載されている。きわめて不品行に振る舞う子どもが素行障害と診断されうる(Wakefield et al., 2002)。ひどくシャイな大人は社交不安障害と診断されるかもしれない(Horwitz and Wakefield, 2012)。親密であった人を失ったことによる落ちこみはうつ病の診断基準を満たす可能性がある(Horwitz and Wakefield, 2007)。周期性の癇癪エピソードは間欠性爆発性障害と診断されうる。どれだけその問題がありふれたものであろうと，それは問われない。タバコ依存すら精神障害として扱われているのだから。

　これだけ包括的であれば，National Comorbidity Survey(NCS-R)などの地域における疫学調査で，DSMで定義される精神障害が非常に一般的であると報告されたことも驚くに値しない。人口のおよそ20％が1年間に少なくとも1つ以上の診断を受け，生涯で半数以上が精神障害と診断されている(Kessler et al., 2005a)。これらの数値が低すぎるという者すらいる。Moffitら(2009)は，幼少期から32歳まで追跡した前向き地域研究における精神障害の有病率は，後ろ向き研究で報告された数の**倍近く**だったと報告している。

　どうやら精神障害はどこにでもあるようだ。とはいえ，身体疾患の生涯有病率が100％の場合に精神障害の生涯有病率が50％ならば，これは極めて低い数値といえるだろう。これらの疫学的発見について，他の説明も可能だ。有病率が非常に高い場合，その測定自体が正確かどうかを確認する必要がある。上述の数値すべてにおいて，DSM-5の診断カテゴリーの妥当性が前提とされているが，それは過度な期待だ。はじめての大規模調査であるEpidemiologic Catchment Area Study(Robins and Regier, 1991)では，有病率は慎重に見積もられていた。しかしその後，DSM-5の診断カテゴリーの拡大に伴う過度な診断によって，有病率はかなり高くなることが予想されている。もしかすると，精神疫学は症状にもとづいた判断ではなく，DSM分類という方法に頼るあまり，根本的な間違いを犯している可能性もある。

　障害と診断する際には，何らかの支障が生じていることを確認することも必要だ。この指針に従い，DSM-Ⅳではすべての診断に**臨床的に著しい症状**が必須になった。これには医師の判断が決め手となる。うつ病においてWakefieldら(2010)が述べたように，症状の存在が既に主観的な苦痛を表しており，臨床的に著しい症状を必須項目としたところで，疾患の有無の判断には違いをもたらさない。苦痛や障害が精神疾患として認識されるカットオフ値はどこなのだろうか。

　現在の診断システムはひどいものだが，無力ではない。例えば，うつ病の集団検診をしても，治療で効果が得られる病的状態よりも，一時的なエピソードのほうが多くみつかる(Thombs et al., 2008；Patten, 2008)。このようにして

精神科的な診断基準に合致した人のほとんどが治療を受けなかったとしても(Kessler et al., 2005b)，最重症の患者が治療を受けられさえすれば，そんなことは気にする必要もない。

　臨床的にしろ潜在的にしろ，ほとんどの人間が心疾患を患っているとは普通は思わない。腎疾患でも肝疾患でも同じことがいえるし，医学の一領域である精神疾患でも同じことがいえる。DSM カテゴリーにもとづいた疫学研究の報告を，そのまま鵜呑みにはしがたいのは，それが理由だ。しかし，50％の有病率は，受け入れざるをえない現実なのだという意見もある。実際，DSM-Ⅳにもとづいた大規模疫学調査 National Comorbidity Study の指導者は，他の医療と同じように精神医学でも軽症や明らかな疾患とはいえない程度の障害のための余地を診断システムに設けるべきだと意見している(Kessler et al., 2005a)。総合医が肺炎だけでなくありふれた風邪も治療するように，精神科の臨床家も，助けを求める患者があまり重症でなかったとしても診療すべきだ。Kessler らはまた，軽症の精神障害は後の重症精神障害の前駆症状の可能性があり，そのようなケースでは早期の治療が後の悪化を予防しうると主張している。しかし，どの程度の頻度でそれが起こるのか，また，予防がどれだけ実践的な選択肢かは，彼らの主張の中に明記されていない。

　明らかな疾患とはまだいえない程度の現象を診断分類に入れてしまうのは非常に危険だ。入れてしまえば，精神疾患の生涯有病率は，すぐにほぼ 100％になるだろうし，正常か病気かの境界は完全に失われるだろう。障害という概念が，本当の意味での機能不全という意味で定義されない限り，人生におけるすべての困難が疾患とみなされかねない。すべての障害の精神病理は次元的で，正常も含む同一スペクトラム上に位置するという見地も，これらの問題を引き起こす要因である(Pierre, 2010)。つまり，すべての人が精神障害を抱えており，問題は重症度だということになる。この考え方は精神疾患の重要性を低める危険性を孕む。人生の問題と疾患の違いを精神医学的に識別できるように障害を定義することを，真剣に考える必要がある。

有害な機能障害

　ニューヨーク大学社会福祉学の教授 Jerome Wakefield は，正常と病気の

境界に関する議論で強い影響力をもつ人物だ。彼は，**有害な機能障害**(harmful dysfunction)の見地から精神障害を定義することを提案している(Wakefield, 1992)。

　「有害」と「機能障害」はそれぞれ正確な定義を必要とする。Wakefield にとって「機能障害」とは，人間が進化に伴い必要とするようになった生活課題を実行する能力の欠如を意味する。したがって，精神病やメランコリー型のうつ病，重症物質依存にみられるように，自分の身の回りのことを十分にできなかったり，家族の中で生活できなかったり，育児ができなかったりすることを指す。重症な精神疾患の場合は著明な能力低下を引き起こすため，機能障害は明瞭である。問題は境界上にあるケースだ。どの程度の機能低下を機能障害と考えればいいのだろうか。ここで「有害」という語がもうひとつの構成要素となる。それは症状をもった人自身，そして関係のある他者を傷つけることを意味する。とはいえ，患者が経験する症状は，ほとんどすべてがある程度有害だ。

　障害を，「有害」と「機能不全」の**どちらも**満たすものと Wakefield が定義したことは有用だ。ただ単に有害なだけの行動(例：怠惰，無礼)は医学的診断に至らないだろう。また，機能不全だけのもの(例：酩酊)も同様だ。この，有害であることと機能不全を併せた混合的な定義は，難題解決を目的として作成されている。しかし，たとえそうだとしても，これらの診断基準の症状が，その時点で存在するかどうかの判断は厳密に客観的ではなく，害と機能障害は部分的に重なり合っている。DSM-5 における精神障害の定義は，この有害な機能障害の発想と大きくは変わらないが，細かい部分には魔物が潜んでいる。

DSM の範囲

　ミッション・クリープは精神疾患の境界を着実に拡張させてきた。精神疾患か否かを調べた際に，自身では正常だと思っている人が診断の基準に合致したとしたら，それは**偽陽性**(false-positive)を意味する。同じように調べて，実際に障害がある人が基準に合致しなかったとすれば，それは**偽陰性**(false-negative)を意味する。DSM システムで使われる精神疾患の概念は偽陽性を生みやすい。この問題が DSM-5 に混乱を招いている。臨床症状と臨床的に扱うほどではない程度の現象を区別できず，何が「著明/有意」であるかの判断は臨床

家にかかっているのだ。正確な定義がないため，「臨床上著明/有意」が指す概念は不正確にならざるをえない。

　DSM-Ⅲ以降，診断リストは徐々に長くなっている。改訂ごとに範囲が拡大し続け，マニュアル自体のサイズも大きくなった。これも「ミッション・クリープ」の法則だ。Zorumski (2009) はこの状況をみて，皮肉まじりにつぎのようにコメントしている。

>「……人によっては，精神医学が大きく発展したと結論するだろうし，あるいは研究も妥当性の検証も不足した内容が収載された診断システムができあがったと考えることだろう」

　Spitzer は以前，「包括的であること」を目指して DSM-Ⅲ を執筆した，と私に話したことがある。彼はできるだけ多くのカテゴリーをまずは収載し，有効なものを選びだすのは後回しにするのが最善だと考えていた。それは間違いだった。いったんカテゴリーに含まれた障害は除外が非常に難しくなることを，Spitzer は考慮していなかったのだ。それぞれのカテゴリーにつき，多くの関係者がその維持に固執しはじめ，DSM-Ⅳ の出版の時点で削除できた診断はわずかで，多くの疾患が追加されることになった。

　有用でないカテゴリーの除外に，DSM-5 もまた失敗している。しかしその一方で，提案された新規の診断をすべて受け入れたわけでもなかった。ひとつの例としては「関係性障害(relationship disorder)」のカテゴリーだ (First et al., 2002)。明らかな症状はないが問題を抱えているという人はどこにでもおり，これは精神障害には含まれない。離婚し，その後一度も結婚せず，子どもとうまくいかない健康な人はかなり多く存在する。保険の支払いのための DSM カテゴリーのコードを必要とした保険会社によって，ミッション・クリープの困った力は強化されてしまった。とはいえ，現在のところ他者との関係で不幸せな人〔ときに「悩める健康体(the worried well)」と呼ばれる〕は精神療法を求めるかもしれないが，医学的診断はくだされない。DSM に関係性障害が含まれる日が来たとしたら，精神医学はついに精神疾患の有病率が100％に到達したことを祝福しなければならなくなるだろう。

　しかし，そんな診断名がなくても DSM はすでに十分に柔軟な使用が可能で，症状が非常に軽い人でも**何らかの**診断をつけられるようになっている。精神分析を受ける患者を対象とした調査 (Doidge et al., 2002) によれば，その高額な

治療を受けられるほど十分に機能している人でも、一般的な精神障害(不安障害や気分障害)の基準に合致していたという。中にはパーソナリティ障害の基準をほとんど満たす人や、さまざまな問題を伴う生涯続く機能障害の人もいれば、人と親しくつき合えないだけの人もいた。治療を求める人の多くには、満足してはいないものの安定した仕事があり、恋愛関係にある人がいる。こういった人々は問題を抱えていても、病気ではない。DSMは、精神障害とはいえないまでも、問題を抱えた人たちにも治療の焦点をあてられる可能性をもっている。このようなケースは、生活には問題があるが、精神障害には至っていないことを意味する「Vコード」が与えられる。保険はこのようなケースには適応されない。

　ミッション・クリープを避けるため、DSMは誰もが精神疾患だと認識するような問題にのみ限定した内容にするべきだった。それは、カテゴリーを減らすことや、より厳重な重症度診断基準を設けることで達成できたかもしれない。そうすることで、単なる生活分類ではなく、本当の意味での精神障害のマニュアルが得られるだろう。

感度と特異度

　すべての精神医学の診断は、感度と特異度のどちらをどれだけ犠牲にするかのせめぎ合いに悩まされる。**感度**(sensitivity)は、正確に診断された陽性のケースの割合である。**特異度**(specificity)は、正確に除外された陰性のケースの割合である。診断基準を拡張する場合は常に、それが見逃されていたケースを発見する可能性と同時に、陰性のケースを陽性と診断してしまうリスクを生む。

　DSMは発刊当初から特異性に欠けており、多重診断(「併存症」)を引き起こしてきた。それぞれの版で診断が増えて基準が徐々に緩くなるのに従い、不幸な人が抑うつ、気分のムラのある人が双極性障害、不注意な人がADHDととらえられるようになった。DSM-5でもこの傾向はさらに加速し、多くの障害で診断基準は緩められた。この結果は、ワークグループのメンバーが学術機関の専門家で構成されることから予測できたことだ。専門家は、自分が興味の対象とする障害について、実際は人々が考えているよりも有病率は高いのだが、他の障害のようにみえているだけだと信じている。その結果、さらに多くの人

が病気と診断されてしまう。

精神疾患とスティグマ

　精神疾患は，どの身体疾患よりもスティグマ(stigma)と強く関係している(Corrigan, 2005)。精神医学の進歩にもかかわらず，状況はあまり変わっていない。心の問題を抱えた人に対して社会が抱く否定的な考えがスティグマを生む。おそらく，われわれ皆が抱く，自分の心のコントロールを失うことへの恐怖心がそのような考え方を生み，結果，精神疾患に対する否定的な見方を招く。

　スティグマには，われわれが自分自身についてどう考えるかが反映されている。精神的に健康だと自分で思える人にとっても，たいてい人生とは簡単なものではない。仕事や大切な人を失うといった，つらいことが起こったときに，何らかの心理的な症状を経験することは正常だ。そんな反応を病気として分類してしまうことは不毛であり，そのような経験を正常として扱うことこそ有益である。気分が落ち込み不安を抱くのは，病気というよりも「つらい時期」のためだろう。そして，ありふれた風邪でスティグマは生じないが，うつ病などと診断されれば悪影響が生じうる。同様に，社会的な不器用さから，加齢に伴い誰もが経験するような物忘れまで，そんな一般的な問題にまで診断名を与えることにメリットはあるのだろうか。

　DSM-5は，真の病気と人生の浮き沈みとの境界線を保つべきだったが，多次元性という原則の採用に伴い，そうはしなかった。皮肉にも，すべての人が多少は病気という見地はフロイトが抱いていたものであり，長い間，精神分析の原理であり，これらはいずれもDSM-Ⅲで放棄されたものである。精神疾患の神経生理学的モデルによって，われわれはひと回りして元に戻ったことになる。

小児期の診断

　DSM-5はすべての年齢の患者を対象としてつくられており，大人と小児の精神医学を区分しないことを重視している。これはいいアイデアだ。なぜなら多くの障害は小児期にはじまり，成人後も続くからだ。しかし，子どもの場合，

両親や教師が心配した場合を除いて、臨床的な注意は必ずしも向けられない。さらに、成人の精神医学でみられる患者の多くは女性である一方、小児精神医学でみられる患者のほとんどは男児だ。これは、男児のほうが他者に対する問題が生じるかたちで障害が顕在化しやすく、周囲につれられて受診に至ることが多いからだ。

　精神障害の中には、小児期には潜伏していて、成人期に顕在化するものがある。その多くは思春期に症状がはじまる(Copeland et al., 2009)。小児期に診断された病気が、成人期の障害が早期に顕在化したのか、あるいは成人のものとは異なる障害なのか、正常な発達における浮き沈みなのかは、わからないことが多い。この質問の答を知るには長期間のフォローアップ研究が必要だ。この類の研究は、必要とする莫大な費用が高いハードルとなり、精神医学ではほとんど行われていない。小児精神科を受診した患者が皆、成人後にふたたび受診するわけではないし、精神科医が診察する成人患者の多くが、小児期には患者ではなかった。発達の経過を通して連続性が認められるのは、重症のADHDや行為障害などの少数のカテゴリーに限られる。病理によっては年齢とともに改善するものもある一方で、後に生じる重大な問題の前段階のものもあり、小児の精神障害は複雑といえよう。この問いに答えうる研究は、まだはじまったばかりだ。

　あるコミュニティにおける小児期や青年期の精神障害の有病率について、確かな数を得ることは難しい(Robert et al., 1998)。まず、両親への問診で十分な情報を集められなければならない。そして、研究者がDSMの診断カテゴリーを何かしら満たす子どもの数を調査するとしても、その結果は一貫性のないものになりがちだ。一般的に診断の際に保守的である英国での調査によると、あるコミュニティにおいて診断可能な精神疾患の有病率はその小児人口の9.5％であった(Ford et al., 2003)。対して、米国のとある地方で9～13歳を対象に行われた調査によると、女児の31％、男児の42％がDSM-IVにおける疾患の診断基準を少なくとも1つ満たしていた(Costello et al., 2003)。これらの数字には注意が必要だ。それは情報の妥当性、機能障害のカットオフ値、そして、DSMの定義の気まぐれに左右されていることだ。Costelloら(2005)は、より厳格な重症度カットオフ値を用い、成人の場合(Kessler et al., 2005)と同様、1年間で診断基準を満たしたのは全体の約4分の1だったと報告し

ている。これでもまだ非常に高い数だ。この混乱は小児精神医学における診断の範囲につき議論を呼んでいる。成人と同じように，障害とは何なのか，一時的な問題は何なのか，そして，正常のバリエーションとは何なのかという，根本的な問題を抱えているのだ。

精神医学の診断の妥当性について常に懐疑的な立場を表明している英国の児童精神科医 Rutter(2011)は，DSM-5 と ICD-10 の方向性について詳細なコメントを述べるとともに，多くの刺激的で有用な提案をしている。

1. 診断名が多すぎることが，推定される併存率を非常に高くしている。診断名の数が減れば，多重診断も減るだろう。
2. 小児期発症の障害を区別する必要はなく，むしろすべての発達段階にまたがる分類の中の適切な位置に，多様な障害それぞれをあてはめるべきだ（DSM-5 はこの変更を取り入れた）。
3. 診断グループは，起こりうる既知の疾患で構成されているべきだが，その妥当性の調査も必要だ。したがって，新しい診断カテゴリーはすべて，具体化し確定される前に調査されるべきだ（DSM-5 の付録がその機能を果たしている）。
4. 診断において，分類的アプローチと次元的アプローチの2つは結合されうる。しかし，次元の概念はそれ自体をサポートするよいエビデンスがない限り適応されるべきではない。
5. 機能障害の記載が要求されているが，信頼性と妥当性に問題があり，すべての診断基準から削除すべきだ。むしろ機能については，病気とは別に記載されるべきである。
6. 研究用の分類と臨床的分類は別にすべきだ（これは DSM-5 に対する私の提案のひとつとも合致する）。そうすることで容易に臨床的に有用なものになる。同様に，プライマリ・ケアにかかわる医師とコメディカルの両方のために，プライマリ・ケア用の分類を作成するべきだ。

Rutter の提案はそれぞれ，保守的で，根拠にもとづいた精神医学的診断へのアプローチを目指したものである。これらは，小児精神医学に限らず重要であり，DSM システム全体に対する問題を暗に提示している。この賢明な原理に私は賛成であること，そのほとんどが取り入れられなかったことを遺憾に思うこと。今となってはここでそう述べることぐらいしか，私にはできない。

DSM-5 と専門家の役割

　DSM-5 には多くの目的がある。その目的が精神疾患の科学的な分類だけであれば，これほど包括的なものにはならなかっただろう。すべての人間が抱える問題がこの診断マニュアルに記載されれば，重症な患者に特別な医療処置を提供するという本来の目的が損なわれる。

　精神医学が医療の主流に戻ることは，歴史的な出発点，重症患者の治療に立ち戻ることであった(Paris, 2008a)。しかし，診療の焦点は大きく変貌した。精神科医は自分自身のことを，診断的な洞察力をもつ精神薬理の専門家だと思っており，精神療法にほとんど時間を費やさなくなっている。将来的に精神医学の専門家は精神療法をしなくなるだろう。精神療法は整形外科医にとっての理学療法のようなものになり，他の臨床家に紹介して施行するようになるかもしれない。精神科医は，医師としての特殊技能を必要とする患者を相手にしたときのみ，その役割を果たすようになった。そして，他の精神医療の専門家が治療できる患者には関心を向けなくなってしまった。

　精神科医には全体を統括するという重要な役割がある。病理を評価し，診断をくだす訓練を受けている。DSM-5 は，この特権を剥奪するものではなく，むしろ下支えするものでなければならない。DSM-5 において，治療が必要な病気をもつ患者と，人生の問題を扱う専門家にみてもらうべき患者の区別が必要なのは，これが理由のひとつだ。精神科医も精神療法の方法を知っている必要はあるが，正常な人々にそれを提供する必要はない。たとえ DSM-5 のカテゴリーがそれを正当化していたとしてもだ。また，精神科医は，ただの不幸やありふれた問題を和らげようと，膨大な量の薬物を処方している。ICD-11 の中心的人物のひとりである Sartorius(2011)が警告するように，精神医学が精神疾患と正常な体験を混同して分類するようであれば，公共の信用を失うだろう。

　公平に述べるなら，病気ではないがリスクのある患者を過剰診断し，必要でない治療を患者に行っているのは精神医学に限ったことではない。コレステロール値や高血圧への歴史的な医学的アプローチを例にすれば，よくわかるだろう。さらに，早期診断が重要と考えられるようになり，病気ではない人があたかも病人であるかのように治療されるようになった。そして，前立腺癌の血

液検査からは，生物学的マーカーですら過剰診断や過剰治療の防止に役立たないことが示されている。

診断のインフレーションと流行

　病気と正常の間の線引きに失敗したことによって，**診断のインフレーション**が起こっている(Frances, 2009c)。実際，双極性障害やADHD，自閉症，全般性不安障害(GAD)の診断が，ここ数年の間で増加している。これらの診断は正常との境界があいまいである。双極性障害は単なる気分のムラかもしれない。ADHDは衝動性や不注意にすぎないのかもしれないし，GADは過度な心配傾向でしかない可能性もある。しかし，DSMシステムはこれらすべての状態を精神疾患と考えるよう推奨している。おそらくこれが多くの偽陽性を引き起こしている。

　いくつかのケースでは，診断があまりに劇的に増加したため，**診断の流行**という言葉がささやかれた。かつては「まれ」とされた病態が，今ではありふれたものになっている。他者と違う人は障害をもっているものと認識される可能性から逃げられなくなっている。診断における偽陽性の問題は，正常な人に誤ったレッテルを貼り不必要な治療を提供してしまうことではなく，むしろ何かを「見逃す」ことへの懸念を意識したシステムによって引き起こされている。これは深刻な結果を招きうる。気分のムラがあるだけの人が双極性障害と診断されてしまえば，危険な副作用を伴う薬物で治療されることになる。単に衝動的で不注意な人がADHDと診断されてしまったら，何年もの間，中枢神経刺激薬をむだに投与されかねない。社会的に不器用なだけの人が自閉症と診断されたとしたら，彼らは不要なスティグマに苦しむことになるだろう。ただの心配性がGADと診断されてしまったら，効くかどうかもわからない抗うつ薬を使用することになるだろう。同様に，実際に病気がはじまる前に精神疾患を同定することへの関心が高まり，また別の問題が生じている。あまりに早期に精神病や認知症と診断された後に，深刻な精神病に発展しなかったとしたら，それはスティグマを着せられ不必要な治療を受けることになるだろう。

　暫定的なものにすぎないDSMの診断カテゴリーはあいまいにならざるをえず，境界は正常へと溶けこんでしまう。しかし，臨床家はDSMを長きにわたっ

3. 精神疾患とは何か（そして何が精神疾患ではないのか）

て使い続けるうちに，肺炎と診断する場合と同程度に妥当性のあるものだと思うようになってきている。精神医学における診断は容易に「現実化」される。すなわち，仮説だった構成概念が，あたかもそれが現実であるかのように取り扱われはじめるのだ。カテゴリーはあくまでコミュニケーションの手段でしかないことを，われわれは忘れかけている。精神疾患とは何なのかを本当に理解できる日を，われわれはただ待つしかないのに。その間，容易に診断をくだしてしまわないように注意が必要だ。患者が本当はどんな人物なのかを知るには時間が必要だが，忙しすぎて十分な時間がない臨床家は，「あわてて」診断してしまいがちだ。診断システムは，精神科医が医師または患者・家族との間で会話をするための「共通言語」として必要だが，ときに人生そのものを記すことにも用いられてしまっている。

4.
診断の妥当性

　「妥当性(validity)」とは，ある方法が，評価の対象となる物事を正確に評価できているかを指す言葉だ。妥当性は，医学的診断に欠かせない要素である。妥当性のある診断は，意欲的な臨床家の創作であってはならず，実証的なデータと多くの指標にもとづくべきである。内科学と同じように，精神医学においても診断には臨床的に観察された症候とは別の指標も必要であり，最終的には診断に際して生物学的マーカーが決定的な要素となるべきである。しかし，今のところ内科学のような確定診断への道のりは，精神医学にとってあまりに遠く，まだ目指せずにいる。精神医学が現時点で目指せるのは妥当性の獲得である。しかし，この妥当性の獲得という最も控えめな提案すら，なしとげられずにいる理想である。というのも，精神疾患の原因と本質が十分にわからないからだ。DSMのほとんどのカテゴリーは，妥当性が不確かな症候群である。統合失調症など，他の精神疾患に比べて背景に多くのデータがある疾患もあるが，うつ病や注意欠如・多動性障害といった広く用いられるカテゴリーですら，科学よりも専門家の合意が反映されている。そして，この合意は，事実ではなく妥協の産物でしかない。

信頼性と妥当性

　心理学を学ぶすべての学生が教わるように，信頼性(reliability)は妥当性に先立つ。ほとんどの場合，評価者の承認を得ない評価方法に信頼性があるはずがない。原則として，DSMの信頼性は，そのアルゴリズム的手順に支えられてきた。DSMでは，臨床家は，臨床的な観察に根ざした診断基準によって結

論に導かれ，基準の項目のうちのいくつの項目に合致するのか数えることを求められる。しかし，特異的な症状の有無や，その症状が臨床的に有意であるかを観察者が判断するのは容易ではない。妄想や幻覚のように明らかな症状もあれば，気分の不安定性や衝動的な行動パターンのように判断が困難な症状もあるからだ。

精神科における診断の信頼性は1980年以前よりはましになったが，満足にはほど遠い。DSM-Ⅲのフィールドトライアルでは，信頼性はあまり高くなかった。信頼性は，**カッパ係数**と呼ばれる統計指標を基準にしており，カッパ係数が0.41〜0.60の間なら"fair(まずまず)"，0.60〜0.74の間なら"good(中等度)"，"excellent(高度)"は0.75以上である。しかし，うつ病のような基本的なカテゴリーでさえ，信頼性はせいぜい"fair"から"good"であった(Keller et al., 1995)。DSM-5のフィールドトライアルでは信頼性は低く，特にうつ病において低かった(Regier et al., 2013)。ほとんどの臨床医はこの問題を知らずにいるが，知れば，診断基準が未来永劫不変のものだとは到底思えないことだろう。

DSM-5の信頼性の問題はフィールドトライアルでは解決しなかった。たとえカッパ係数が以前の版と同程度にgood(あるいはbad)だとしても，それを診療という現実世界における信頼性に翻訳できる保証はどこにもないのだ。加えて，フィールドトライアルは最初のステップにすぎない。やっかいなことに，タスクフォースは，DSM-5のカッパ係数0.5を"good enough(十分によい)"な信頼性だと示唆した(Kaemer et al., 2012)。この著者らは，臨床的な観察だけにもとづいたいかなる医学的診断も，DSM-5以上に役に立つことはないと指摘した。しかし，臨床検査による確認の手段をもたない精神医学では，基準の設定は，より低くではなく，より高くすることが必要だ。

なぜDSM-5の信頼性には，こうも問題があるのだろうか。そして，どこに問題があるのだろう。不安障害や気分障害の診断が一致しない原因につき，大規模な数の外来患者を調査したBrownらの報告(2001)によると，臨床症状の有無はさほど問題ではなかった。むしろ信頼性は「境界の問題」，すなわち症状が**臨床的に著しいかどうか**を決定する際に損なわれていた。われわれは何をもって，症状が機能障害をもたらしたといえるのだろうか。精神医学における診断の混乱の原因のほとんどはこの境界の問題にあり，これは何が精神疾患で

何が精神疾患でないかという問題につながっている。

　信頼性に影響を及ぼすもうひとつの問題は，疾患の併存が多いことだ。「併存症」という用語は，あたかも患者に2つ以上の疾患があるかのように思わせる，まぎらわしい誤称である。実際にわれわれが目にするオーバーラップは「併発(co-occurrence)」と呼ぶほうが有用かもしれない。複数の診断が同時につくことは，それらが生じるようにつくられたシステムのアーチファクトである。さまざまな診断基準が互いにオーバーラップしているのだから，疾患の併存が多くなってしまうのは当然のことだ。不安障害や気分障害でみられるような高率の併存は，疾患が共通のマトリックスから生じることを示唆しうる(Goldberg and Goodyer, 2005)。そしてほとんどの場合，診断が2つ以上つくからといって，その患者に対するわれわれの理解が特に深まるわけでもない。臨床家は，最も重要だと思った診断を1つだけ選んで診療にあたっているのが実情だ。

　いくつかの診断は，実際に併存する。その最たる例は，物質乱用による気分障害の悪化だ。そのような場合は2つの診断をくだすことは理にかなっている。なぜなら，嗜癖は特有の経過をとり，気分障害とは別の治療を必要とするからだ(Compton et al., 2007)。臨床医がこの点を念頭において，薬物やアルコールの問題をもつ患者について「重複障害(dual diagnosis)」があるとする判断は正しいといえる。

妥当性のための基準

　心理学や医学において，妥当性の基準はこれまでさまざまな方法で定義されてきたが，それらはいくつかの基本的概念にまとめられる(Strauss and Smith, 2009)。測定法が正確かどうかの**記述的妥当性**(descriptive validity)は最も基本的な原理である。ある評価尺度が，表面上，ある現象を説明しているかどうかの**表面的妥当性**(face validity)はさほど有用でない。なぜなら，間接的な測定が，直感的に「正しい」と思える基準と比べて，より優れているとはいわないまでも，同程度にはよいかもしれないのだ。ある評価尺度が臨床経過や治療反応性といった転帰を予測するかどうかの**予測的妥当性**(predictive validity)は特に重要である。

これまで心理学的評価での重要性が常に強調されてきた予測的妥当性は，**構成概念妥当性**(construct validity)，すなわち，内部測定が外部測定と関連しているかどうかである。言い換えれば，異なる評価方法がまったく同じ結論に至ることを示さなければならない。CronbachとMeehl(1951)は，心理学の歴史の中で最も頻繁に引用された論文のひとつで，この原理を心理テストに適用した。構成概念妥当性は，診断と同じく重要なのだ。

この原理が，あの有名な，妥当な診断のためのRobins-Guze基準(1970)の基盤となった。この著者らは，おもに精神医学を内科学と同じ枠組みにおさめたという理由で今でも引き合いにだされる，5つの基準を記した。第1の基準である正確な臨床記述は，DSMシステムの基盤である。診断に用いる徴候と症状は，観察でき，かつ信頼に足る記述が可能でなければならない。DSM-Ⅱにおける精神的葛藤のような，測定できない概念は棄却される。したがって，DSMシステムは，あらゆる机上の空論を退けている。それでも，臨床記述が常に信頼に足る評価尺度となるわけではなく，信頼性が高くなければ，妥当性に光をあてることはできない。

DSM-5は，このようなあいまいな臨床記述を，点数化の手順を通じて定量化することを推奨してきた。19世紀の英国の物理学者ケルヴィン卿(Kelvin, 1889)はこういった。「あなたが語っているその物事を測定し，数で表せるなら，あなたはその物事を少しはわかっているといえるだろう。しかし，測定できず，数で表せないのなら，あなたの知識は貧弱で不十分なものでしかないということだ」。それでも，臨床的な観察にもとづく点数化が診断の妥当性を改善しうるかどうかは，今後に注目すべきであろう。

Robins-Guze第2の基準は，構成概念妥当性のひとつである，生物学的マーカーを確認するための臨床検査である。診断で黄疸が認められ，肝機能検査でも異常が認められれば，その内科医は妥当性について別々の情報源をもつことになる。この可能性は，DSM-5の精神疾患の定義において示唆されている。残念なことに，精神医学で使える生物学的マーカーはまだよくわかっておらず，その妥当性についてまでは手が届かない。

第3の基準は，他の疾患との明瞭な境界線である。この点において，DSMシステムは大きな過ちを犯してきた。すなわち，診断のオーバーラップは例外ではなく，むしろシステムに従えばオーバーラップが生じるようになっていた。

疾患はしばしば併発する。診断の際に精神疾患を階層化する規則がDSM-III-Rで削除されたが、この決定はただ状況を悪化させただけだった。階層化の規則を捨ててしまえば、疾患が併発した際に、1つめの診断が存在しても他の診断を除外できず、原発性のものと二次性のものの区別がつかなくなってしまう。実臨床では、1つのカテゴリーだけで記述しうる患者などほとんどおらず、併発症が膨れあがり、システム全体が一連の妥当性を欠くようになってしまった。広く引用されてきたKendellとJablenskyの記事(2003)は、診断に携わる医師は疾患と疾患の「自然な境界(zone of rarity)」を探すべきだ、と示唆している。しかし、今までのところ、統合失調症や双極性障害のような重篤な疾患においても、抑うつや不安のようなよくある問題においても、この自然な境界をみつけられた者はいない。

　第4の基準は、構成概念妥当性のひとつである追試研究における特有の転帰である。クレペリン(Kraepelin, 1921)は、この基準にもとづき統合失調症を双極性障害と区別した(統合失調症は悪化し続け完全寛解しない傾向があり、双極性障害は間欠的に悪化する傾向がある)。とはいえ、このような区別も完璧からはほど遠い。この二大精神病間のオーバーラップを指摘するエビデンスが、どんどん蓄積されているのだ(McDonald, 2004)。疾患の重篤さのほうが、カテゴリー診断よりも転帰の予測因子として優れている可能性がある。

　第5の基準は、構成概念妥当性の1つ、家族歴研究での遺伝型である。家族歴は遺伝子よりもずっと簡単に調べることができる、遺伝性の指標である。しかし、これに関する一連の研究からは、現在に至るまであまり有意義な結果は得られていない。家族の間を伝わっているようにみえるものは、カテゴリーでなく、統合失調症になりやすいか、イライラしやすいか、衝動行為に走りやすいか、といった精神病理学の次元の広がりであった。このような診断のスペクトラムは、1つのカテゴリーにおさまらず、新クレペリン主義的なシステムの妥当性を弱体化させる。

　まとめると、Robins-Guze基準は40年を経てなお先見の明がある。すなわち、われわれは今もこの基準を満たせずにいるし、ひょっとするとこの基準を目指すことが間違ってさえいるかもしれない。最終的な結論に到達するほどの知見を得るまで50年あるいは100年はかかるかもしれない。その一方で、DSM-5はこれまで、多元的な神経生物学的モデルを支持して、新クレペリン

主義者の説を軽視するという,これまでとは異なるアプローチをとっている。

半構造化面接と自己記入式評価尺度

臨床医が行う診断は徴候や症状の観察にもとづくが,徴候や症状をより正確に評価する方法がある。誰もが同じものを観察していることを保証できる方法だ。例えば,面接は一種の技能だが,いつでもまったく同じ質問ができる面接者などほとんどいない。精神科医は各自の方法で物事を進め,系統的にDSMを使うことなどほとんどない。

そのため,数多くの**半構造化面接**(semi-structured interview)が開発されてきた。半構造化面接の内容は,特定の障害の有無を診断するために押さえるべき質問で成り立っている(半構造化面接の「半」とは,評価者が台本に従うのではなく,ごく自然に自分の言葉で質問できることを意味する)。DSM-Ⅲの出版以来,半構造化面接はあちこちでつくられた。半構造化面接は診断の信頼性を高めうるが(Garb, 2005;Mullins-Sweatt and Widiger, 2009),すべての半構造化面接が同じようにつくられているわけではない。最も広く用いられる方法の中には,DSMの診断基準から直接派生し,DSMの診断基準に厳密に従うものもある。これらの評価尺度を用いれば,鍵となる質問をすべて確実にたずねることができ,診断基準に合うかの評価に必要な情報が得られる(Rettew et al., 2009)。ただし,DSMの定義がゴールドスタンダードでないとすれば,このアプローチには明らかに限界がある。したがって,その妥当性は究極的にはDSM分類よりよくも悪くもない。

これまで最も知られた方法として,DSM用構造化臨床面接(Structured Clinical Interview for DSM Disorders:SCID)があった。SCID-ⅠはⅠ軸を診断し,SCID-ⅡがⅡ軸診断を補っている(Spitzer et al., 1992)。DSM-Ⅲのために開発されたSCIDは,ワシントン大学のグループによって開発された「研究診断基準(Research Diagnostic Criteria)」にもとづく,感情病および統合失調症用面接基準(Schedule for Affective Disorders and Schizophrenia:SADS;Endicott and Spitzer, 1978)に代わって使われるようになった。SCIDはDSMが改訂されるたびに改訂されており,DSM-Ⅲ-Rへの改訂時に,その信頼性が調査された(Williams et al., 1992)。DSM-5への改訂時にも新しいセット

が必要となるだろう。児童精神科領域で広く用いられているK-SADSもまた，DSM-Ⅳの診断基準に従っている(Herson, 2003)。DSMシステムにもとづかない半構造化面接も，同じような原則に従っている。WHOによる疫学研究のためにデザインされた現在症診察表(Present State Examination；Wing, 2009)は，ICDの診断基準にもとづいて作成されており，ヨーロッパでは臨床と研究の両方の目的で用いられてきた。

特定の疾患のためにデザインされた面接もある。DSMが不十分だと考えた研究者によって，評価尺度がつくられることもあった。不十分というのは，診断の範囲が広がるにつれ，診断は特異性を欠き，他の分類とオーバーラップするようになったことである。例えば，境界性パーソナリティ障害では，改訂版境界パーソナリティ診断面接質問紙(Diagnostic Interview for Borderlines, Revised：DIB-R；Zanarini et al., 1989)は，このカテゴリーをDSM-Ⅳよりも狭く(そしてより厳密に)定義している。

問題があるとすれば，半構造化面接は開発しようと思えば誰にでも開発でき，その尺度をあたかも科学的であるかのように見せる略称をつけることもできてしまうことだろう。解離性障害(第14章を参照)というあいまいな一群を研究する研究者たちが，「SCIDブランド」を取り入れようと考え，Spitzerに願いでて，その方法を"SCID-D"と呼ぶ許可を得たことがあった(Steinberg and Hall, 1997)。SCIDという権威ある略称との繋がりから，このSCID-Dには実証的な根拠があるという印象を使用者に与えたが，実際には患者との面接の際にDSMの診断基準に従うよう臨床家を導いたにすぎなかった。

半構造化面接は研究において有効なツールである。今日，半構造化面接を使わない論文が学術雑誌に掲載されることはほとんどない。しかし，半構造化面接の実施には訓練が必要だ。学術論文では常に評価者間信頼性を報告しなければならないのはそのためである。半構造化面接を行うための時間や，半構造化面接を行うためには訓練が必要であることを考慮すると，この方法は臨床場面では有用ではない。

臨床家が施行する評価法もある。簡易精神症状評価尺度(Brief Psychiatric Rating Scale：BPRS；Overall and Gorman, 1962)や臨床全般印象度(Clinical Global Impression：CGI；Guy, 1976)などだ。これらの尺度は研究に広く用いられ(Leucht et al., 2005)，採点が容易なので，臨床場面でもときどき採用さ

れる。最も広く用いられてきた評価尺度はハミルトン抑うつ尺度(Hamilton Depression Rating Scale：HAM-D；Hamilton, 1958)とハミルトン不安尺度(Hamilton Anxiety Rating Scale：HAM-A；Hamilton, 1960)である。50年経った今でも，これらの評価尺度にとって代わるものはない。例えばHAM-Dは不眠の質問に重点をおきがちな点など，改訂の余地はあるが，長きにわたり用いられ，なじみ深くなっており，皆この評価尺度を使い続けるだろう。そのうえチェックリストは採点が容易で，臨床の場でも数分しかかからない。

　精神医学は常に面接技能の重要性を強調してきたが，自己記入式の質問表でも有用な情報を集めることができる。精神症状チェックリスト(Symptom Check List, 90：SCL-90-R；Derogaitis, 1975)は精神病理学の一般的な評価尺度として最も広く使われるものの1つである。ベックうつ病調査票(Beck Depression Inventory：BDI；Beck et al., 1996)は，抑うつの強さの点数化に用いられる有名な自己記入式評価尺度である。アルコール依存症に広く用いられている自己記入式評価尺度にはミシガンアルコール依存症スクリーニングテスト(Michigan Alcohol Screening Test：MAST；Shields et al., 2007)がある。これらの評価尺度は，半構造化面接の場合のように評価者間信頼性を確立するための訓練を必要としない。問題は，自己記入式では，測定できる内容が必ずしも臨床家が測定したいものと同一の現象とは限らないことだ。

　自己記入式評価尺度は，研究では特に有用である。標準化されており，被験者が受ける面接が少なくてすむからだ。しかし，臨床家には必要ない。というのも，数分の評価でほとんど同じ情報を得られるからだ。質問表は待合室で実施できるが，採点と解釈には時間がかかる。そのため，臨床家が診断において面接を重視し続けることはまったくもって正しい。自己記入式評価尺度と半構造化面接が重要な役割を果たすのは研究においてだ。研究では，異なる観察者が同じものを測定できていることを保証しなければならないからである。しかし，精神疾患を臨床的に診断することを，チェックリストで代用することなどできない。

年齢と性別と文化の影響

　DSM-5は，診断の際に年齢や性別，文化の影響を考慮することに関心を示

してきた。この目的を達成するために，DSM-5 はそれらの影響を調査するためのワークグループを立ちあげた。疾患の有病率が年齢，性別，文化によって異なるなら，これらの要素はすべて診断の多様性に影響を与える可能性がある(Narrow et al., 2007)。

年齢：DSM-5 は小児期の精神疾患のグループを独立して定義することを避けたが，精神病理は人生の早期においては思春期の後とは異なる形で現れやすい。例えば，後に発症する統合失調症の前駆症状が生じることはあっても，子どもに精神病症状が出現することはほとんどない(Erlenmeyer-Kirling et al., 2000)。同様に，これまでは子どもに臨床的な抑うつが生じることはないと考えられてきたが，単に大人と同じようには自分の感覚を話すことができないだけで，子どもにも抑うつが生じうると今では考えられている(Cytryn and McKew, 1996)。反社会性パーソナリティ障害や注意欠如・多動性障害のように，小児期からはっきりとはじまり，初期症状が寛解せずに成人になってから診断がくだされる疾患もある。

　一般的に，精神疾患の発症が早ければ早いほど，より重篤で慢性的な経過をとる(Paris, 1999)。これは，人生の早期に発症する精神疾患は，環境よりも気質によるところが大きいからである。この原則は，破壊的行動障害のような小児期に発現する診断において最も明確に打ち立てられる。繰り返される深刻な非行行為は，行為障害の診断基準を満たしうる。しかし，学童期以前にはじまる行為障害は，反社会性パーソナリティ障害として，たいていは成人期にも続く(Zoccolillo et al., 1992)。一方，青年期に問題を起こしはじめた行為障害は，若年成人期には寛解するのが一般的である(Moffitt, 1993)。

　臨床的に重要な精神疾患のほとんどは思春期の後にはじまる。発症時期は予後にも関係する。統合失調症は，早期に発症すると転帰が悪くなりやすいし，認知機能障害や陰性症状も生じやすい(Engqvist and Rydelius, 2008；Rajii et al., 2009)。双極性障害は，早期に発症すると重篤化しやすく慢性化しやすい(Perlis et al., 2009)。単極性うつ病も，早期に発症すると慢性的な経過をたどりやすい(Coryell et al., 2009)。

　青年期は，不安障害や物質乱用，摂食障害，パーソナリティ障害が発症しやすい年齢でもある。これは，精神症状の出現にかかわるホルモンの変化を反映

している可能性がある。青年期に脳の回路が刈りこまれ修正されるという説もある。脆弱な青年期においては，心理的な課題が甚大なストレッサーになることも考えられる。

　発達の後期に生じた疾患のほうが予後はよい傾向がある。なぜなら，人生における課題のいくつかは，すでに達成されているからだ。働いたことがなく，教育課程も終了していない若年成人は，人生で地位を確かにした中年期の人よりも，精神症状からの回復が難しいことだろう。また，遅発性統合失調症のエピソードの後には，あまり陰性症状がでないように(Gottesman et al., 1982)，疾患そのものが異なってみえることもある。

　しかし，早期発症のほうが予後が悪いという傾向は，すべての疾患に該当することではない。例えば，DSM-Ⅲでは初発年齢が 45 歳以上の場合は統合失調症とは診断できない，と制限を設けたが，後の研究で，遅発性の症例は臨床的に早期発症例と区別できないことが判明した(Gottesman, 1992)。壮年期にはじまる精神病が若年発症の統合失調症と異なることを説明しうるマーカーはなく，DSM-Ⅳではその年齢制限ははずされ，DSM-5 でふたたび採用されることもなかった。一般的に，発症年齢は疾患の定義よりも予後の決定において有用である。

性別：多くの精神疾患の有病率が，男女で異なることは長く知られてきた(Narrow et al., 2007)。例えば，統合失調症は男性のほうがいくらか発症しやすい(Thorup et al., 2007)。双極性障害では，生涯有病率は男女で差は生じないが，男性はより早期に発症しやすい(Kennedy et al., 2005)。うつ病は 2：1 か 3：1 の比率で，全世界的に女性に多い。うつ病におけるこの性差については，これまで多くの議論がなされてきたが，いまだにその理由は模索中であり(Culbertson, 1997)，この性差が完全に文化によるとは考えにくい(Weissman and Klerman, 1985)。うつ病が女性に多い一方で，ほとんどすべての国で，男性の重症うつ病の患者は女性よりも自殺率が高く，女性は男性よりも自殺を試みる率が高いが，致死的な方法で行うことは少ない(Beautrais, 2001)。

　うつ病が女性に多い傾向について，いくつかの解釈がある。社会的な不利の反映，女性特有のホルモンの影響，または，それぞれの性に応じて異なる作用を及ぼす遺伝的素因のせいかもしれない。この 3 つの要素すべてがかかわっ

ている可能性もある。しかし，この性差が多様な文化で一貫してみられることからすると，有病率の差は，社会的な不利だけによってもたらされるのではなさそうだ(Weissman and Klerman, 1985)。

　アルコール依存症と物質使用障害はうつ病の逆で，調査が行われたすべての国で，圧倒的に男性に多かった(Wilsnack et al., 2009)。しかし，摂食障害は女性に顕著であることからわかるとおり，女性は物質使用以外の行動に依存しやすいと考えられる(Hudson et al., 2007)。物質使用障害が男性に多い傾向についての見解は一致しているが(Office of Applied Studies, 2004)，その理由には諸説ある。男性は悲しいときにふさぎこむよりも酒に溺れるのかもしれない。したがって，気分障害と物質使用障害には共通の中間表現型が存在する可能性があり，その表現型が性別によって異なることも考えられる(Winokur, 1979)。ただし，物質使用に対する遺伝的なリスクが，男性にはあるが女性にはない，という可能性もある。さらに，男性は飲酒を通じて他者とつながりをもちやすいなどの文化的な要素も有病率に影響するだろう。

　パーソナリティ障害にも性差がある。反社会性パーソナリティ障害は女性よりも男性に多い(Coid et al., 2007；Lenzenweger et al., 2007)。この診断の主たる要素は犯罪行為だが，これは男性のほうがはるかに多い(Hagan, 2008)。境界性パーソナリティ障害は，そのほとんどの症例が女性であり，これは反社会性パーソナリティ障害の鏡像といえよう(Zimmerman et al., 2005)。しかし，米国(Lenzenweger et al., 2007)と英国(Coid et al., 2006)の疫学研究から，これらの地域では境界性パーソナリティ障害は(反社会性パーソナリティ障害とは違って)女性と同程度に男性にも生じることがわかった。臨床的な人口との違いは，援助希求行動や，境界性パーソナリティ障害をもつ女性は犯罪を犯すよりも自殺しやすいという事実が反映されている。また，これらの疾患は中間表現型を共有するのかもしれない(Paris, 1997)。さらに，若年成人で遂行された自殺のほとんどで，心理学的解剖(訳注：psychological autopsy の訳。死者の病前の思考や感情や行動につき関係者への面接や文書で調査し，精神医学的な背景を診断すること)の結果，男性に生じた境界性パーソナリティ障害という診断が得られた(Lesage et al., 1994；McGirr et al., 2007)。これは，全体的に男性に自殺率が高いという事実と一致する。

　摂食障害における男女の違いは文化的な力によるところが大きい。食料が豊

富な社会に限ってだが，現代社会においては，自分がやせているかどうかを女性は男性よりもはるかに気にしている(Garner and Garfinkel, 1980)。一般的に，女性の魅力は体格と関係している。体格は，生殖能力の高さを示すからだ。一方で，男性の魅力は外見にはあまりよらず，能力・経済力などによるところが大きい(Buss, 2007)。

　男性が女性よりも攻撃的であることが有病率の差をもたらすこともありうる。これはすべての性差研究でみられる最も一致した見解のひとつである。男性は女性よりも身体的な攻撃性が明らかに高く，自分自身よりも他者を傷つける傾向がある。しかし，人生で失敗したとき，男性は女性よりも自殺しやすい(Beautrias, 2001)。

　まとめると，精神疾患の性差は現実に存在する。この性差を，社会概念やいずれかの性を貶めようとする試みととらえてはならない。この性差は，精神疾患の妥当性を傷つけることも，DSM-5における分類に影響を及ぼすこともない。

文化：精神疾患の有病率は文化や歴史や社会的な文脈に強く影響される(Gone and Kirmayer, 2010)。この関係をみるのに，さほど労力はいらない。

　文化は精神疾患を3つの方法で形づくる。まず，精神病理に対する脆弱性(すなわち中間表現型)が症状の中でどのように表現されるかは，社会的な力に影響される。Shorter(1994)は，文化が変われば患者が別の苦しみ方をとりうることを「症状のプール(symptom pool)」と記した。例をあげると，19世紀の患者はさまざまな種類の身体的愁訴(「古典的ヒステリー」)を訴える傾向にあったが，100年後の今，患者は不安や抑うつのような心理学的愁訴を訴えて治療の現場に現れることが多い。別の例をあげれば，摂食障害が臨床的に問題になったのはここ10～20年のことである(Nasser et al., 2001)。神経性やせ症は200年にわたり医学的な文献に記述されてきたが，神経性過食症はおもに社会的伝染を通じて広がり，最近ようやく知られるようになった新しい症候群である(Crandall, 1988)。神経性過食症患者の，自身の苦悩を異常な食行動を通じて表現するというパターンは社会的流行となったのである。

　2つめの方法は，あらかじめ存在する生物学的脆弱性に社会的なストレスが加わることによって，文化が精神疾患を形づくるというものだ。このメカニズ

ムはうつ病にあてはまるが(Kendler, 2005)，一次的な生物学的疾患と長く考えられてきた統合失調症にもあてはまる。移民の研究によって，社会的な不利が統合失調症の発症にかかわっていることがわかってきた(Dutta and Murray, 2010)。正確なメカニズムは明らかでないが，英国への西インドからの移民は，母国に居続けた者よりも統合失調症の有病率が高い。このことは，社会的な原因が何らかの形でかかわっていることを示唆している。

　3つめのメカニズムは，社会的な力が，1つの文化，あるいは文化グループにしかみられない，特有の疾患を形づくることである。このような場合，「文化に関連した(culture-bound)」症候群と記述される(Prince and Tseng-Laroche, 1990)。例えば神経性やせ症は食料に乏しい(かつ肥満が有利となる)文化では確認されず，食料が超過する(そして肥満が社会的に不利となる)文化でのみ生じる。

　どの精神疾患が普遍的であるかという問題は，これまでにも何度か浮上してきた。その答は，最も重篤な状況は世界中の社会でみられるのが一般的，というもので，これは統合失調症にも(Javlensky et al., 1992)双極性障害やメランコリー型うつ病にも(Weisman et al., 1996)あてはまる。しかし，正確な有病率は国によって異なり，同じ国の中でも民族ごとに異なる。前述の通り，移民における統合失調症の割合は非常に高く，母国での割合よりもはるかに多い(Cantor-Graae and Selten, 2005)。

　まとめると，文化は精神疾患の現象学と予後に重要な役割を果たし，症例によっては病因にもなる。DSM-5はこの原理を認めており，14の質問からなる文化的定式化面接(Cultural Formulation Interview：CFI)を収載している。この方法の妥当性や，臨床での有用性について多くはわかっていない。

妥当性の情報源としての治療反応

　特定の治療を実施し，その治療反応をみることで，見立てた診断の妥当性が検証されることがある。疾病の過程が論理的に治療につながると立証されるのは喜ばしいことだ。このシナリオは，感染症においては非常に明白であり，本態性高血圧症から癌に至るまで，他のさまざまな疾患にも適用できる。もちろん，ステロイドや抗炎症薬のように，多くの疾病の過程に非特異的に作用する

治療もある。しかし，癌のように病因が完全にはわかっていないような場合でも，治療を標準化することは可能である。

　精神医学では状況はさらに複雑である。DSMのほとんどの診断は，ある1つの特定の治療法にはつながらない。一般的に，臨床家は疾患よりも症状を治療する。抗精神病薬やリチウムのように，そのメカニズムが知られていないとしても，基盤にある神経生理学的過程を標的としていると思われる治療がある。多くの介入は特定の症状をコントロールするが，疾病の過程をさかのぼって治すことはできない。統合失調症の場合でも，薬物は陰性症状よりも陽性症状にはるかに有効である。また，薬物で再発を防ぐことはできるが，疾患の究極的な進行に対しては限定的な効果しかない。同様に，偉大なるブレイクスルーであるリチウムも，双極性障害に対して症状をコントロールできる点でその効果は劇的といえるが，それまでの長期的な経過をさかのぼって治せることはない。

　FrancesとEgger(1999)は，それまでの研究を踏まえて，DSM-IVの長所と限界をまとめた。彼らの結論は驚嘆すべきものだった。「われわれは精神医学において，地動説に気づかず天動説を信じ惑星の動きを周転円で説明していた段階にいる。天文学でいえばコペルニクス以前の，生物学でいえばダーウィン以前の段階だ」というのだ。DSM-5の発行を受けてなお，彼らのこの見立ては揺るぎないように思える。

5.
次元性

　科学は，現象に名前をつけ，数量化することでその説明を試みる。「分類(category)」は定性的であり，「次元性(dimension)」は定量的である。自然現象には，元素周期表のように「分類」による枠組みにきちんとあてはまるものもあるが，そうでないものも多い。太陽系の惑星の数，生物種の階層分類，生物と無生物の差異，原子を構成する粒子の性質，というような議論はこの問題をはらんでいる。つまり，それぞれの分類を定義する線をどこに引くかが問題なのだ。むしろ，連続体としてとらえたほうが納得できる事象も多い。

　認知科学の分野では，人は分類して考えることを好むといわれている(Rosch and Lloyd, 1978)。それにならうように，医学は常に疾患を分類してきた。経験ある医師は，初めてみる患者を目の前にして分厚い症状のチェックリストを調べはしない。患者を一目見て，少々の問診をして，すばやく仮説を組み立てる。そして，そこからさらに病歴を聴取し，検査し，仮説を検証する(Groopman, 2007)。「分類による診断」は，臨床で遭遇した事象に対応し，「分類」は臨床像の典型例を浮かびあがらせ，鑑別診断の土台となり，コミュニケーションの手段ともなる。そして，治療方針の決定を助ける。

　DSM-5は暫定的にカテゴリー分類を受け入れているが，あくまでもそれは人為的なものとみなし，新たな評価方法として「次元性」を導入し，可能な限り病像の定量化を図ろうとしている。DSMでは，疾患の病理を反映するかもしれない症状の一群を設定し，カテゴリー分類がなされている。精神医学の診断の不確かさは，そうした「分類による診断」への疑念につながっている。診断は有用な指標であっても，プラトンが述べるところの「真実」を反映するとは限らない。「分類」は，ときがたつにつれて強化されるものだ(Hyman, 2010)。その

うちに，明確な生物学的指標に裏づけられた内科疾患と同等にみなされてしまうかもしれない。

　うつ病は分類による診断の最たる例だ。うつ病と診断したところで，その一連の症状が，形質に由来する真の疾患としての実体に対応しているかどうかは疑問だ。しかし，私は何年も精神科医として指導する立場にいるが，診断をくだすことが必ずしも臨床経過や治療の指標とはならないことを，学生たちにうまく伝えることができない。多くの研修医は，うつ病に処方箋を書くだけで終わってしまっている。

　うつ病の症状は知らぬ間に，誰しもがときに感じる悲しみに埋没してしまう(Horwitz and Wakefield, 2007)。DSMのうつ病のカテゴリー分類では，9つの症状のうち5つを満たすというカットオフ値を設定し，恣意的に診断される。この分類によるグループがきわめて不均一なのは，このためだ。もちろん，診断基準に満たない症状しかない患者も苦痛を感じている。診断基準の症状を5つ以上もつ患者と，4つ以下しかもたない患者が本質的に違っているかは不明である。9つの半分以上という意味で設定された5つという数は，まったく科学的ではない。多様な重症度や経過は，単一のカテゴリーに分類されることで覆い隠されてしまう。ありふれた疾患であるにもかかわらず，うつ病は精神科において最も難しい診断のひとつだ。

　疾患と疾患の間，そして疾患と正常の境界があいまいなのに，「分類」は人為的な境界の設定を強いる。診断に関してもイエスかノーかの**二分法**しか存在しない。完全に基準を満たすもの以外は排除され，さまざまな重症度の患者が同じ診断を受ける。この過程で，情報が失われてしまう(Krueger et al., 2011)。

　分類は鑑別診断の基礎であるが，それが機能するのは，疾患のメカニズムが解明されているときだけだ。精神医学のようにメカニズムが解明されていない場合には，鑑別診断も推測の域にとどまる。統合失調症のようにかなり研究された診断を含め，現在使われている最も重要なカテゴリー分類でさえ，将来的に誤りが明らかになるかもしれないことを，心にとめておかなければならない。

　精神医学における「分類による診断」は多くの問題を抱えている。科学的根拠が不十分であること，併存症の診断が多すぎること，対象範囲が不十分であること，正常との境界が恣意的であること，同じ診断を共有する人の間で異質性が高いこと(Kraemer et al., 2004)などがあげられる。併存診断が多すぎるこ

とは，カテゴリー分類が妥当でないことを示すよい例だ。対象範囲が不十分であることは，DSMの分類にあてはまらない患者が数多くいる事実から指摘できる。「特定不能の(not otherwise specified：NOS)」というオプションがDSM-Ⅲに登場してからは，ある疾患グループには属するものの，特定の診断基準を満たさない患者を分類するための「ゴミ箱」としてこれが使われた。実際，パーソナリティ障害では約50%の患者がNOSに分類されていた(Zimmerman et al., 2005)。そして，DSMは，病気と正常の境界の恣意性に苦しめられている。最終的に，基準を満たして同一の診断をくだされた患者間に存在する臨床的に重要な差異を，カテゴリー分類は覆い隠してしまう。これらはきちんとした解決を必要とする深刻な問題だ。

　カテゴリー間に重複する部分があるため，複数の診断の基準を満たしてしまう患者がいる。DSM-Ⅳ-TRは，その診断が原発性か二次性かの判断を許容していない。そうした階層的な規則がないために，多くの「併存症」が生じた。複数の診断に該当することは，実際には疾患が重度であることを示している。英国での地域調査(Weichi et al., 2011)では，複数の精神疾患の診断基準を満たす人のほうが，機能障害がより深刻であると報告されている。

　併存症を扱うとき問題となるのは，ある患者に存在する2つの診断のうち，どちらを優先して考えるか決める方法がないことである。例えば，気分障害と不安障害，素行障害と注意欠如・多動性障害などが同時に存在するときにどうしたらいいのか。ルールに従うなら，1つに絞らず複数の診断を列挙**しなければならない**。DSMが重複を最小限にするよう診断基準を改訂したなら，併存診断は激減するだろう。しかし，それを正当化する明確な根拠が得られず，DSM-Ⅳではそのような改訂はなされなかった。この問題は，分類ではなく次元性の概念をDSMの原理とすることで解決するだろう。

　次なる問題は，病気と正常の境界線をどのように設定するかだ。多くの臨床症状は，正常範囲内の感情や反応に混ざって存在している。ふつうの人でも，ふさぎこんだり，悲しかったり，神経質になったり，あるいは嗜癖にふけったりする時期があるのはあたり前だ。精神障害の症状の**いくつかで悩むことは**，ふつうに生活していても十分ありうるし，ときには幻覚さえ起こりうる(Stip and Letourneau, 2009)。繰り返すが，「精神障害が存在する」と判断できるはっきりとした基準などどこにもないのだ。

I 診断の原則

　また，新クレペリン主義が提唱する分類は，遺伝子，ホルモン，神経画像といった生物学的な指標とはほとんど関係がなく，むしろ，徴候や症状を数値化した次元的尺度と関連している(Kupfer and Regier, 2011)が，この診断分類がイエスかノーかの二分法でつくられていることも問題である。診断基準をあまり満たさないものは除外され，満たしたならば，患者によって重症度がさまざまでも同一の診断がくだされる。

　まとめると，診断基準にあてはめて患者を分類してしまうと，それぞれの患者に特有な臨床的に重要な差異がみえなくなってしまう。また，一方で膨大な併存診断が存在している。そして多くの患者が「特定不能」としか分類できていない。それらの問題は，結局は精神医学の診断が科学的根拠に乏しい，というところに収束する(Karaemor et al., 2004)。したがって，精神医学の「分類による診断」はもはや放棄されるべきもの，あるいは暫定的なものと考えるべきだ(Kupfer and Regier, 2011)という意見もある。今後，診断は徐々に「**次元的**」なものになっていくだろう。つまり，患者は厳格なカテゴリー分類の枠内にあてはめられるのではなく，精神病理学的な次元でスコアリングされることになると考えられる。カテゴリー分類で重複していた部分は，やがて消滅し，患者は1つのカテゴリーではなく，複数のスコアで評価されることになるだろう。すべての精神障害は，神経生物学的可変性を反映したいくつかのスペクトラム上にみいだされることになる(Insel et al., 2010)。

　これは NIMH が提唱する研究領域基準(Research Domain Criteria : RDoC)の基本理念である(Insel et al., 2010)。このモデルは DSM-5 と同じ視点を共有している。しかし「次元性」という概念は，病気と正常の間に明らかな境界を設けることを許さない。それはより科学的なシステムをもたらすかもしれないが，これまでの経験として知っている実態とは一致しない部分もでてくるだろう。

次元性は何を測定するのか

　「次元性」は多くの点で優れているが，精神医学の診断における妥当性の問題を，ゴルディアスの結び目を断ち切るがごとく解決するまでには至らない。その理由は，やはり次元的アプローチを用いても，「分類」による診断が抱えていた

問題から逃れられないからである。結局は，精神疾患の病的機序や病因の根本的な理解はなされておらず，判断はカテゴリー分類と同様に臨床的観察にもとづいている。精神障害の病理につきさらに知見を深めないことには，血液検査やX線検査が発明される以前の，つまり19世紀の診断から前進できない。診断は独立した生物学的な指標にもとづくべきだ。それこそが真に妥当性のある概念となるだろう。精神医学は，ひたすらそのような尺度を求めている。臨床的観察から次元的評点に重点を移したところで，この問題は解決できない。

　次元的アプローチは重症度の測定には有用かもしれない。分類するよりも，機能的評価をするほうが予後予測に役立つといわれている(Krueger and Bezdjian, 2009)。しかし，精神医学の重症度のスコアリングは，もっぱら客観的観察と患者の自己申告にもとづいており，画像や病理所見にもとづく癌のステージ分類とは異なる。重症度評価が，単に症状・徴候を数えあげるだけの代物ならば，そんなものを導入しても意味がない(First, 2005)。目にみえる現象というのは，基底にある中間形質(endophenotype)，すなわち症状・徴候の背景にある病的機序につながる間接的な手がかりにすぎない。結局，精神疾患の解明が進むまで，次元的アプローチも暫定的でラフな手法でしかない。

次元性の臨床的有用性

　研究者だけでなく臨床家も対象として作成されたシステムは，臨床的に有用でなければならない。「次元性による診断」に臨床的有用性がみいだせずに実臨床では使用されない，というなら，これを採用するのは無意味である(First, 2010)。血圧は実にシンプルな指標だが，標準的な機器で客観的に測定される。内科医は，例えば心電図のような，疾患の性質や経過を推測するための診断手順を身につけている。しかし，精神科ではそのような手順が存在しない。

　DSM-5では，臨床医が症状をスコアリングすることが推奨されているが，その臨床的有用性には限界がある。臨床医が妥当性のある方法で症状を評価・スコアリングするには，かなりのトレーニングが必要だ。医師は信頼性のない評価法を用いがちである。DSM-5が推奨する評価手法は，その心理的特性を確立するために何年もかけて開発され，精神病理における次元性の研究のほとんどの基礎となっている自記式質問紙とも違う。DSMの尺度には信頼性は要

求されず，系統的検査に裏付けられている。研究者は，そのような方法でデータを扱うことに慣れていて，次元的アプローチを用いた評価方法を模索している。患者に質問紙を記入してもらう方法は，たいてい実用性に欠ける。診察の直前に待合室で書いてもらった回答でさえ，実際に精神科医が診察する症状と一致しないことが多い。

　次元性は「科学的」だという印象を与えるが，病因の解明や予後予測，治療の選択などに対する妥当性はまだ示されていない。症状にもとづいたスコアは，疾患の根本的な病的機序や進行度を評価したものではない。この概念はこれから信頼を積み重ねなければならない。さらにデータと信頼性が蓄積されなければ，DSM-Ⅳの扱いですら辟易していた臨床家に，より複雑なシステムを習得させようというのも無理な話である。多くは次元的評価を扱いにくいと思うことだろう。

　そう考えられる理由のひとつは，症状評価にはリッカート尺度を使いこなすための**トレーニング**が要求されることだ。しかし，一部の臨床家にある，次元的評価を使うことに対する抵抗は，怠惰にもとづくものではない(First, 2005)。スコアリングしたところで，ふつうに診察した以上のことがわかるわけではないのを知っているのだ。経験豊富な臨床家であれば，5分もあれば何が問題かわかるのに，なぜわざわざ複雑な手順を踏む必要があるだろうか。

　現時点で広く使われている次元的評価法は，ほんのわずかしかない。スコアリングで定量化する手法としては，パーソナリティ障害(Costa and Widiger, 2001)，精神病圏(Rosenman et al., 2003)，うつ病(Korszun et al., 2004)のためのものが推奨されているが，臨床的によく使用されるものはない。その評価法が，分類による診断以上に有用だという確信を，まだ誰ももてていないのだ。

　ここまで，「次元性による診断」が正常と病気の明確な区別をしていないことを強調してきた。病気は程度の問題ととらえられることもあるが，次元性を論理的に正しいものと考えるなら，**あらゆる人**が評価の潜在的な対象となる。ときに一般内科医はこの方法を用いる。例えば，症状のない患者に対して血中脂質濃度を測り評価することは，ごく一般的に行われている。しかし，リスク因子と病気自体を混同する必要はない。診断というものを諦めるつもりがないなら，正常範囲と本当の精神疾患を区別するための正しいカットオフ値を確立しなければならない。医学とは「病の学問」であり，正常のバリエーションを記載

するものではないのだから。

次元性と研究

　NIMHの前理事長Hymanは，自身が責任者だったとき，数百万ドルもの大金がDSMの分類に従った遺伝子研究に費やされたと記している(Hyman, 2009)。その支出はまったくのむだに終わった。その理由は，精神医学の診断が真の中間形質を反映していないからだ(Regier et al., 2009)。しかし，次元性の概念は，近代の遺伝学により一致する(Hyman, 2010)。分類による診断はその危険性をHymanにより指摘されたが，次元性による診断もまた実地経験による裏付けを欠く点で問題がある。NIMHの現理事長は，従来のDSM分類への資金提供をやめさせ，未来の「脳科学にもとづいた」システム(RDoCS；Insel, 2009；Insel et al., 2010；Sanislow et al., 2010)に移行するように指揮をとった。このシステムは伝統的な分類と比べて，中間形質，遺伝子，神経回路に，より密接に関連しているとされている。今後，系統的に研究されるべき興味深い方針だ。しかし，現時点でRDoCSは成功するかどうか未知の試みでもある。

　精神障害は脳の障害であるという原理は，半ば侵すことのできない神聖なものとなっている。しかし，それは真実ではなく，精神医学の正当性を主張するためのひとつのイデオロギーにすぎず，精神疾患が神経科学で説明できるという希望を反映したものにすぎない。精神医学は脳を扱う専門科として神経学と再び統合すべきだ，という主張もあった(Insel and Quirion, 2002)。私は同僚の神経内科医から「われわれは軸索を扱うが，君たちはシナプスを扱うね」と皮肉まじりのジョークを投げかけられたことがある。

　精神医学を神経科学の応用分野のひとつとしてしまうことに，私は賛成できない。もちろん，神経科学はわれわれの分野にとって価値あるツールだ。しかし，精神現象を探求することも等しく重要な方策だ。心は脳から**立ちあがるもの**であり，細胞や分子レベルで完全には説明できない。つまり，複雑なシステムの下，単純な構成要素からある現象が「**生み出される**」ものの，その構成要素だけでは決まらない部分がある。例えば，水というものの性質は，酸素または水素といった原子構造からは説明できない。確かに，システムを構成要素に還

元することで，これを直接的に観察することが可能となる。しかし，精神障害の理解は，遺伝子・ニューロンから心理社会的要素まで，さまざまなレベルでの分析にもとづかなければならない。

神経科学の神のごとき力をもってしても，診断分類によって生じる問題への完全な答は得られないだろう。ここ数十年の研究は，脳に関する多くの知見をもたらした。画像研究では多くの皮質・皮質下構造の特異的な機能が同定された。例えば，扁桃体の不安に関するシステム，海馬の記憶に関するシステム，前頭前皮質の行動制御システム，側坐核の報酬系などである。生化学・生理学の研究は，さまざまなニューロン同士が結び付くシナプス経路を発見している。そういった研究は，最終的にはすべての働きの起源となる遺伝子やタンパク質を特定するのだろう。

こうした科学の進歩には賞賛を贈るしかない。しかし，どの研究も，病気のメカニズムの解明あるいは精神疾患の治療の側面において，臨床に寄与するレベルには至っていない。分子遺伝学と神経画像の研究は，なぜ人が精神病になるのか，なぜ人が深い抑うつに陥るのか説明できていない。将来的なDSMの改訂版では，神経生物学的指標が重要な役割を担うかもしれないが，それにはまだ時間がかかりそうだ。

基礎医学と臨床に乖離があるのはしかたないことだ。精神現象は，容易に神経科学に還元できるほど単純ではない。さらにいえば，脳の機能はこの分野に関する研究の一角にすぎず，心理・社会的機能を含む包括的理論が必要とされている。精神医学における生物学的還元主義は，ひたすら薬物療法に頼る診療に結び付く。広く引用されるInselとQuirionの論文(2002)では，「心理的」という言葉は登場さえしない。この愚かなアプローチは臨床に甚大な影響を与えている。

症状のスコアリング

精神障害を次元的に評価するひとつの方法は，症状を点数化することだ。9つの診断基準があって，それぞれに「あてはまる」「あてはまるかもしれない」「あてはまらない」と評価し点数化したら，0～27点の得点がつく。あるいは，「リッカート尺度」で，それぞれの基準について4段階(まったくあてはまらない，

ときどきあてはまる，かなりあてはまる，すごくあてはまる)で点数をつける。原則として，この方法はどの診断にも適用できる。しかし，テストの点をつけるように重症度によって次元性を評価することはできない。それぞれの診断基準をどのように評価・点数化したらいいのかを知る術はないのだ。質問紙による症状評価・点数化の信頼性を担保するためには，かなり多くの項目が必要だ。リッカート尺度による評点は，なめらかで連続的でなければならない。このような目標に達するには何年もの研究が必要となる。

　現在の診断基準を点数化することは，分類的でも次元的でもない，キメラ的なものを生み出すことになる。マニュアルにある診断基準は便利だが，それ自身の科学的妥当性はほとんどないに等しい。互いに似た，しばしば同時に生じる症状を反映したものが，診断基準の中には多い。因子分析のような洗練された統計学的手法でさえ，「細部まで浮き彫りにする」ことはできない。理想的には，現存の診断基準ではなく，外的妥当性にもとづいた，まったく新しい次元的尺度がつくられなければならない。DSM-5は点数化を支持する根拠を持ち合わせていないし，それを求めるのは時期尚早だ。そういうわけで，DSM-5では重症度の点数化は付録に追いやられている。

診断のスペクトラム

　同じ病理機序にもとづくものの，表現型の違いから一人に複数の診断がくだされている場合，単一の**スペクトラム**として考えていいだろう。最も古くから使われ支持されている例は，統合失調症スペクトラムである(Silver and Davis, 1991)。この概念は，統合失調症のような典型的な精神病や，短期精神病性障害や妄想性障害といった軽度の精神病から，明らかな幻覚や妄想を欠く統合失調型パーソナリティ障害までを広く含む。家族研究では，統合失調症単体よりもスペクトラム全体としてのほうが遺伝性が強いことが示されており，この概念の妥当性を支持している(Kendler et al., 1994)。統合失調型パーソナリティ障害は，診断に使えるほど特異的ではないものの，統合失調症と同じ生物学的指標を共有していることが知られている(Silver, 2007)。

　気分障害スペクトラムの概念も，ある程度の妥当性がある。数十年前，米国の精神科医 George Winokur は，うつ病とアルコール依存症は同じ病的機序

を反映したもので，うつ病は女性に多く，アルコール依存症は男性に多い，と提唱した(Winokur et al., 1975)。後にスイスの精神科医 Jules Angst は，古典的なうつ病と，同じ中間形質を共有する亜型(不安障害など)を含んだ，より限定的なスペクトラムを提唱した(Angst and Merikangas, 1997)。

他にも，パニック障害/広場恐怖，物質使用障害，精神病圏，神経性やせ症/過食症，強迫性障害，社交不安障害にもスペクトラムの概念が提唱されている(Frank et al., 2011)。第8章で扱う双極スペクトラムは，気分の不安定性を特徴とするすべての精神疾患を包括するものだ(Ghaemi et al., 2002)。物質乱用，摂食障害，パーソナリティ障害などの衝動的な特性が同じ家系に集積するという研究結果から，衝動スペクトラムというものも提唱されている(Zanarini, 1993)。

スペクトラムは，症状の背景にある生物学的機構である中間形質をつき止めるために使われうる(Gottesman and Gould, 2003)。しかし，現状では次元性と同様に，現象学的観察に依存している。生物学的指標が確立していない以上，疾患が互いに似ているからといって同じスペクトラムに入れてしまうのは早計だろう。また精神障害は複数の中間形質にもとづいている可能性があり，臨床的特徴のみにもとづいたスペクトラムは，実は複雑な問題を単純化しすぎる可能性がある。

DSM に列挙される疾患のほとんどを網羅するためには，どれくらいの診断スペクトラムが必要だろうか。因子分析を用いた先行研究(Krueger, 1999)では，多くが2つの要因でカバーできるとされている。つまり内在化と外在化だ。しかし，この2つの次元性は，精神医学の中心的問題である認知の障害を反映していない。最近では，Kotov ら(2011)は内在化，外在化，認知，身体表現性，対立の5つの次元性が有用だと提唱した。**内在化**(internalizing)は多くの不安障害や気分障害を，**外在化**(externalizing)は物質使用障害や衝動制御の障害を，**認知**(cognition)は統合失調症や神経発達障害・神経認知障害を，**身体表現性**(somatoform)は身体症状症を，**対立**(antagonism)はパーソナリティ障害を含む。このような因子分析から得られたものの中には，有用なものがあるかもしれない。しかし，それらは症状の類似性を評したにすぎず，病因や発症機序については，何も説明できていないことを忘れてはいけない。

自殺に対する評価尺度

　DSM-5は，診断とまったく関係しないひとつの次元を提案していた(これは出版時には否決された)。診断マニュアルの範疇を超えた，あくまでも臨床の評価のためのもの，つまり自殺を予測する尺度であった。

　臨床医は自殺リスクを評価するようトレーニングされている。希死念慮の強度，過去の自殺企図，心理社会的状況，物質乱用の有無，家族歴，そして臨床的診断といったさまざまな因子を考慮する(Bongar, 1992)。しかし，自殺予測因子の臨床への適用は，ほとんどが失敗に終わっている(Paris, 2006)。今までの実証的研究では，予測因子と結果には，せいぜい関連性がわずかにある程度であると報告されている。一般的に臨床の判断材料として採用されているアルゴリズムを用いた大規模研究では，個々のケースの自殺を予測することはできないという結果であった(Goldstein et al., 1991)。精神科医が，患者がみずから命を絶つ危険性があるかどうか，確実に判断することは不可能だということだ。もしそれができれば，すべての自殺を予防できるというのに。

　では，なぜ予測できないのか。希死念慮はよくある症状だが，自殺企図はそれに比較すれば多くない。自殺既遂となればさらに少ない。この「基準率」の問題のため，自殺を予測する多くの方法が，莫大な数の偽陽性を算出してしまうのだ。Suicide Intent Scale(Beck et al., 1974)のような最も優秀とされる予測因子でも，統計的有意性で既遂を予測しているにすぎない(Suominen et al., 2004)。たとえ大規模なサンプル数で関連性がみいだされたとしても，実際にその尺度が臨床で使われたとき，たいていはうまく機能しない。統計学的データにもとづいた点数には，それに従って臨床での決定をくだすほどの正確性・信頼性がないことがほとんどだ。かつて長期間の追跡研究で，ある程度の予測値をもった尺度がみいだされたが，高い点数を示した多くの患者は自殺に至らなかった(Goldstein et al., 1991)。つまり，大多数のケースで，自殺は予測できないのだ。

　自殺を予測できないことは非常に大きな問題だ。自殺が懸念され入院した患者の多くは，実際には自殺しそうにない人ばかりだ(Paris, 2006)。そして，最もリスクの高い患者は，臨床的にはほとんど症状を呈していないことが多い。自殺を遂げてしまう大多数は，最初の試みで既遂し，拳銃自殺や縊首が多い

(Beautrais, 2001)。

　DSM-5は当然ながら臨床からの要請に応えようとしたものであるが，科学的根拠には乏しく，盲目的な信頼に値するものではない。自殺予測の尺度としてはいくつかの標準的なリスク因子(企図の既往，攻撃性，社会的孤立，最近の喪失体験，慢性の疼痛，重篤な精神疾患の診断，物質乱用，自殺の計画性，絶望感)が評価されているが，長い間精神科医がリスクとして教えられてきたものが，科学的妥当性にもとづいたものではないということを理解しておかなければならない。DSM-5における他の事項と同様に，この尺度は科学的妥当性があるかのような錯覚を起こさせる。しかし，それは真に妥当性があるものではないし，診断マニュアルにふさわしいものでもない。もしかすると，精神科医が自殺を予測できないということを認めるのはたいへんなことだっただろう。しかし，こういった自殺リスクを評価する尺度はきちんと妥当性をもって機能するようになるべきだ。この尺度は，DSM-5の最も非科学的な部分かもしれない。しかし，臨床医がこのような予測因子を使える「感触」をもつことができれば，広く使われるようになるだろう。

次元的アプローチの展望

　米国人ジャーナリストのリンカーン・ステフェンズが，ロシア革命直後のソビエト連邦を訪れた際に述べた，「ソ連には，すでに未来が到来している」という有名な言葉がある。彼の言葉が間違っていたことが人々にわかるまで，数十年かかった。

　同様に，DSM-5の編者らは，精神医学的診断に夢を抱いている。彼らは精神医学の向かう先を知っており，そこに早く到達するよう手助けをしたいと思っている。次元的アプローチは彼らのイデオロギーの中心的なものだ。しかし，それが臨床的に機能するかどうかは，時間がたってみないとわからない。

　Firstは，以下のように問題点を見事にまとめている。

　　「DSM-5の次元的アプローチがうまく機能するようになるためには，その信頼性，変化への感受性，臨床での有用性を確立するために，多くの積み重ねが必要だ。評価尺度は，単に臨床医がもっともらしいと感じたり好まし

いと思ったりするだけでは意味がなく，臨床的に結果が求められる。そのようなものを確立するための根拠がもっと必要だ。そうしないと，臨床医が日常臨床の中でわざわざ時間を割いてそうした評価尺度を用いることはないだろう」(First, 2010, p.698)

次元的アプローチが，例えば血圧測定といった物理的尺度のような科学的な有効性を得られれば，状況は変わるだろう。現状では，疾患がどのくらい重症なのか，ということだけが臨床での次元的アプローチに対する論点となっている。しかし，重症度は疾患に境界線を引くものではない。単に診断基準を数えあげるだけの評価法にも確立した利点はないが，患者について医療者同士で共通の話をしたいときには，カテゴリーを使い続けることに利点はあり，その手段は今後も使われることだろう。

6.
臨床的有用性

　DSM-5は実用的であるべきだ。多忙な臨床医たちは診断基準を研究者と同じようには使わない。新版の成否は，臨床医が日常診療に取り入れるかどうかにかかっている。

　臨床医は慣れ親しんだ診断を好む。精神疾患の境界にさまざまな問題があるにせよ，統合失調症や双極性障害のような，しっかりと確立された分類の典型的な例であれば，その診断名の使用で直ちに大量の情報を伝達できる。精神医学と心理学の学生は皆，これらの疾患を学び，多少なりともそれらの症例を知っている。それゆえ，たとえこの30年間で診断基準がアルゴリズムで便利になっても，人によっては典型像を用いた診断を好むのだ。

　馴染み深いカテゴリーについて，それをもう手放すべきだと研究結果が示す日が来るかもしれない。うつ病，素行障害，統合失調症はそれぞれ単一疾患ではなく，複数の疾患の集合体であることが明らかになってきた。エビデンスが十分に強固となれば，古いものを新しいものへと置き換えられる。しかし，そのような根拠が得られるまでは，伝統的なコンセプトは価値を持ち続ける。DSM-5はまだ十分な情報が得られてもいない中，革新に夢中になりすぎた。

　診断にたどりつくのが困難だと，疾患の理解は妨げられる。システムの使い方が複雑すぎるなら，臨床医は正確な結論にたどりつかないだろう。そのため，臨床における有用性の欠如は，最終的に必要のない治療や有害な治療を生み，患者に害をもたらす。新しいDSMのもつ潜在的なメリットは，すべて失われる可能性がある。

　臨床医が実際の臨床で，どのようにマニュアルを使っているのか，よく知られた障害である大うつ病性障害を例にみてみよう。研究結果によれば，DSM

に従って診断している者は少数である(Zimmerman and Galione, 2010)。彼らは，マニュアルの内容をあまり覚えておらず，全般的な印象や典型像に頼る。9つの診断項目のうち5つあるかを数えるのに時間を費やす医師はほとんどいない。心理学者は古くから，ほとんどの人にとって覚えられる物事の数は7つまでであることを知っていた(だからわれわれは電話番号を聞いたとき書きとめなければならないのだ)。それなのに，誰が診断項目を9つも覚えていられようか。暗記のために，それぞれの頭文字を並べた語呂合わせを使うこともできる。でもこの語呂合わせ自体を忘れてしまうかもしれない。

　臨床医には，アルゴリズム的手順を踏むだけの時間がなく，その場で受けた印象にもとづき結論にたどりつこうとする。Kahneman(2011)はそれを「速い思考(thinking fast)」と呼んだ。印象にもとづいた診断の問題点は，最初に思い浮かんだ診断に決まりがちだという，認知による失敗の傾向が特に強いことである〔Kahnemanはそれを利用可能性ヒューリスティック(availability heuristic)と呼んだ〕。

　DSMはこれまでの版で，治療のためのガイドは意図していないと明確に表明している。しかし，臨床ではそうなっていない。臨床医は診断から治療へと一直線に進む。さらには，たとえ間違っていたとしても，何らかの特定の治療につながる診断を好む。例えば，気分の落ちこみといくつかの不快な症状，不眠や易疲労感を**訴える**患者は，しばしばうつ病と診断され，お決まりの処方で治療される。定義が広げられたことによるうつ病の過剰診断は，現代の精神科における深刻な問題のひとつだ。過剰診断された患者の一部は抗うつ薬の恩恵を受けるかもしれないが，プラセボ対照試験(Kirsch et al., 2008)や有効性の研究(Valenstein, 2006)で一貫して示された結果は，そんな期待とはかけ離れている。

　DSM-5のカテゴリーの多くは症候群であり，疾患ではない。DSMの診断基準は症状のリストにすぎないため，マニュアルを使用する臨床医は最終的に疾患ではなく症状を治療することになる。診断を具体化したものにすぎないのだが，「うつ病」のように分類されることで，特定の治療法に反応する特定の医学的疾患のような印象を与えてしまっている。

コミュニケーションとしての診断

　診断の最も重要な機能は，他の臨床医，患者，家族そしてヘルスケアシステムの管理者との**コミュニケーション**にある(First et al., 2004)。しかし，DSM-5のカテゴリーが臨床医に使いづらいと思われてしまったら，DSM-5は効果的には活用されないだろう。

　診断は，精神疾患を患う人にも重要な情報を提供する。かつて，精神科医が患者に診断を伝えたがらない時代があった。私は，患者に病名を告知しないようにと教わった。その頃は臨床医が今よりもっと権威主義的で，患者を教育して治療に参加させるなどという考えは確立していなかった。さらに，私が教育を受けていたときのDSM-Ⅱには欠陥があり，患者がそれほど不利益を受けているとは思いもしなかった。

　私の指導者の中には，コミュニケーションに診断名を用いれば，患者を分類して終わりがちとなり，患者それぞれの個別性のある人生を理解し損ねて，治療の妨害になりうると確信している者もいた。「先生，私の診断は何ですか？」という質問に対する最良の回答は「私はあなたの問題をそんな風には考えていない」だという指導者もいた。その回答は正直なものとはいいがたいが，精神分析に共感していた私の指導者は，診断が患者を理解する唯一の方法になってしまうことをおそれていた(彼らは多くの点で間違っていたが，この危険性についての指摘は的中していた)。

　多くの精神科医と同じように，私は徐々に方向性を変えた。精神科の歴史の初期において，診断は治療方針に結び付いた。最もよい例は双極性障害だ。1970年代初期，リチウムの導入に伴い，双極性障害を統合失調症と鑑別することが決定的に重要になった。双極性障害の患者のアドヒアランスを向上させるべく疾患教育も必要になった。特に躁病期においては自分の病名の告知に耳を貸そうとしない患者もいるが，正常気分であれば心理教育は有益だ(Scott et al., 2006)。

　精神科の診断それぞれに，患者教育にあたって独特な困難が待ち受けている。病識のない統合失調症の患者は，特に困難だ。私も統合失調症の診断を多くの患者に伝えてきたが，理解が得られた患者は限られていた。ごく最近になって，より洗練された心理教育方法(Rummel-Kluge and Kissling, 2008)を用いた，

構造化された認知療法のプログラムが発展してきている。

　診断を患者に伝えることによる治療上のメリットは，今では広く受け入れられている。私のサブスペシャリティである境界性パーソナリティ障害でも，病名告知は有効だ。境界性パーソナリティ障害は，衝動性と不安定な対人関係性に特徴づけられた障害である(Paris, 2008b)。境界性パーソナリティ障害のマネジメントに関する先駆的な研究で，Linehan(1993)は治療方法(弁証法的行動療法)の最初のステップとして，DSMの基準のスライドを示し，診断の詳細を説明し，治療計画の際にこの基準を道しるべとして用いた。その手法は，私の経験上でも有益だった。診断を説明することで，それらの問題が精神科で知られていること，治療について行われてきた研究結果が患者の回復を導くことを理解し，多くの患者が安心するのを私はみてきた。私は，診断について調べることや，どの特徴が一致し，どれが一致しないかを私と一緒に議論することを患者にすすめている。

　現代の臨床現場において，患者はもはやサービスの受動的な消費者ではない。多くは自身の疾患についてインターネットで調べてくる。プリントアウトしたものをもってくる者もいる。患者は病気について知る必要があり，知るに値する。さらに今では，よくある疾患には何らかの支援団体があり，それらは問題の本質を患者とその家族に説明することに心血を注いでいる。これらすべての進歩を考えると，DSM-5診断が使い勝手のいいものであることは，より一層，重要になっている。しかし，特に点数化を要するような複雑な診断法になってしまうと，臨床医が患者にわかりやすく説明できるとは思えない。

使いやすい診断基準の作成

　DSM-Ⅲは前版と比べ，多くのことを臨床医に求めた。それは，マニュアルがきわめて一般的になり，メンタルヘルスの現場を支配するようになり，すべての人がそれを使うことを期待されるようになったためだ。さらには，基準にある項目をカウントした者はほとんどいなかったとはいえ，臨床医がその独特な基準に慣れはした。科学者と学術機関の人々はさらに歩を進め，臨床診断よりも信頼できる構造化面接(DSMの基準をもとに，ほぼすべての障害についてアルゴリズムにもとづいた診断をさせるもの)を使うようになった。

これまでの版のDSMが実際にどれだけ使われていたのか，公式な研究はほとんど存在しなかった。Jampalaら（1992）が精神科の教育者とレジデントを対象に調査した結果，（驚くことではないが）ほとんどすべての人がマニュアルを参照していた。例えば，精神科ソーシャルワーカーはDSMで診断するのがルーチンになっている。それは，保険会社がそう要求しているからだ（Frazere et al., 2009）。この研究で示せていないのは，どのようにして診断に至っているのか，マニュアルが求める特定の手順が守られていたのかという点だ。

私の経験では，ZimmermanとGalioneの報告（2010）と一致していて，システマティックにマニュアルに沿った手順でアルゴリズム的診断を行っている臨床医は少数だ。医師のほとんどはうつ病，躁病エピソードやパニック発作の構成要素が描かれた一般的な絵を頭の中にもっている。そして，患者の症状がその絵に似ているならば，その診断をつける。そんな**典型像**にもとづいた診断を，今でも多くの臨床医が好んでいる。

DSMは利用者に対してアルゴリズムに従うよう求めているが，これは，多くを期待しすぎなのかもしれない。臨床医は時間がなくて困っており，時間の節約が必要だ。臨床医は，トレーニング中にはマニュアルを読むが，後になって参照することは滅多にない。診断に難渋する患者について議論する中で，その患者が基準のうちいくつを満たすのか，あるいは基準にある所見の詳細について，同僚が話すのを聞くことはまれだ。その障害の特徴と思われる1つの特定の症状について話し合うのを聞くことのほうが多い。

5軸システムの消滅

DSM-Ⅲで導入された5軸システムは，理論上は立派だったが臨床では機能しなかった。そのコンセプトは診断における複数の視点を強く意図したものだった。Ⅱ軸においてパーソナリティ傾向と障害を特定すること，Ⅲ軸で医学的状況を評価すること，Ⅳ軸でストレス因子を評価すること，Ⅴ軸で機能を評価すること，これらの必要性について議論の余地があるだろうか。しかし，臨床医は伝統的なカテゴリー診断であるⅠ軸に主眼をおいた。多くのレポートはここで止まっている。パーソナリティ障害と学習障害に関するⅡ軸は二級市民であり，多くの場合無視され，せいぜい「保留」された。Ⅲ軸は必ずしも興味を

引くものではなく，Ⅳ軸はあいまいな評価であり数値化が困難だった。V軸は症状と心理社会的な機能を合わせた問題のある化合物だった。これらすべての理由から，5軸システムは惜しまれないだろう。DSM-6が出版されようというとき，DSM-5で新しくつくられたもののいくつかが，DSM-Ⅳの5軸と同様に削除されるかもしれないと想像をめぐらすばかりだ。

　診断は意味のある症状の集合であるが，常に機能を反映しているわけではない。われわれにはそれらを分けて測定する方法が必要だ。重度の精神疾患を患いながらも驚くほどうまくいっている人がいる一方で，精神疾患が軽度から中等度でしかないのに機能は非常に低い人もいる。労働市場の状況にもよるが，統合失調症患者の10～20％は働いている(Marwaha and Johnson, 2004)。約4分の1の男性患者と約半数の女性患者は結婚し，家庭をもっている(Saugstad, 1989)。その一方で，不安や抑うつといった一般的な精神疾患の患者でも，仕事がなく社会的に孤立していることがある。

　Ⅴ軸はリンゴとオレンジが混在しているようなもので，失敗作だった。症状の重症度，勤労能力，親密な人間関係の質，それらすべてをたった1つの数字で表せというのだから！　その結果は予想通り，信頼性のない，誤解を招くものであった。Ⅴ軸の失敗は，ある種の教訓となった。DSM-Ⅲで導入されたⅤ軸は，数年前にLuborsky(1962)が作成した測定法であるHealth-Sickness Rating Scale(HSRS)をもとにして，Global Assessment Scale(GAS；Endicott et al., 1976)として採用され，そのGASはDSM-Ⅳ-RでGlobal Assessment of Functioning(GAF)に改名された。そのコンセプトは，機能を0～100で評価することだった。しばしばみかけるように，複数の機能の程度がそれぞれ異なるときには，機能が最も低い因子が反映され，その結果，最も障害されている分野の機能によって最終スコアが決まる。DSM-Ⅲでは変化を評価する方法として，そのときのGAFと，比較のために前年の最も高いスコアも記録するよう，臨床医に求めた。

　過去30年間，私はGAFスコアを含んだ臨床レポートをレジデントに書かせていたが，彼らは正しく使いこなせていないことがほとんどだった。その理由は，その数字が合成物であるからだ。ある患者は雇用されず孤立していても，症状は穏やかかもしれない。別の患者は，症状は重くとも，よい仕事をし，家族を愛しているかもしれない。なのに，彼らには同じGAFスコアがつきかね

ない。臨床において，GAFは100点満点ではなく，30点満点のスケールとして機能していた。80以上のスコアは理想郷であり，私自身，1週間その点数ほどに調子がいいと感じ続けたことはない。70〜80のスコアの患者は，状況に期待通りに対応できる人であり，それは精神的に健康といえる。われわれがそのような患者をみることはない。精神疾患をもつ人々のスコアはいつも70を下回っている。加えて，わずかな機能障害しかない患者は60〜70で，中等度では50〜60，重度の機能障害では50を下回る。それゆえ，残された幅はきわめて狭かった。最終的にGAFスケールは臨床的有用性を欠いた。かつての教え子の多くを含め，この複雑な手順に従う者は私の同僚にはほとんどいなかった。

DSM-5はV軸を削除したが，よい代案はなかった。Patient-Reported Outcomes Measurement Information System(PROMIS；Anatchkova and Bjorner, 2010)も機能と障害の評定のシステムとして使えるが(Narrow et al., 2009；Narrow and Kuhl, 2011)，その科学的な根拠は明らかでなく，GAFよりも複雑であるため，臨床では使われるはずもないだろう。最終的にDSMでは障害の評価にWorld Health Organization Disability Assessment Schedule(WHODAS；www.who.int/entity/classifications/icf/whodasii/en/index.html)の使用が推奨された。

WHODASもまた，臨床的有用性について疑問が残る。私は約30年にわたってDSM-ⅢとDSM-Ⅳをレジデントに教育してきたが，彼らは5軸診断システムを正確に使用できるようにならなかった。複数の評価は扱いにくく，煩わしい。新しいシステムが何分もの思考時間を要求するのであれば，その作業はおおよそ間違いなく手つかずとなるだろう。臨床医にそのような努力を求めることができるのは，真の臨床的価値があるときだけだ。症状を直接観察できる状況にあるそのとき，多忙な臨床医は複雑なスコアリングに時間を費やしはしない。彼らは5点満点のスケールを完成させることにすら反発するが，一方でその作業は研究に携わる臨床心理士にとっては愛おしいものだ。この作業が費やした時間に見合うものとなるのは，例えば腫瘍学において癌の病期分類が治療計画を立てる際に使用されているように，実用的な治療に結び付くときのみである。

かつて，あるDSM-5の基準の複雑さに関するワークグループで同僚と議

論した際，彼は「でも，臨床医は心電図の読み方を学ぶではないか」と答えた。試みとしてはよい比喩だが，間違っている。波形を読むことと臨床場面で観察することを比較するのは意味がない。

　精神医学は病因にもとづいた分類から何十年も遠ざかっていた(Hyman, 2007 ; First, 2010)。不幸なことに，それを理由に専門家たちが謙虚になることはなかったし，DSM-5のウェブサイトの論調は，しばしばむくわれない自己満足となっていた。臨床医はこれから何年もこのシステムを使用しなければならないが，このシステムは観察にもとづいたものでしかない。似非科学的な方法を導入するよりも，DSM-5は暫定的なものとして受け入れ，せめてこれを利用しやすいものにするべきだ。その間，われわれは我慢強くあらねばならず，よりよいものを手に入れるまでは待たねばならない。

PartⅡ
各 論

7.
統合失調症スペクトラム障害および他の精神病性障害群

　DSMのシステムは，重症の精神障害を分類する際には意味をなすことがほとんどだが，軽症例を分類するには問題があると，私はいつも学生に伝えている。劇的な症状や重度の機能障害が生じる精神病(psychosis)は，ふつうの精神障害よりも簡単に，内科疾患のように診断できると思う人もいることだろう。しかし，精神病の境界線は不明瞭であり，これが診断を困難にしている。繰り返しになるが，精神科では現象だけにもとづいて診断せざるをえないことが，その診断が推測の域をでない大きな原因となっている。

統合失調症スペクトラムの定義

　DSM-5における統合失調症(schizophrenia)の定義は，それまでの版と大きくは違わない。患者に，1ヶ月以上，特徴的な症状が2つ以上存在していることが条件である。その症状とは，妄想，幻覚，まとまりのない会話，異常な精神運動活動，陰性症状であり，最初の3つの症状のうち少なくとも1つを含み，社会的/職業的機能の低下を伴い，6ヶ月間の罹病期間が必要だ。DSM-Ⅳの基準では，奇異な妄想やシュナイダーのいう対話性の幻聴に重きをおいていたが，それらが疾患に特徴的だとする根拠がなく，削除された。そして，従来みられた統合失調症の病型もなくなった。これはよい判断であった。いくつかの古い文献は，妄想型は他とは違いがあるとしていたが，最近の研究ではそのような結果は得られていない(Tandon et al., 2008)。他にも統合失調

症スペクトラムには，（パーソナリティ障害にも含まれる）統合失調型パーソナリティ障害(schizotypal personality disorder)，統合失調症様障害，短期精神病性障害，妄想性障害が含まれている。

統合失調症と双極性障害の違い

　クレペリン(Kraepelin, 1921)は，経過の違いで統合失調症と双極性障害(bipolar disorder)を区別した。この考えは，その後約1世紀にわたって精神医療を形作った。彼は，統合失調症〔当時は早発性痴呆(dementia praecox)と呼ばれていた〕は緩徐に進行する慢性疾患であり，双極性障害〔当時は躁うつ病(manic-depressive illness)〕はエピソードの間に良好な状態がある間欠的な疾患であると考えていた。彼は，そのどちらか一方のカテゴリーに分類することが難しい症例があることも認めていた。リチウムの登場により，診断の違いが用いる薬物の違いを生むようになり，そのどちらかを診断することが重要になった。このため，クレペリンの二分法は数十年後，より強い影響力をもつようになった。しかし，最近の知見から上記の違いがふたたびあいまいになってきている。

　双極性障害のうち，エピソードの間に寛解状態になるのは一部の症例だけである。他は，精神症状がめだつ症例は特に，進行して重篤化し，心理社会的機能の障害が慢性的に続く傾向がある(Goodwin and Jamison, 2007)。また，統合失調症と双極性障害のいずれも，1つの家系にどちらも生じることがあり，「純血」にはならない(Craddock and Owen, 2005)。これらは，診断が不正確だったのかもしれないし，両疾患の素因が共通しているのかもしれない。後者の可能性については，遺伝性の重複を示した双生児研究によって支持されている(Cardono et al., 2002)。分子遺伝学の大規模研究では，統合失調症の患者と双極性障害の患者は共通する遺伝子異常をもち，その遺伝子異常はどちらか特定の疾患ではなく，何らかの精神病になりやすい脆弱性に寄与していることがわかっている(The International Schizophrenia Consortium, 2009)。

　それでもなお，多くの専門家はこの2つの疾患に違いがあると信じている。英国の精神科医Murrayらは以下のように述べている。

「……統合失調症患者は，双極性障害の患者より脳の構造異常や神経心理学的異常が明らかである。また，統合失調症の前駆期にある児童は，認知機能や神経運動に障害がある。それは，のちに双極性障害を発症する児童とは異なる。さらに，周産期の合併症は統合失調症のリスクを増大させるが，双極性障害のリスクは増大させない」(Murray et al., 2004)

Lawrie ら(2010)は，下記のように結論づけている。

「統合失調症と双極性障害には遺伝的感受性，症状，治療，経過に共通する部分があることがわかっている。実際，最近の遺伝研究や全ゲノム関連解析で，最も印象的な発見は，統合失調症と双極性障害に一定の割合で共通する遺伝的感受性が存在することだった。しかし，多遺伝子の脆弱性が共通しているからといって，その結果として生じた疾患が同一のものであること，あるいは同じスペクトラムに属していることを必ずしも示唆するものではない。事実，リスク因子，病理，治療反応性に関してはこれらの疾患には違いがある。都会での出生，神経発達異常，発病前の認知障害は，統合失調症と強い関連があるが，双極性障害とは関連がない。統合失調症は，大きくまれな染色体異常（コピー数の変異）の多さと関連があるが，双極性障害ではそのようなことはない。さらに，脳の構造や機能にも違いがあり，そこに疾患の違いを定量的にみることができる。最も大事なことは，リチウムやその他の治療への反応性が明らかに違うことである」

これらの議論は，統合失調症と双極性障害が，それぞれ1つではなく，多数の病因に起因していることが示されることで解決する可能性がある。統合失調症と双極性障害は共通した遺伝子をもっているかもしれないが，違う疾患であり続ける。どんな場合でも，遺伝的な重複は疾患の一面しか示さず，他の特徴は違うメカニズムによって決定されうるのだ。

ゲノム時代の初期には，分子遺伝学が精神障害を解く鍵となり，特定の疾患が，いくつかの対立遺伝子と関係していると期待されていた。最近では，そのような単純な解決はありえないといわれている。McClelland ら(2007)は，下記のように統合失調症について述べている。

「統合失調症は，遺伝的に非常に不均質なものである。そして，変異は遺伝子から誘導されて発現するが，それぞれが，その個人や家系に特有なまれなものである。"まれな対立遺伝子による一般的な病気"という仮説は，人類のゲノム解析や，他の複雑な形質の対立遺伝子の座位異質性によって支持されている」

しかし，遺伝学研究だけが生物学的メカニズムを明らかにする方法ではない。われわれはDNAという聖地を賛美するが，後天的なメカニズムも同じように重要だ。いつかは生物学的マーカーが鑑別診断に用いられるようになるだろう(Benes, 2010)。しかし，精神医学に生物学的マーカーはまだなく，すぐには実現しそうにもない。

統合失調症と双極性障害の違いを明らかにすることは，たとえ診断によって治療法が変わらなかったとしても，学術的な問題ではある。統合失調症と双極性障害の両者に抗精神病薬は有効だが，統合失調症のほうが抗精神病薬により再発が予防され，その一方で，双極性障害のほうにはリチウムが特異的に奏効する(Healy, 2009)。この点において，DSM-5は，両者の違いを残したことは正しかった。

統合失調症：単一の障害なのか多数の障害なのか

統合失調症は疾患ではなく，症候群かもしれない。診断に関連した生物学的マーカーがまだみつかっていないのは，異質なものがまとめて1つとして扱われていることが理由だろう。DSM-IV-TRで使用されている，妄想型，解体型，緊張型，分類不能型，残遺型といった古典的な分類は，統合失調症の分析には役に立たず，DSM-5では削除された。これらの亜型は長年にわたり教育に用いられてきたが，その妥当性を確認した研究はない(Linscott et al., 2009)。いずれにしても，実際にはこれらの亜型は使われていなかった。妄想は発症が遅いことと関連し，経過はそれほど悪くなく，陰性症状が少ないといわれている(Gottesman et al., 1982)。しかし，偏執的な妄想には疾患特異性がなく，躁病やうつ病，妄想性障害，認知症でも認められる(Bentall et al., 2009)。緊張病(catatonia)は精神科領域で長年使用されてきた語だが，これも

統合失調症に特異的なわけではない可能性がある(Fink et al., 2009)。DSM-5では，亜型ではなく特定用語として扱われる。

なぜ統合失調症に個々でこれほどの違いがあるのかはわかっていない。なぜある患者は強い陰性症状を呈し，ある患者は種々の陽性症状を呈するのだろうか。100年前のクレペリンの概念は，不安定な根拠のうえに成り立っていた。Van Os(2009)はスティグマと妥当性につき検討し，この疾患を「際立ち症候群(salience syndrome)」と名づけたが，この聞きなれない単語はあまり流行りそうにない。たとえ疾患名がその疾患の基本的な特徴を表していないとしても，統合失調症のような精神医学の根本的な概念を捨てる準備は，誰もできていない。名称を変えても問題は解決しない。よりよい名前を考える前に，疾患についての理解をより深める必要がある。

減弱精神病症候群

DSM-5で最も議論の的となるもののひとつに，精神病の前駆状態のカテゴリー，その名を減弱精神病症候群(attenuated psychosis syndrome)とされた障害が提案されたことがあげられる。幻覚，妄想，まとまりのない会話を含む軽度の症状が少なくとも1週間に1日存在し，徐々に進行し，機能障害が生じ，現実検討力は損なわれていないときに，この診断がくだされる。

早期精神病(early psychosis)は，統合失調症の前駆症状であり，近年の研究の大きなテーマとなっている。研究者らは，精神病の初期状態の治療は後遺症を防ぐ可能性があると主張していたが(McGlashan and Johanessen, 1996 ; Addington et al., 2008)，その考えを支持するエビデンスはない。前駆状態にある患者への早期治療が，疾患の進行を実際に阻止できたことを示す研究もない。オランザピンの臨床研究では，プラセボに対する優位性は示されなかった(McGlashan et al., 2006)。メディアで特に注目された最近の報告によれば，ω-3脂肪酸が高リスク群の精神病の発症を遅らせたり，防止したりするという(Amminger et al., 2010)。しかし，そのような報告はまだ他になく，再現性が確認されるまで実臨床に生かすべきでないだろう。そして，認知療法でも，早期精神病が統合失調症に進行するのを防ぐことはできない(Morrison et al., 2012)。期待できる最近の報告がいくつかあるが(Hegeland et al., 2012)，前

駆期への早期治療が予後に違いをもたらすという，説得力のある証拠はまだない(McGorry et al., 2010)。

　しかし，重篤な疾患を予防する望みは諦めがたい。1982年のジョン・ヒンクリーの鑑定にも関わった，統合失調症の研究者であるDSM-5作成チームの議長William Carpenter(2009)は，Woodsら(2009)の高リスク群へのフォローアップ研究のデータを引用し，統合失調症の患者をみつけだし，診断し，治療することに成功したと述べた。オーストラリアでは，著名な精神科医であるPatrick McGorryの影響を受け，早期診断と治療のプログラムが整いつつある。しかし，減弱精神症候群は必ずしも早期精神病とはいえない。

　減弱精神病の基準にあてはまる患者は，統合失調症に移行するリスクが増大する。しかし，多くの偽陽性が問題である。ある大規模研究(Cannon et al., 2008)にもとづく報告によれば，30ヶ月後の統合失調症への移行率は35％にすぎないという。このことは，3分の2が治療を必要としないことを意味している。臨床では，これまでさまざまな障害の診断に流行があったように，研究者に比べて慎重さに乏しく，病気を見逃さないよう教えこまれてきた臨床医たちにより，減弱精神病の診断がくだされることは増えるだろう。このように本来は病気でない人に診断名をつけることは，治療せずとも統合失調症には移行しないだろう人にむだな治療を加えることになり，さらには，スティグマをもたらすだろうことはいうまでもない。これもまた，明らかな病気の領域から，正常に近い問題へと障害の概念を広げていく「ミッション・クリープ」の一例であろう。いったん，ある疾患概念が採用されてしまうと，臨床医はその診断名を使用し，家族は治療を要求し，多くの人が抗精神病薬を投与されることは，ほぼ確定する。何らかの病気のリスク状態というカテゴリを診断マニュアルに加えることは問題だ。

　そもそも，ほとんどすべての人は何らかの精神障害になるリスクを抱えているのだ。リスク状態までもがDSM-5に加わってしまうようであれば，本来は病気とはいえない一般人にとってはDSM-Ⅳの方がよほど頼りになるといえよう。リスクが非常に高いことを示すもの，あるいは内科医が糖尿病予備軍をみるときのような客観的な指標，そのどちらかをみつけなければ，発症前の症例に診断をくだすことは正当化されない。統合失調症へと，誰が移行するのか，そして誰が移行しないのか，それを予測する科学的な手段をわれわれは持

ち合わせていない。前駆状態と推定される人への介入には，ほとんど根拠がないのだ。

2012年5月，DSMはこの診断を採用しなかったが，さらなる研究が必要という条件で注釈に分類した(訳注：「他の特定される統合失調症スペクトラム障害および他の精神病性障害」に分類された)。これは正しい決断だった。

未解決の問題

精神病性障害のその他のカテゴリーは，統合失調症より理解が進んでおらず，本来，統合失調症と同じスペクトラムに分類されるべきものなのかさえ不明である。最も臨床的に重要な例は，比較的よく遭遇するが研究が進んでいない妄想性障害(delusional disorder)である。この理解が乏しいカテゴリーは，思考障害はなく，妄想がある症例にくだされる。統合失調症の亜型である可能性と，精神病理学のうえで特異な型である可能性がある。あるコミュニティを対象とした家族研究では，妄想性障害は統合失調症とは関連がなく，アルコール依存症と関連があることが確認された(Kendler and Walsh, 2007)。この驚くべき観察研究には，この病気の理解が進んでいないことを改めて気づかされる。DSM-5では，妄想性障害については変更を加えることが提案された。この疾患の定義は，少なくとも1ヶ月，奇異でない妄想があり(訳注：奇異さは問われなくなった)，機能は著しく障害されていないものである。

もう1つの問題は，回復が早く，慢性的に進行しない症例として，DSM-Ⅲではじめて登場した統合失調症様障害(schizophreniform disorder)だ。短期的な精神病であり，すぐに回復するため，この診断をつける機会は少ない。一方，初発の統合失調症は，通常，未治療の精神病状態の長い期間を伴い，短期的にすぐ回復するようなことはない(McGlashan, 1999)。家族研究において，KendlerとWalsh(2007)は，統合失調症様障害が統合失調症よりも気分障害と関連していると報告し，クレペリンの「統合失調症は慢性疾患である」という考えを支持した。DSM-5では，臨床家は予後のよい特徴(good prognostic features)の評価を求められるが，その特定用語に臨床的な意義があるかどうかはわからない。

最終的に，症状は1ヶ月以内で物質使用ではない，短期精神病性障害(brief

psychotic disorder)はDSMに残され，診断基準を変えることなく改訂された。これは統合失調症スペクトラムに入るかもしれないし，入らないかもしれない。このような症例の予後についての研究は少なく，必ずしも統合失調症の初期症状とはいえない。

統合失調症スペクトラムの今後の方向性

　精神科医にとって，統合失調症はいまだに関心の的である。通常，陽性症状に対処することには成功するが，陰性症状は残存する傾向にあり，薬物では改善しがたい。よい面としては，統合失調症は中年になると軽快することが多く，最終的には治療を止めてしまえる者が少なくないことだ(Harding et al., 1987)。

　統合失調症の境界の問題は，疾患かそうでないかを判断する生物学的マーカーを欠いており，すぐには解決できない。早期診断は崇高な目的だが，未知の領域へ踏み入ることになる。診断範囲の拡大は，それが本当に価値があることが確認されるか，生物学的マーカーが確固たる妥当性をもつまで，リスクがベネフィットを上回ることだろう。

8.
双極性障害および関連障害

DSM-5 での双極性障害

　躁うつ病(manic-depressive illness)を体系的に記述したのはクレペリンであった。その後，ドイツ人医師 Karl Leonhard(1979)が，抑うつエピソードが繰り返し出現する(単極性)気分障害の症例と抑うつから躁にゆれ動く(双極性の)症例とを区別するため，**双極性障害**(bipolar disorder)への名称の変更を提案した。最終的に双極性障害は完全な躁をもつタイプ(双極 I 型)と軽躁をもつタイプ(双極 II 型；Parker, 2012)の 2 型に分けられた。

　DSM-5 に双極 I 型障害の基準の変更点はなかった。患者が躁病エピソードの基準に該当するのであれば，臨床医はさらに，精神病性の特徴，混合性の特徴，緊張病，急速交代型，不安性の苦痛，季節型，周産期発症型を伴うか，自殺の危険性があるかを特定しなければならない。双極 II 型障害とするのであれば，抑うつエピソードの病歴に加えて軽躁病エピソードがあり，症状は臨床的に著しくなければならない。

　典型的な躁病エピソードを有する双極 I 型障害は，DSM の中でも非常によく定義された疾患のひとつである。それでも，その境界圏には問題がある。統合失調感情障害(schizo-affective disorder)というカテゴリーの存在によって，その患者が統合失調症なのか，気分障害なのかという問いを臨床医があいまいなままにしておけるようにしてしまった。ずいぶん前に，Pope と Lipnski(1978)は，こうした患者のほとんどが，家族歴を丁寧に聴取し，治療への反応をみることで，双極性障害か統合失調症のどちらかに分類できることを示した。後に Lake と Hurwitz(2006)は統合失調感情障害の患者の大多数は気分

障害であり，医師が気分障害について想定するよりもずっと深刻な精神病の特徴を示しているにすぎないと結論づけた。しかし，この診断はときに，抑うつ的な統合失調症の患者を表すためにも用いられる。古典的な教えに反して，統合失調症は必ずしも平板化した感情を伴わなくてもよくなった。すなわち，多くの患者は精神疾患というハンディを抱えて暮らすことについて落ちこんでいる(Andreasen, 1979)。DSM-5は，統合失調感情障害というカテゴリーを，完全に削除することを望んでいたかもしれないが，そうはならなかった。

　本章で述べるDSM-5の他の障害はまれなものである。気分循環性障害(cyclothymic disorder)は2年以上，軽躁病エピソードの基準以下の軽い躁状態と，抑うつエピソード以下の抑うつ状態が続くと説明されている。以前は"bipolar NOS"と呼ばれた特定不能の双極性障害(unspecified bipolar disorder)は滅多に使われないが，症状が双極Ⅰ型や双極Ⅱ型の基準に該当しなくても，臨床家が双極性障害だと思えば，この障害の診断を下すことが認められており，多用されかねない。双極スペクトラムという概念をもとに，軽躁がないにもかかわらずそのような症例を「双極Ⅱ型」と呼んでいる研究論文であふれている。

双極性障害の過剰診断

　その昔，双極性障害は，それとは診断されず，統合失調症と混同されることが多かった。40年前，躁状態の急性期治療と再発予防にリチウムが用いられるようになり，すべてが変わった。リチウムの効果を受けて，精神科医は他のカテゴリーの患者が実は双極性障害の類かもしれないと診断を見直そうとし，その患者にリチウムで同様の効果が得られる可能性を期待した。診断の見直しの最初の対象は，統合失調症だった。例えば緊張型統合失調症(catatonic schizophrenia)と以前なら分類されていた異常な興奮状態は，躁状態のひとつの形態ではないかと定義が見直された。統合失調症に特徴的な考想伝播，考想吹入，思考途絶といった「統合失調症の一級症状」は，躁状態の患者にも同じように存在することが明らかになった(Abrams and Taylor, 1981)。診断を変更する根拠として最も強固であったのは，以前に統合失調症と診断されていた患者に，リチウムでかなり改善した者がいたとする報告だった。

抗精神病薬と異なり，リチウムは躁の再発予防に奏効した。これを理由にリチウムの使用に熱中した精神科医により，精神科にかかる患者は，双極性障害と診断されることが非常に多くなった(Paris, 2009)。だが，こういった臨床の変化は実に浅はかなものだった。そのとき，見直された診断が正しかったのか間違っていたのか，誰にもわからなかったのだ。多くの臨床医は患者がリチウムでよくなるかどうかを確かめようと経過を見守っていた。しかし，双極性障害は，そもそも症状が挿話的に消長するものであり，入院中であればリチウムの治療以外にも数多くの他の介入が同時になされており，患者がリチウムに反応したか否かのみきわめは大概困難である。診断は，患者の経過を長期にわたり追跡されてはじめて明らかになるものである。

　双極Ⅱ型の境界については多くの議論があった(Parker, 2012)。DSM-Ⅳが抑うつから軽躁までの気分変動が生じる双極Ⅱ型を導入したのはよい決断だった。なぜなら，その典型的な例はよくみられるからだ。しかし，双極Ⅱ型はその性質のため普及しすぎてしまった。薬物で管理できる状態を探したがる，そんな医師の傾向が大きく寄与し，診断の流行が生じてしまった。そして，双極性障害の著しい拡大への扉が開かれた。すなわち，気分の不安定性と考えられた症状はすべて，スペクトラム上の双極性の軽い形態が反映されているかもしれないというのだ。双極性は他の精神障害との境界を越えて拡大されて定義され，精神科医がみる患者のかなりの割合を占めると主張する者もいた(Akiskal et al., 2006)。基準を厳密に遵守すると，こうした双極性の症例は特定不能の双極性障害，あるいは他の精神障害と診断されるだろう。

　クレペリンは，典型的な症状こそなくとも，躁の軽い状態は起こりうるといった(Kraepelin, 1921)。しかし，一般人口の5～10％に双極性障害の診断を医師がくだすのをみたなら，彼は驚くことだろう。近年では，いくらかの気分の変動，すべての気分の変動，あるいは不安定な気分は，スペクトラムに位置づけるように推奨されている(Akiskal, 2002 ; Angst and Gamma, 2002)。気分障害，パーソナリティ障害，衝動制御の障害を「双極」とみなすこの傾向は急速に広まっている。それは一般の用語にさえ入ろうとしている。おまけに，そのような考えにもとづく双極は，もっと広く，臨床的な問題となる人々全体をも飲み込もうとしている。

　双極スペクトラム運動の筆頭は米国の精神科医Hagop Akiskal(2002)や，

スイスの精神科医Jules Angst(1988)であり，他の熱心な研究者たち(Goodwin and Jamison, 2008；Ghaemi et al., 2002)に支持されている。彼らはみな，双極性は以前信じられていたよりずっと多いと主張している。すべての精神科の患者のうち，その状態に苦しんでいるのは最大で40％を占めるという彼らの主張を踏まえて，私は彼らを「バイポーラー帝国主義者」と称している(Paris, 2002)。

　私の批判を説明するにあたり，「3徴」を基本とする躁の古典的定義，すなわち気分の高揚，精神運動性の興奮，観念奔逸に戻るとしよう。伝統的に，精神科医は多幸感がなければ躁の診断をくださなかった。しかし，リチウムが導入された後，双極Ⅰ型障害の患者は，気分の高揚ではなくイライラとした様子を示すことがあり，この症状も気分安定薬に反応しうることが観察された(Winokur and Tsuang, 1975)。この観察から，他の精神障害のカテゴリーにみられる興奮，苛立ち，攻撃性の状態を躁の症状と考えてもいいのではないか，そして伝統的な3徴は躁状態の診断に必須なのだろうかという疑問が生じた。不十分な研究をもとに，抑うつ的かつイラ立つ患者を分類した「混合性エピソード(mixed episode)」の概念により，臨床の現場はさらに修正が加えられた。この臨床像はかつて「激越性うつ病(agitated depression)」と呼ばれたものと一致する。DSM-5では，そうしたエピソードは異なる別の疾患としてではなく，特定用語として扱われている。

　双極Ⅱ型障害と診断をくだすには，患者が軽躁の基準を満たしているかの確認が重要である。これらのエピソードには期間と持続性についてのきわめて具体的な基準がある。DSM-Ⅳ-TRで定義された軽躁病エピソードには「持続的に高揚した，開放的な，または易怒的な気分が，少なくとも4日間続くはっきりした期間」が含まれていた。直接，軽躁状態が生じているのを観察するのでなければ，持続的に気分が高揚していたかどうか，どのくらい続いていたかの判断は容易ではないため，過去にさかのぼっての患者の報告から軽躁を評価することは難しい(Dunner and Tay, 1993)。持続しない短期間の高揚した気分は，気分の不安定性とはいえるが，軽躁の正式な基準を満たしていない。これに似たことは，多くは覚醒剤などの物質乱用でも起こりうる。

　双極スペクトラムの信奉者は4日間ルールに反対し，特定不能の双極性障害を双極Ⅱ型障害と一緒に扱うことがとても多い。軽躁を次元性として扱うの

であれば，症状が4日間続くものと扱う必要はなくなるだろう。しかし，病気と正常の境を定めるのに，医学では尺度とタイミングが用いられることが多い。双極スペクトラムの概念を導入すれば，それは精神科的診断に大きな変化を与えてしまう。導入するのであればその前に，さまざまな気分の変動が共通の精神病理学的な機序にもとづくことが確認されていなければならない。

軽躁の定義はきわめて重要である。指摘されている通り，高揚した気分やイライラした気分の存在が少なくとも4日間続くというDSM-Ⅳからの要件は恣意的に扱われうる。問題なのは，より短い期間でも同様に恣意的に用いられうることである。パーソナリティ障害の患者では，ほんの1時間程度しか続かない気分の変動が起こりうる。また，臨床場面では，軽躁と診断するには気分の高揚が4日間続いたことを慎重に確認しなければならない。さらに重要なことに，他人が気づくような行動の変化（多弁，睡眠欲求の減少，浪費）を伴わない，主観的な気分の変動は軽躁と診断されない。この要件をはずしてしまうと，診断と治療に大きな支障がでるだろう。

1日か2日持続して気分が「高い」と感じれば軽躁と確定するのに十分であると述べる者もいる。Angst(1998)は，家族歴があるか経過が長期であることが確認されるならば，2日間の「軽躁」があれば患者は双極性とみなされるべきだと主張した。そのような症例の存在や，双極性障害が軽微な症状ではじまりうることに私は反対しない。しかし，こうした特徴をもった患者の**全員**を双極スペクトラムに入れることにはついていけない。かつて減弱精神病症候群についてみられたものと同じく，多くの偽陽性を生み出すという問題がここでもみられているのである。

さらに，経過中の軽躁の有無を知ろうにも，ほとんどの情報が過去にさかのぼって集められるため，4日間ずっと途切れなく，異常な気分が持続したのかを確かめるのは難しい。閾値を下げることは，必然的に双極性障害の診断の急激な増加を生むだろう。実際，このようなことがすでに生じている。4日間ルールを遵守する臨床医はほとんどおらず，あらゆる気分の変動を脊髄反射的に「双極」と診断する者すらいる。結果，患者に必要かどうかに関係なく，気分安定薬と抗うつ薬が処方されている。

最終的に，DSM-5は軽躁について4日間ルールを修正しなかった。その分野の年配の人々のほとんどは，そうするのに十分強固なエビデンスがなく，

4日間ルールを変更して生じる影響の重大性は予測しきれないと結論づけた。心強い賢明な判断だった。

　Akiskal ら(2002)は抗うつ薬によって生じた軽躁について，双極Ⅲ型というカテゴリーを提唱した。DSM-Ⅳはこのような躁を独立した症状と考えておらず，薬物の影響とみていた。DSM-5 は抗うつ薬治療で躁や軽躁が生じてもこれを特別には扱わず，抗うつ薬が本来の効果を超えて効き過ぎただけのものとしている。ただし，抗うつ薬の中断後，その作用を超えて続くのであれば躁や軽躁と扱うことになった。

　実際，抗うつ薬による治療で軽躁が生じることはまれである。双極性障害の多くは抑うつ状態からはじまり，これがうつ病と混同されて抗うつ薬が処方されるが，その抗うつ薬とは無関係にでも気分が躁状態に切り替わりうる (Parker and Parker, 2003)。ただの病気の経過としてではなく，躁状態が抗うつ薬によって惹起されるという解釈は，ただの幻かもしれない。それゆえ，双極Ⅲ型のカテゴリーの必要性については疑わしい。

　2～3時間しか続かない超急速の気分変動のカテゴリを加えようと積極的になった者もいる。パーソナリティ障害によくみられる(Koeningsberg, 2010)のだが，そういった臨床的現象は感情の不安定さであり，双極性の一形態ではまったくない。「超急速(ultra-rapid)」という言葉を使うことは，躁病/軽躁病エピソードを頻回に繰り返すと定義される双極性障害の急速交代型と，日ごとや時間ごとに変化する気分をごっちゃにしている。感情の不安定さ，ときの中で変動する不安定さに特徴づけられる短時間での気分変動，激しさ，不快気分の状態からの回復の遅れは，いずれもまったく異なる病理にもとづいた現象かもしれない。その答を生物学的な指標なしにどうやって知りうるだろうか。

　ひとたび超急速な気分の変動が診断基準として加えられたら，ほかの精神疾患の多くが双極スペクトラムに含まれるだろう。また，こうした概念は観察されはするが，きわめて表層的な，起こった出来事にただ似ているということだけをよりどころにしている。ありふれた症状をみて，それらすべての根底に同様の病的過程があるとみなしてはならない。気分の不安定さは一般的な症状であり，それをおもな特徴とするパーソナリティ障害や，物質使用障害，摂食障害を含む多くの状態でみられる。Akiskal(2002)は気分の不安定さを，こうした患者すべてが「本当の」双極であることの根拠と扱った。感情の不安定さが双

極性と同等と扱われることにより，小児精神科医による，小児のありふれた問題行動の多くを「小児の双極性障害」として定義し直そうという動きにもつながった(Chang, 2007)。

定義上の問題は，社会の中に双極性障害の人がどのくらいいるのか推定することにも影響を与えている。Epidemiologic Catchment Area Study(通称 ECA)では双極Ⅰ型障害の生涯有病率は 0.8％で，双極Ⅱ型障害は 0.5％だった(Robins and Regier, 1991)。保守的で，信頼できる数字である。しかし，National Comorbidity Study(通称 NCS)が推定した双極Ⅰ型障害の生涯有病率は 1.6％にまで達した(Kessler et al., 1995)。その後，National Comorbidity Survey Replication(通称 NCS-R)では，双極Ⅰ型と双極Ⅱ型を合わせた有病率は 3.9％であり，軽躁のゆるい定義から生じた増加と発表された(Kessler et al., 2005)。これらのすべての数字は DSM-Ⅳの診断基準にもとづいていた。気分の不安定さや，イライラした気分というような閾値下の症状を新しい評価の道具として用いて双極スペクトラムの頻度を決めると，双極Ⅰ型は 1％の有病率と推定され，双極Ⅱ型は 1.1％に達し(すでに著しく増加している)，閾値下の症例 2.4％を加え，合計で 4.5％となる(Merikangas et al., 2007)。

どの程度スペクトラムを広げるかによって，一般有病率はさらに高くなる。前述の数字ですら本来よりも高かったが，Angst(1998)は，その2倍の8％と推定した。双極性の次元的な「項目」を使ってスペクトラムの症状を特定するようプロトコルをつくったならば，臨床における有病率はさらに跳ねあがるだろう。例えば，フランスの多施設の患者を対象とした大規模研究では，広く定義された軽躁エピソードを**あらゆる**患者の 39％が経験していた，と報告された(Akiskal et al., 2006)。

問題は絶対的な基準がないことだ。DSM 基準を拡大したがる精神科医らは，彼らのいう「ソフトバイポーラー」，すなわち，閾値下でも双極性と定義されたスペクトラムの症例を評価するために作成した基準を用いて研究を実施している。しかし，こうした閾値下の症状は双極性の真の指標なのだろうか。現象学的な類似性では不十分だ。閾値下の気分のムラは精神病理が異なる型，もしくは気分障害と無関係な正常のバリエーションを反映している可能性がある。

再発型の単極性うつ病を，双極スペクトラムの概念で扱うことには，しっかりとした根拠がある。ここに，双極性の**未診断**の問題がある。クレペリン

(Kraepelin, 1921)は重症うつ病が後に双極性障害に進行することがあると報告した最初の人物だった。早期発症，再発を繰り返す経過，非定型の症状，家族歴が存在するときに，こうした転帰をとる可能性が高くなる(Benazzi, 2002)。

　診療を行っていれば誰でもそのような症例をみてきただろう。しかし，外来診療やプライマリ・ケアにおけるこうした転帰の頻度は誇張されてきた。概念が広まるにつれて，薬物に反応しない**軽症**から**中等症**のうつ病患者について，「本当は双極性障害ではないか」と，家庭医から多くの相談を受けるようになった。流行りの診断にひかれた患者が，こうした見方をとり入れ，自分が(もしくは自分の親戚や友人が)躁うつ病だと元気よく口にするかもしれない。双極スペクトラムの拡大は，単純な話を好むメディアから，また市場の拡大を期待する製薬会社からも支持されてきた。

　双極スペクトラムを推す人々は誠実だが，間違った方向に導いている。彼らは多くの偽陽性の診断を生むモデルを推進している。膨大な数の精神科の患者に再度診断をくだし，気分安定薬や抗精神病薬を処方しようとしている。幅広い双極スペクトラムは精神医学の大部分を飲み込むことだろう。だが，この流行はエビデンスではなく，熱狂によるものである。

　診断の正しさを確認するひとつの方法として，治療をして得られた反応の特徴を確認する方法がある。「薬理学的解析(pharmacological dissection)」の概念は，同じ物質であれば，異なるカテゴリーに属する患者でも同じ効果を生むというエビデンスにもとづいている(Klein, 1987)。伝統的な双極性の患者は通常，気分安定薬に反応するが，これらの薬物がスペクトル障害に同じように有効であることを示すランダム化された臨床研究はなく，エビデンスはそのような効果がないことを示唆している(Paris, 2012)。双極性と推測された患者は，伝統的な症例に奏効した薬物療法に一貫して反応しなかった(Patten and Paris, 2008)。

　例えば，感情の不安定さを伴うパーソナリティ障害の患者に対する**どんな薬物の使用も**エビデンスはきわめて弱く(Paris, 2008c；Kendall et al., 2009)，気分安定薬は標準的な治療になるとは考えられない。精神科の薬物は一般的に鎮静効果を有し，あらゆる問題となる症状と行動の頻度を減らすため，薬効の判断に混乱が生じる。鎮痛薬を処方されて痛みから解放されたとして，こうし

た薬物に反応する患者の病気がすべて同じとはいえないことに，誰も異論はないはずだ。

小児の双極性障害

　近年，思春期以前の小児に双極性障害の診断をくだせるかについて論争が生じている。クレペリン(Kraepelin, 1921)の時代から双極性障害が，ときに青年期以前にはじまることは広く受け入れられてきた。だから，伝統的な双極性が思春期直後にはじまりうることには誰も反対しない。しかし，双極スペクトラムの概念により，臨床医はパーソナリティ障害と診断したほうが適切であろう若年者に双極性障害の診断を下しはじめている(Chanen et al., 2008)。「小児」が18歳未満を意味するという人がいる一方で，青年期以前を意味するという人もおり，概念についての混乱もある。

　躁は小児期にはじまり，さらに実際には思春期以前にみられるという考えは影響力が大きく，論争となった(Wozniak, 2005；Faedda et al., 2004)。Frances (2010f)は，診断の流行の一例として小児の双極性障害をあげ，以下のようにコメントした。

　　「精神科の診断が流行になる際，そこには必ず3つの前提条件がある。すなわち，差し迫った必要性，魅力的な話，影響力の大きい主張者である。差し迫った必要性は，臨床場面で，学校環境で，矯正施設で悩み，悩ませられる子どもたちに非常に頻繁に遭遇することにより生じている。子どもは，自分自身が困ると同時に，周囲を困らせ，家族や医師や教師の注目を集めている。皆が何かしなければならないという莫大な重圧を感じている前版で用いられていた素行障害(conduct disorder)や反抗挑戦性障害(oppositional defiant disorder)といった診断名だけでは，行動を起こしようがなく希望をみいだせなかった。対照的に，小児の双極性障害の診断によって，薬物療法や学校サービスの拡充は正当化された。たとえ診断が正確でなかろうと，薬物療法は怒りを減じるのに役立つことが多く，さまざまな不快感情すべてに対して，非特異的な効果をもっている」

いわゆる「双極性障害の子ども」には，実際に何がみられるのだろうか。注意深く研究論文を読んでみれば，そこには広範かつ持続する感情の調節障害が記されていることだろう(Geller et al., 2008；Birmaher et al., 2009)。こうした子どもには気分の変動があるが，これは躁病あるいは軽躁病エピソードに進行しない。破壊的行動障害の子ども全員に共通するのは，不機嫌で，イライラして，反抗的であり，加えて下品になりがちなことである。彼らが誇大的な考えを抱いたとしても，たいてい自慢の域を超えはしないものだ。

遺伝学，神経生理学，追跡研究あるいは治療反応性において，こうした症状が伝統的な双極性と共通の関係があることを証明するようなエビデンスはない。最近の，双極性障害の両親をもつ子どもを対象とした前向き研究では，気分障害のエピソード(ほとんどは抑うつ)は思春期をすぎたばかりの頃にはじまるが，それ以前に双極性の特徴は観察されなかった(Duffy et al., 2009)。別の前向き研究では，双極性障害の両親をもつ子どもは，双極性よりむしろ，注意欠如・多動性障害のリスクが上昇した(Birmaher et al., 2010)。

小児期に躁がはじまるという理論のエビデンスのいくつかは，セントルイスの子どもの集団の追跡研究を基盤としている(Geller et al., 2008)。だが，その子どもたちに青年期に双極性障害に発展する症状は**みられず**，他の研究でも，そうした関連は見られなかった(Birmaher and Axelson, 2006)。長年にわたり，そうした臨床像は続いたが(Galler et al., 2002)，「ソフトバイポーラー」のレベルにとどまった。こうした子どもは，怒りっぽさや被刺激性を示したが，軽躁のエピソードを満たさなかった。結局，成人で「双極」とみられる症状は，必ずしも子どもでも同じ意味をもつとは限らない。地域調査では，子どもに，気分のムラや破壊的な振る舞いはよくみられるものだ(Duffy, 2007)。そういった行動は，精神科を受診する子どもに最もよくみられる症状でもある。

Brotmanら(2006)は**重度感情調節異常**(severe mood dysregulation：SMD)という，これらの症例を表す新しい用語を発表した。この臨床像をもつ子どもたちは後年，躁ではなく抑うつに進展することも報告された(Carlson et al., 2010；Leibenluft, 2011)。一時期，DSM-5は「気分調節不全障害(temper dysregulation disorder)」という用語を提唱したが，その診断は「かんしゃく(temper tantrums)」と混乱されるため，**破壊的気分調節障害**(disruptive mood dysregulation disorder：DMDD)に置き換えられた。この専門用語で示される

カテゴリーは，行為障害や反抗挑戦性障害のような典型的な行為の障害ではなく，気分障害のバリエーションとみなされている。この新しい専門用語には，気分安定薬や抗精神病薬を自動的に処方することを避けさせようとする目的があるのかもしれない。しかし，深刻な問題のある子ども薬物を処方してほしいという望みは，診断ばかりが理由ではない。DMDDの子どもが抗精神病薬をあたり前のように与えられていたとしても，誰も驚かないだろう。

　つまるところ，「小児の双極性障害」は他の診断と大部分が重なっているのだ。Gellerら(2008)は，小児の双極性障害とされたものに，行為障害，反抗挑戦性障害，注意欠如・多動性障害といった破壊的行動障害との併存が多いことを報告した。それらはどれも成人の双極性障害に先行するものではない。注意欠如・多動性障害の子どもを成人まで追跡した長期間の研究でも(Weiss and Hechtman, 1993 ; Manuzza and Klein, 2000)，行為障害の子どもに関する研究でも(Zoccolillo et al., 1992)，双極性障害ではなく反社会性パーソナリティ障害 antisocial personality disorder や物質使用障害になるリスクが上昇することを示した。

　子どもに双極スペクトラムの概念を拡大するかどうかという問題は，単に理論の話ですむことではない。実際，双極スペクトラムの概念が広がった結果，臨床の場面では就学前の児童を含む，子どもに対する抗精神病薬の処方が劇的に増えていることが明らかになっている(Olfson et al., 2010)。その流行は米国を襲うだけでなく，英国にも広がっている(Rani et al., 2008)。

　正しかろうと，正しくなかろうと，薬物の使用に関し，精神医学は批判を受けている。しかし，統合失調症の患者に精神安定薬を，成人の双極性障害の患者に気分安定薬を与えるのは，その病気を未治療で放置した結果が，こうした薬物が生むどんな副作用よりも深刻であることを精神科医は知っているからだ。逆に，双極とみなした幼い子どもに薬物を与えるとき，その根拠となる同じようなエビデンスはなく，われわれはその長期的な結果を知らない。

　子どもを双極性障害と診断することは，強引な薬物治療を促し，有害である可能性がある。DSM-5はこの問題を意識しており，そのような症例を「双極」と呼ばないよう解説で警告している。それでも，DMDDの診断はおそらく同様の問題を生むことだろう。児童精神科医たちは，かつては家庭での生活や社会的問題に対して高い関心を示していたが，生物学的な仕組みや薬理学的な解

決に注目するようになった。症状のすべてが異常な気分が反映されたものとみなされた結果，これらの問題はますます大きくなっている。

　まとめると，DSM-5 は双極スペクトラムを広げる要望に直面し，いくつかの分野でとり入れたが，他の分野は保留した。それでも双極性障害の診断は増加し，すでに現場に深い影響を与えている(Yutzy et al., 2012)。多くの患者に気分安定薬や抗精神病薬が処方されている現状を，将来の人々がどのように振り返るのかは，時間だけが知っている。50 年後になっても，まだ打開策がみつからず，流行が害をなすことだけが続いている可能性もある。

9.
抑うつ障害

　ほとんど誰にでも気分が落ちこんだ経験はあり，気分の変化は普遍的なものだ。こうした経験はあまりにもありふれたものであるため，気分障害の境界については批判的な検討が必要だ。抑うつ(depression)と悲しみとはどう違うのか。双極性障害とよくある気分のムラはどう違うのか。抑うつは常にそれ自体で障害なのか，それとも他の状態の症状なのか。DSM-5の作成の際には，障害を構成する要素の定義を制限するか拡張するかが問題となった。

抑うつとは何か

　ヒポクラテスの時代以来，**メランコリー**(melancholia)は病気と認識されてきた。かつて精神科医はこの臨床所見を軽度の抑うつとは質的に異なるものと考えていた(Parker, 2011)。メランコリーは数週間から数ヶ月間続き，この間，患者は落ちこみ，被刺激性，不穏状態に悩まされ，知的処理や動作の鈍り，食欲の減退，不眠，強い自殺衝動を伴う。気分は外的なストレスに明らかに不釣り合いで，精神運動制止か激越，重度の認知障害，顕著な自律神経症状，精神病症状を伴いうる(Parker, 2011)。

　これは「ありきたり」のうつ病とは異なる所見だ。精神科医が長く学んできたように，うつ病は症状でも，症候群でも，疾患でもありうる。うつ病は1つの状態であって，重篤度が異なるだけだという概念が，これらの重要な区別をあいまいにしてきた。前向き研究から，人口の半数，おそらくはそれ以上が，生涯のある時点でDSM-Ⅳの大うつ病エピソードの基準を満たす気分の変化を経験することが判明している(Moffitt et al., 2010)。これらのデータは30代

の人のみを追跡した研究から得られたものである。Parker(2005)は，別のデータからも人口のほぼ80％が生涯のうちに大うつ病性障害を経験することが示唆されたとコメントしている。悲嘆のような正常な反応に対する除外を緩めていけば，この値は簡単に100％に達するだろう(Wakefield et al., 2007)。定義が厳密さを欠くことにより診断のインフレーションが生じており，これは明らかに問題である。

　これらは，うつ病が「ただの心の風邪」であることを確証しているとする見解もある。あるいは，大うつ病性障害(major depression)の現在の定義は，人生の問題と精神の障害を区別できない点で，あまりに包括的すぎている可能性がある。これは，近親者との死別は，単純な場合も複雑な場合も，従来の大うつ病を特徴づける広範な症候群と関連していないことを示す地域研究により裏づけられている(Gilman et al., 2012)。

　DSM-ⅠとDSM-Ⅱで精神病性うつ病(psychotic depression)と神経症性うつ病(neurotic depression)を区別したことは，誤りだったとはいえ，区別に対応しようとする試みではあった。精神病性，またはメランコリー型の病像は「内因性」であるのに対し，神経症性うつ病は環境に原因があるとされたが，この区別は有効ではなかった。精神病性うつ病もストレスの後に発症することもあるし，軽度のうつ病も生物学的には気分障害かもしれない。つまり，高度に複雑で相互関係のある病因論的因子にもとづいて，うつ病を小分類することはできない。しかし，まだつぎの疑問が残っている。うつ病は1つの疾患なのだろうか，それとも多数の疾患なのだろうか。

うつ病の一元論

　40年前，AkiskalとMcKinney(1973)はその影響力のある総説において，すべてのうつ病は1つの連続体上にあって，重篤度が異なるだけだと提唱した。実証されていない病因論にもとづいて区別を設けることはできないこと，また症候群，家系，結果，治療反応は，うつ病の全形態にまたがる傾向があると記した。

　この一元論はDSM-Ⅲで採用され，以後，幅をきかせている。患者が最低2週間にわたり9項目のうちの5項目を満たせば「抑うつエピソード」の診断

がくだされる。重篤な症例は，精神病性もしくはメランコリー型として亜型に分類できる。一元論は通念となってしまったとはいえ，ありきたりのうつ病とは異なるメランコリー型の存在を論拠に，一元論は反論され続けている(Parker, 2005)。それらは同じ病気の程度の差なのだという前提には，まだ疑問符がついたままだ。

　第2の問題は精神病理と通常の不幸とを区別していない点で，これは一元論に関するものより深刻だ(Horwitz and Wakefield, 2007)。DSMの定義はあまりに広すぎ，その一生涯の中で基準をまったく満たさない人間は想像しがたい。

　基準上，必要とされている期間があまりに短いことが過剰診断の最も重要な原因である。人生で喪失や深刻な挫折を経験すれば，人は簡単に2週間のうつ状態に陥るだろう。軽度のうつ病の大多数は速やかに寛解することからすれば(Patten, 2008)，反復性や慢性であれば病理がより強いと扱うのと同様に，期間を4～6週間とすれば，より妥当な区分として扱えたことだろう。

　第3の問題は，大うつ病性障害(major depressive disorder)の「大(major)」とは何か，だ。DSMでは，患者が5つの基準を満たすことを要求される。しかし，この5という数字は9の過半数ということ以外，誰にもその出所はわからない。そのうえ，診断はより軽度の症状，すなわち気分が落ちこんで興味や楽しさが感じられないこと，気力の減退，集中力の低下，不眠があるだけでくだせる。こうした特徴のすべては，環境的なストレスによる一時的な気分状態でも起こる(Horwitz and Wakefield, 2007；Patten, 2008)。DSM-IVにもとづく地域研究では正常からの明確な区分はできないが(Kendler and Gardner, 1998)，大うつ病の基準はまったく不等質であって，最近の研究(Lux and Kendler, 2010；Lux et al., 2010)では，認知的な基準と自律神経症的な基準を組み合わせても，重篤度の評定に妥当とはいえないことが示されている。

　DSMのこれまでの版が6つ以上の基準を求めていたとすれば，うつ病を妥当に定義するのにも役立っていたであろう。また，中華料理店のメニューのように混ぜ合わせるのではなく，**絶対**に存在しなければならない基準の設定も有意義だっただろう。現状では，9つのうちで唯一要求される特徴は気分の落ちこみ自体(もしくは興味や楽しみの喪失)だ。閾値の設定があまりに低く，重篤度を得点化しても問題への真の対処にはならない。例えば，症状が4つ以下と

少ない症例でも患者はひどく苦しむ。同様のことは，3つ，2つ，あるいは1つだけの場合についてもいえるであろう。

　最後に，たいていの人は7桁の電話番号ですら長すぎて覚えられずメモが必要になるものであり，実際，診察する臨床医は9つもの基準を覚えていない。Zimmermanら(2011)は，9つの基準を5つの基準に単純化した。気分の落ちこみ，興味の喪失，罪悪感や自己の無価値感，集中力の低下や決断困難，そして希死念慮や自殺についての思考の5つで，このうちの3つが診断に必要とされた。Zimmermanらは，5つに単純化してもDSM-Ⅳとほぼ同様の結果が得られることを発見した。それでも，アルゴリズムを単純化しても，うつ病の定義が広範すぎるか否かの問題には対応できない。Parkerら(2010)は，大うつ病性障害という全体について考えるのではなく，精神病型，メランコリー型，非メランコリー型をすぐに特定する代替的な手法を提案した。この手法は，臨床医が精神病型とメランコリー型のうつ病を見分けることを促すために考案された。これらのうつ病は，いずれも異なる治療方法を要し，治療に対する反応も特異的に異なる。

　まとめると，AkiskalとMcKinneyの研究から40年経っても，われわれは重度，中等度，軽度のうつ病が単一スペクトル上の異なる点なのか，それとも別々の症候群なのか結論をだせずにいる。以下で考察するように，大うつ病は患者の治療を臨床医に誤らせるおそれのある雑多なものが入り混じった診断である。うつ病を過度に診断することに真の臨床的価値は何もない。

診断のための除外事項

　ほぼ誰をも不幸にするようなストレッサーが存在したとき，その落ちこみをうつ病と診断するべきなのだろうか。DSM-Ⅳは，死別(bereavement)後の長期間にわたる症候性の悲嘆は除外してよいとしたが，他の喪失については同じ規則を適用しなかった。離婚や失職などの人生上の出来事も，悲嘆に似た症候群を生み出しうる。死別を原因とするにせよ，人生におけるその他のストレッサーを原因とするにせよ，うつ症状は類似しており，悲嘆の有無をみることは，正常な状態と病的状態の鑑別の助けになるという(Wakefield and First, 2012)。それならば，除外事項を拡大して，人が喪失を嘆く際の抑うつ症状を一過性の

ものと考えることの何が悪いというのだろうか。

　DSM-5は逆方向に歩を進めた。当初は悲嘆の除外を完全に削除し，診断の範囲をふたたび拡張することを望んだのだ。これもまた，精神疾患の範囲を膨張させ正常性の領域にまで入り込もうとする，その一例だった。社会的状況を症状の原因として扱うことに失敗したことの表れでもある。悲嘆はうつ病と似た症状を生み出すが，それは両者が1つの同じものであることの証明にはならない。そのうえ，悲嘆をうつ病から区別すれば，臨床医はその患者についての転帰と治療の必要性を類型化できる(Parker et al., 2011)。精神人類学の専門家であるKleinman(2012)は，彼自身が妻と死別して感じた悲嘆がうつ病と診断されうるのかを論文にまとめ，不賛成の立場であることを表明した。

　Wakefield と First(2012)が提案した解決法には，重篤度の閾値をひきあげ，症状を状況によるものとする範囲を広げることが含まれていた。近親者との死別後，何ヶ月も抑うつ状態のままの患者がいるという事実は，基準をつくり直すことで考慮できるだろう。つまり，喪失後2週間の抑うつ症状を示すことは正常な反応と診断する一方，それ以上の長期間にわたり症状が続く人はうつ病と診断するということだ。これは2012年5月，DSM-5により最終的に採用された解決法に近い。この解決法では，長期にわたる場合も，その症状が悲嘆で最もうまく説明できる場合は大うつ病と診断しないよう警告している。当面は付録での扱いになっているが，「持続性複雑死別障害(persistent complex bereavement disorder)」と称するカテゴリーも設けられた。

　死別に関する悲嘆の除外を止めていれば，さらに多くの患者がうつ病と診断され，治療を受けることになったであろう。おそらく，これはすでに起こっている。多くの人々が，なんら診断されることなく抗うつ薬を処方されている(Mojtabai and Olfson, 2011)。診断の拡大は今日の外来診療の性質を反映しており，精神科医は医療行為の対象を重度の障害のみに限定されるのを望まず，自分たちが問題とみなしたものすべてを治療対象とすることを正当化する診断を欲していると Wakefield(2010b)は示唆した。治療が主としてカウンセリングや心理療法で構成されるならば，そのような診断をくだしてもおそらく何ということもないだろうが，うつ病と診断されると内科医は薬を処方する。さほど重度でない患者にはプラセボ以上の反応は得られないという一貫した証拠があるにもかかわらず，だ(Kirsch et al., 2008)。いったん患者が抗うつ薬の服用

をはじめると，臨床医は再発をおそれ，投薬を止めたがらない。

　幸運にも，たいていの抗うつ薬は長期間服用しても大した毒性はない。しかし，診断システムは，有意義かどうかもわからない薬を患者に何年間も飲ませることを医師に奨励するようなものであってはならない。最近のデータでは，12歳以上の米国人の11%が抗うつ薬を服用している(Pratt et al., 2011)。精神科医とプライマリ・ケア医は，ただの不幸な出来事を精神疾患とみなすに至っている。

　DSM基準を基礎とした疫学研究は，うつ病はよくある疾患だという考えを支持する傾向にある。大規模疫学研究である全米併存症調査(National Comorbidity Survey)では，生涯罹患率は16.6%であった(Kessler et al., 2005)。この数字ですら少なく見積もられている可能性がある。抑うつのエピソードはいったん解消されれば，それについて忘れてしまうほうが一般には適応的だ。後ろ向き研究よりも前向き研究により，忘れてしまったエピソードを計算に入れれば，最大で一般人口の半数が32歳までの人生のある時点で基準を満たすことが報告された(Moffitt et al., 2009)。

　しかし，うつ病のコミュニティ研究には，治療を必要としない軽度の症例が多く含まれている(Patten, 2008)。よって，人々をスクリーニングし，こういった人々を治療に導入し，精神保健システムに入れることにはほとんど意味がない(Patten, 2008)。偽陽性の問題は，気分障害に関する疫学研究のすべてに影を落とす。抗うつ薬治療への熱狂は，一般人口をスクリーニングして，閾値以下の症例を含むあらゆる形態のうつ病に診断をくだそうという，精神保健団体の支持を受けている見解に至っている。これは，適切な治療を受けることすら困難になっている重度の患者から，自然と回復する一過性の抑うつエピソードをもつ正常な人々に精神科医の焦点をシフトさせており，その影響の結果は人々に幸福をもたらすものではない。うつ病が心の風邪だとして，風邪を肺炎と誤診してはならないのだ。

　DSMシステムに取り込まれた一元論は，気分障害についての特殊な**理論**から生まれたものである。この理論はすべての精神疾患は生物学的なものであり，正常との連続体上にあるとみなすDSMの傾向と合致している。しかし，現行のうつ病のカテゴリーのうちで，固有の病理過程，すなわち中間形質を反映しているものはない。ときには内分泌学的変化と関連づけられるメランコリー

(Parker et al., 2010)ですら，生物学的マーカーは診断の妥当性の証明に使用できるほどの一貫性をもたない．軽度～中等度のうつ病ではマーカーはまったく存在しない．

現行の気分障害のカテゴリーは，臨床医が特異的な治療法を選択する際の助けになっていない．どの症例でも治療法の選択には単に診断した病名だけでなく，もっと他のことも考えなければならない．大うつ病の一元論的コンセプトは，治療の手引きとしては拙劣なものである．なぜなら，その集団は不均一であり，非メランコリー型うつ病では薬物への反応は予測不能だからである．Healy(2009)は，大うつ病のカテゴリーの妥当性が十分に証明されておらず，必ずしも全部が「大(major)」とは限らないことから，大うつ病は「**創作**」ではないかとすら述べている．

DSM-Ⅲでは，大うつ病性障害の広い診断範囲の中に重症度の追加的コードを許容することで，臨床的なバリエーションに対応した．しかし，これらの選択肢をマニュアルに収載するのと，臨床医がそれを活用するのとは別のことである．実際，メランコリー型うつ病のための治療が，あらゆる種類のうつ病に適用されつつあるように思える(Paris, 2010)．

DSM-Ⅲの編者らは，さほど重篤でない抑うつ状態について「小うつ病(minor depression)」のカテゴリーを導入することを検討した．結局，このカテゴリーは特定不能の気分障害という，さらに大きなゴミ箱に入れられた．大うつ病の5つの基準を2週間にわたり満たさない一過性の症状をもつ患者は，「抑うつ気分を伴う適応障害」と診断することも可能だが，この診断はあまり使われていない．最後に，慢性的だが症状が少ない患者は，基準にある症状のうち，たった2つを満たせば，そしてそれらが2年間ほぼ常に存在すれば「気分変調症(dysthymia)」と診断できる．臨床医はしばしばこの患者と遭遇するものの，気分変調症は研究が不十分なカテゴリーである．他の多くの診断，特に人格障害に関連する軽度の気分障害や落ちこみが含まれることもあるが，こういった症例は抗うつ薬に一貫した反応を示さない(Klein and Santiago, 2003)．

DSM-5における変更

上記のすべての未解決問題からすれば，DSM-5における改訂の程度が比較

的軽微なのをみるとほっとする。これまでの版と同様に、大うつ病の診断には臨床的に有意な障害とともに、9つの基準(気分の落ちこみ、関心の喪失、体重の増加か減少、不眠か過眠、精神運動制止か焦燥、自己無価値感、集中力低下、死についての思考)のうちの5つの基準の存在が必要とされる。その後に、大うつ病性障害(単独エピソードまたは再発)と診断できる。気分変調症は「持続性抑うつ障害(persistent depressive disorder)」に名称が変更された。これは、2年間以上、閾値以下の症状が持続する症例(DSM-Ⅳの気分変調症)と、閾値以上の症状が続く症例(DSM-Ⅳの慢性うつ病)を組み合わせたものである。

　不安と抑うつは簡単に切り離せず、それがふつうとはいわないまでも、同じ患者によくみられることは昔から知られている(Goldberg and Goodyer, 2005)。第1の変更は、併存する不安の扱いの変更と、大うつ病の3症状と不安の2症状による混合性不安抑うつ障害(mixed anxiety-depression)と呼ばれる新たな障害の追加がDSM-5で提案された。Wakefield(2012)は、この診断の閾値の低さに懸念を表明した。この提案は臨床試験で信頼性を欠くことがわかり、2012年にとり下げられた。

　第2の変更は、うつ病と躁病が同じ患者に同時にみられるという混合エピソードの定義についてだった。DSMは、双極性障害と大うつ病性障害に適用できる「混合性の特徴(mixed features)」の特定用語を提供している。この変更により、臨床医は抑うつエピソードと躁病エピソードのどちらかが閾値以下でも混合状態として評価できるようになり、混合状態が特定されることは増えるだろう。この変更の有用性については不明である。

　第3の変更は、抑うつエピソードを次元として重症度を評価するオプションを加えたことだ。これには、それぞれに重みづけをせず症状を数える自己評価尺度の「こころとからだの質問票(Patient Health Questionnaire：PHQ-9)」(Kroenke et al., 2001)や、臨床全般印象度(Clinical Global Impression：CGI；Guy et al., 1976)を用いる。症状を形式的にスコアで表すことは、重症度の臨床的印象よりはメリットがあるだろう。しかし、その過程で臨床的な判断が必要になることからすれば、真に客観的とはいえない。

　第4の変更は、DSM-Ⅳでは付録で扱っていた月経前不快気分障害(premenstrual dysphoric disorder)のカテゴリーを、気分障害の項に移したことである。月経前不快気分障害は付録から本文に移され、11の症状が列挙されて

いる。このうちの5つの症状が，臨床的に有意な障害に伴って存在しなければならない。症状の一覧にはたいていの月経期に生じ，月経の開始とともに寛解する気分変動と被刺激性をあげている。この障害はDSM-Ⅳで採用が検討されたが，最終的には付録として扱われた。多くの女性が経験するありふれた症状が医療の対象とされうることが懸念されたのである。変更の根拠は，周知のように，この症候群が抗うつ薬で効果的に治療できることだ(Steiner et al., 1995)。しかしながら，2つの懸念が残る。1つは，女性に対する偏見を生む可能性だ。もう1つは，診断基準があまりに簡単に満たされて，症状が軽微な患者に不必要な薬物療法が行われるに至ることだ。これも，DSM-5全体にかかわる問題の一例だ。

最後に，6~18歳までの小児に適用されるカテゴリーである，重篤な気分調節不全症(disruptive mood dysregulation disorder)が追加された。この状態は，破壊的行動障害(disruptive behavior disorder)と共通する多数の特徴があるため第13章で詳述する。

First(2011)は，費用対効果分析の視点からDSM-5の変更を再検討した。彼は，例えば不幸な患者をうつ病と診断することといった偽陽性についての懸念と，多忙な臨床医は研究者向きの複雑な得点化を実行しそうにないことから，その臨床的有用性と実施上の問題についての懸念を表明した。DSM-5における他の数多くの変更と同様に，気分障害についての変更は，診療にどんな影響をもたらすかの判定に必要な，詳細な試験が実施されていないのだ。

診断が治療に及ぼす影響

現代医学では，大うつ病のDSM基準を満たす**どんな**患者にも抗うつ薬を処方しなければならないものと医師は思い込みがちだ。抗うつ薬を処方しなければ訴訟を起こされるとおそれる医師もいる。そこにうつ病の診断名が存在し，うつ病に効くらしい名をもつ薬物が存在すれば，それだけで条件反射で抗うつ薬が処方されるに十分な条件が整っている。英国の国立医療技術評価機構が公表したガイドライン(NICE, 2007)に従う医師はほとんどいない。しかし，同機構は賢明なことに，軽度~中等度のうつ病患者に何らかの薬物を処方するにしても，2~3週間様子をみてからにするよう勧告していた。

Ⅱ　各論

　DSM のカテゴリーに，このような抑うつ状態を扱うものがうつ病しかないことが，すべての症例に同様の治療が必要だという考えの重要な裏づけとなっている。プラセボと比較した場合，重度のうつ病における抗うつ薬の反応は軽度～中等度のうつ病よりもずっとよい(Kirsch et al., 2008；Shelton and Fawcett, 2010)。別のメタ解析(Gibbon et al., 2012)ではより広範な反応が裏づけられているが，われわれはこれらの研究の知見を謙虚に受け止めるべきである。これらの研究では，いかに有用な抗うつ薬であっても，重症度の低い患者に寛解をもたらすことにおいては，プラセボに優るものではないことが一貫して示されている(これは，治療反応は重症度が高いほうが測定しやすいという医学の一般原則である)。プラセボ効果は重度のうつ病では低いが，軽度のうつ病では薬効に匹敵するほど強力だ。初期の重症度にもとづくこうした反応の相違は，長年観察されている(Elkin et al., 1989)。薬物は重度のうつ病ではほぼ全例で必要だが，軽度の症例では精神療法も同様に効果がある。こうした治療効果の相違は，「大うつ病」は不均一な集合であり，重症度がさまざまに異なる単一障害ではないとの結論を裏づける傾向にある(Parker et al., 2005)。

　大うつ病の一元論は，うつ症状が薬物療法にうまく反応しない状態に用いられる「治療抵抗性うつ病(treatment-resistant depression)」のコンセプトの根底にもある。うつ病は薬物に反応する**はずだ**という考えにもとづくこのコンセプトから，増強戦略や切り換え戦略が多用されるに至った。手順のうちには有用なものもあるが，ごく最近の研究，とりわけ STAR-D 研究(Valenstein, 2006；Rush et al., 2006)では，抗うつ薬は有効ではあるが，著しく過大評価されていることが示された。治療により最終的には患者の 3 分の 2 がうつ病から回復したが，そもそも，うつ病の多くは治療を受けずとも時間とともに回復するものだ。

　まとめると，大うつ病性障害の診断それ自体は診療の手引きとしては拙いものである。治療効果が首尾一貫しないのは，不均一な集団に薬物が処方されているからだ。集団には真正の精神疾患の患者もいれば，ただ不幸せなだけな人もいる。

　医学の歴史において，医師は病理の背後にある機序の詳細な理解にもとづいた疾患の治療をめざしてきた。しかし，医師は治療法が開発されてはじめて，その疾患の診断をくだすこともままある。万能薬のような治療に飛びつき，過

度に広範な診断カテゴリーを作り出すことで，そのような診療を正当化してしまうことには慎重でなければならない。うつ病は診療の中心的な疾患だが，範囲が広く，誤った方法で分類されており，薬物による治療が必要な症例とそうでない症例を区別できずにいる。その結果として生じたのが，今の過剰診断と過剰治療だ。

10.
不安障害，トラウマ，強迫性障害スペクトラム

　不安(anxiety)は悲しみと同じくらい一般的なものである。生活の中には恐怖を感じる物事が数多くあるが，それに不安を感じなかったとすれば間違いであろう。では，どのような点で不安は病的なものといえるのだろうか。よく使用されるガイドラインでは，不安が機能不全を引き起こしているのであれば，その不安を「過剰」とみなすとされているが，正常な不安と病的な不安の境界は，そもそも恣意的なものだ(Horwitz and Wakefield, 2012)。

　不安は，心理的な現象であり，身体症状を主とする症候群とは異なる。しかしながら，特定の文化や社会的環境においては特に，内在化障害がしばしば説明不能の身体症状を伴うことが以前から知られていた(Gone and Kirmayer, 2010)。このことから，不安と身体症状が一部重なり合うことが説明できる(Simms et al., 2012)。また，臨床場面では，不安と抑うつは共存することが多い。プライマリ・ケアで最もよくみられる症状は，精神症状と身体症状の混在である(Goldberg and Goodyer, 2005)。この2つの症状のうち，どちらが原発性で，どちらが二次性なのか，はたまた両症状ともが同じように生じただけなのかはよくわからない。

　不安障害，心的外傷後ストレス障害，強迫性障害には一部重複する症状があるが，臨床的にはおのおの異なる症状が生じる障害である。本書では，本章で3つの疾患すべてを扱うが，DSMでは別々に章立てられている。とはいえ，ある不安障害に罹患した患者の家族が別の不安障害に罹患しうることを考えると(Bienvenu et al., 2011)，現れた症状にもとづいて3つの疾患に分類することは，十分に根拠のあるものではないかもしれない。あるコミュニティを対象に行った研究で，不安や内在化に関する症候群すべての間に一部重複があるこ

Ⅱ　各論

とが強く示されている(Tambs et al., 2009)。

パニック障害と全般性不安障害

　DSM-Ⅳでは不安障害(anxiety disorder)を，パニック障害，全般性不安障害，強迫性障害，恐怖症，心的外傷後ストレス障害の5つに分類して説明した。DSM-5では，そのうち2つを別のグループに分類している。そのような分類を使用するようになった理由を知るため，ここでは歴史を振り返ってみよう。
　DSM-Ⅱには「不安神経症(anxiety neurosis)」というカテゴリーがあったが，DSM-Ⅲでは，それは2つの疾患に分けられた。ひとつは，持続する心配と身体症状によって特徴づけられる，より慢性的な疾患である全般性不安障害であった。もうひとつは，より急性な疾患である，反復する発作に特徴づけられるパニック障害であった。2つに分けられたおもな理由は，全般性不安障害とパニック障害はそれぞれ病理学的に異なる神経伝達経路によって生じることと，それぞれ異なる治療法を必要とすることであった(Klein, 1987 ; Norton et al., 1995)。
　パニック障害(panic disorder)の臨床像は，精神医学における古典的な症候群の1つである。その定義は，DSM-5で変更されていない。DSM-5に残された全般性不安障害には，「全般性不安・心配障害(generalized anxiety and worry disorder)」という新しい名称が提案された。この名称が提案されていた理由は，起こりそうもない出来事に対して心配するという重要な特徴を反映するためであった。さらに，過剰な心配や不安の持続の期間を，DSM-Ⅳでは6ヶ月以上だったものを「3ヶ月以上」に短縮することが提案されていた。これらの案は最終的に採用されなかった。また，より特異的に心配と関連した症状の一覧，心配に関連した行動の一覧が提案されていた。その他，必要とする症状の項目数を，DSM-Ⅳでは6項目のうち3項目だったものを，4項目のうち1項目に減らすことが提案されていた。これらの変更点は小さいかもしれないが，この障害と診断される可能性が大幅に増加する可能性があった。全般性不安障害は慢性疾患と定義されているが，診断に必要な期間の短縮は，他の疾患との垣根を低くしうるものであった。AndrewsとHobbs(2010)は，コミュニティ研究や臨床例を対象にDSM-5の計画案をテストしたが，全般性不安

障害の診断の増加は観察されなかった。この結果は安心をもたらすものではあったが，繰り返し検証されるべきだ。われわれが経験してきたように，DSMの記載はわずかな変更であっても診断の「流行」を導きうるのだ。

全般性不安障害(generalized anxiety disorder：GAD)は，細かく定義された障害ではなく，恐怖症，うつ病，物質乱用を含めた他の疾患と高度に併存している(Stein, 2001)。全般性不安障害やうつ病に罹患している患者には，それぞれの疾患により異なる症状のパターンがあるため(Kessler et al., 2010)，それらを異なる疾患として扱うと決めた判断は正しかったと思われる。Moffittら(2010)は，不安や抑うつ症状のある児童の長期間追跡研究を報告した。その研究で，不安と気分の問題は，それぞれ長期的に変化せず，両者の差異は維持されていることが確認された。

恐怖症

恐怖症(phobia)は，よく知られた診断名である。しかし，限局性恐怖症(specific phobia)の古典的な臨床像は重大な機能不全をもたらさず，精神科専門医がこの症例をみることはまれだ。一方で，広場恐怖(agoraphobia)は恐怖症ではなく，パニック障害に併発する(Wittchen et al., 2010)。DSM-5の変更点は，恐怖症の患者が自身の恐怖症を不合理であると認識する必要性を取り除いたことだ。必ずしもすべての患者が不合理性を理解しているわけではない。Zimmermanら(2010)は，この変更で診断にはほとんど影響が生じないことをみいだした。

社会恐怖(social phobia)，または社会不安障害(social anxiety disorder)は，よくみられる疾患であったため注目を集めた(Davidson et al., 1993)。しかし，コミュニティにおいて社会不安や内気さは高い頻度でみられることからすれば，この恐怖症の定義は広すぎるかもしれない(Wakefield et al., 2005)。人前でのスピーチや公のイベントへの参加を困難に思う人なら誰でもこの診断がくだってしまうのは，ミッション・クリープの一例である(病気の宣伝をしたがる人についてはいうまでもない)。そして，社会恐怖の診断により抗うつ薬が治療に広く使用され，その結果，製薬会社に利益をもたらす市場が広がってしまっている。きわめて多く存在する，以前はふつうに「内気」と思われていた人々に薬を

売り込むために社会不安は作り出されたのだという人さえいる(Lane, 2007)。

最後に,以前は学校恐怖症(school phobia)と呼ばれていた「分離不安障害(separation anxiety disorder)」は,児童の項目から不安障害の章に移動した。この症候群がどのように生じ,成人期にどのように変化するかを明らかにするには,さらに多くの研究が必要だ。

心的外傷後ストレス障害と急性ストレス障害

DSM-5では,これらの障害は不安障害とは別の,心的外傷とストレスに関連した障害の章に記載されている。しかし,ほとんどすべての精神疾患には,何らかの不幸な出来事との関係がある。さらに,「心的外傷後」に生じると考えられるこれらの障害には,臨床症状を形成する社会因子に加え,生物学的な素因も反映されている。ほとんどの精神障害が原因不明である中,心的外傷後ストレス障害(post-traumatic stress disorder：PTSD)は原因が明らかな障害だと考える人もいるが,それは間違っている。外傷に曝された人のほとんどはPTSDにならず,PTSDを生じた人にはそれ以前に何らかの症状が存在している(McNally, 2009)。

PTSDはDSM-Ⅲで新しく採用された診断名であり,以来,議論の的になっている。その診断基準はしばしば批判され(McNally, 2009),マニュアルの改訂のたびに変更されてきた。それでも臨床家がこの診断名を気に入っているのは,おそらくPTSDがその病因の存在を示唆しているからであろう。実際には,その病因は非常に複雑であることを研究者は理解している。しかし臨床医は,原因と結果という構図の単純さに魅了されている。DSM-5の定義は,推定される原因(外傷を受けた出来事)と一連の特徴的な症状の組み合わせで構成される。基準Aには,重大な傷害やレイプに至るような生命を脅かす出来事である心的外傷について記述される。しかし,親しい人の心的外傷についてただ話を聞いただけでも,心的外傷の基準を満たすことになっており,その診断の範囲は広がった。これは,PTSDの診断の増加を招きうる。

Robertsら(2012)は,心的外傷の性質そのものでは,生じる反応にほとんど違いが生じないことを発見した。これは,PTSDが,生命を脅かす出来事に対する反応よりも,個人がもつ本質的な感受性による影響のほうが大きい症

候群であることを示唆している。症候群を特徴づけるのは，以下の4つの症状だ。侵入的な回想(心的外傷の再体験)，回避(記憶を思い起こさせる状況を避ける)，認知や気分の変化，過剰な覚醒。すべての症状が1ヶ月以上持続していなければならない。

あるコミュニティにおけるDSM-IVの診断基準を用いたPTSDの診断率は7.8%と高い(Kessler et al., 1995)。ここに診断の問題点が示唆されている。「心的外傷」という言葉が意味するものが不明確であり，何よりもまず問題なのは基準Aである(Breslau and Kessler, 2001)。

心的外傷とは，誰もが大きく取り乱すような，例えば生命を直接脅かすようなストレッサーのことなのか。それとも，そばで見聞きする，あるいはテレビでテロ事件をみるように離れた場所から目撃するだけでも十分なのか。DSM-IVで必要な項目であったように，そのときに恐怖や激しい不快感で心が満たされなければならないのか。喪失や悲嘆のような，よくある経験は心的外傷とみなされうるのか。DSM-IIIにPTSDの診断が含まれるようになって以来，これらの問題はPTSDに関する研究の妥当性に影響を与えている(Spitzer et al., 2007)。DSM-5の定義では，もはや最初の経験で「心的外傷を受けた」と感じることを必要としていない。このことは，生じた症状について過去を振り返り，ある出来事を心的外傷だったとすることが可能であり，原因と結果を錯覚させうる。特にDSM-5では大災害の目撃者であることも心的外傷を引き起こす出来事になりうるとされ，草稿では大災害について学び聞いたことさえもその対象とされていた(Friedman et al., 2011)。この診断基準は限定が不十分であり，症状が出現した背後にある本質的な因子を無視するよう臨床家を導く可能性がある。

第2の問題は，臨床場面におけるPTSD診断の使われ方である。悲惨な心的外傷を語る患者は，その経験による症状の有無と無関係にPTSDと診断されかねない。離婚や死別でさえも，ときに「心的外傷」とみなされることもある。いったん，PTSDの診断が拡大してしまえば，そこらにいる人の大多数が「サバイバー」になってしまうことだろう。McNally(2009)が指摘するように，過剰診断はPTSDの概念を弱め，重大な心的外傷のインパクトに焦点をあてることを困難にしかねない。

第3の問題は，PTSDがストレスへの脆弱性としてではなく，心的外傷へ

の反応として扱われていることだ。心的外傷に曝露された人のほとんどは，それが過酷なものであってもPTSDを発症しないことが十分に確認されている(Paris, 2000)。心的外傷への曝露に対する最も一般的な反応は，障害ではなく，立ち直りや回復だ。PTSDは，悲惨な経験に対する結果であると同時に個人の素因による結果でもある。例えば，McFarlane(1989)は，消防士にPTSDが生じるかどうかは，火災の規模の大きさよりもむしろ，その消防士の神経症的素因によって最もよく予測されたことを示した。PTSDの大規模なコミュニティ研究でも同じ結果が得られている(Breslau et al., 1991)。

まとめると，PTSDは不均質性に特徴づけられた症候群であり(Rosen and Lilienfeld, 2008)，これが研究を難しいものにしている。典型的な例もあるが，他の多くの精神疾患と同様に，症状はそれぞれの患者によってきわめて多彩であり，一定の生物学的なマーカーはない。DSM-5ではPTSDの定義にいくつかの変更があるが，心的外傷を起こす出来事の定義を狭めてはいない。臨床家が常識に従い，すでに増えた症例に似た患者に対して，あまり過剰診断をしないことを願うのみである。

DSM-Ⅳで述べられたPTSDの臨床的特徴(過覚醒，侵入性想起，再体験する刺激への回避)は，DSM-5でも維持されている。診断基準に認知と感情の変化という4つめの次元を加えたのはよい考えだが，解離の症状や攻撃的症状を含めたことで，パーソナリティ障害の特徴と重複し，混乱が生じうることになった。

DSM-5の他の多くの精神疾患と同様に，未解決の重要な問題は正常との境界についてだ。PTSDは，本当は病的とはいえない現象まで障害として扱っており，これもまたDSMが精神疾患のカテゴリーを安易に拡大してしまう一例である。人生には逆境が満ちており，真の安息というのは得られないものである。PTSDは安易に診断されるようになってしまったが，悲惨な経験をした後，何ヶ月間も外傷時の記憶の想起や回避に苦しみ続ける患者のための診断であるべきだ。これらの症状も，1ヶ月経つまでは，より一般的な症候群である「急性ストレス反応(acute stress reaction)」である。診断には，症状の持続期間についての制約があり，PTSDと診断するには診断基準を十分に数ヶ月間満たし続けなければならない。それでも，病像を問わず，特徴的な症状もなしに，悲劇的な出来事に対する**あらゆる**反応をPTSDとみなすことによる現

実との乖離は，以前から埋まらないままである。DSMにその問題の責任があったとはいえないが，DSMは過剰診断につき臨床医に警告したことはほとんどなかった。そして臨床医は，心的外傷の後に生じる反応のすべてがPTSDにみえてくる罠にはまりがちだ。その罠はPTSDの概念を拡大させて形骸化することに成功しており，これもまた「ミッション・クリープ」のひとつといえるだろう。

　PTSDがこのように広く定義されているのは，政治的かつ歴史的な理由からである。精神疾患の他のカテゴリーのように，PTSDの診断は社会的な意味をもたせるために利用されうる。この診断がくだることは，感情に強い影響を及ぼし，不幸な問題に対する行動を**正当化する**。PTSDと診断されることは，患者自身が事件の犠牲者であると認められることを意味するため，患者はこの診断を好ましいものと受け止めるかもしれない。退役軍人局病院に多くのベトナム退役軍人が入院していた時代に，この診断がマニュアルに導入されたのも偶然ではない。そんな人々の治療の枠組みの基盤となる疾患概念のニーズを作り出したのだ(Young, 1997)。しかし，ほとんどの退役軍人はPTSDを発症しないし，PTSDの治療を求める患者は他の疾患ももっていた。さらに，退役軍人におけるPTSDの割合は非常に多く見積もられていた。まったく戦闘に参加していないのに，この診断にもとづき手当を要求する退役軍人さえいることが判明したのだ(McNally, 2003)。Young(1997)は，さまざまな症状を無料で治療することを正当化するためにPTSDという診断名を無理につけた多くの例を報告している。

　まとめると，DSM-5ではPTSDの診断基準に手を加えたが，その問題点については説明していない。現状では，診断する際に，悲惨な出来事への反応には個々で幅広い多様性があることが考慮されていない。この障害の唯一の，または主要な原因は心的外傷であるという過度に簡略化された誤った印象を多くの人が抱いており，それを修正できずにいる。

強迫性障害

　強迫性障害(obsessive-compulsive disorder：OCD)，そして強迫性障害スペクトラムにある障害は，他の不安障害とは別の章に分類された。どんな精神

科医でもこの疾患に出会うが，治療は簡単ではない(Stein and Fineberg, 2007)。

強迫性障害の定義は DSM-5 で変更されていない。重大な機能不全に至る強迫観念と強迫行為(ほとんどの患者では両方みられる)について説明している。不穏で落ち着かない精神病のような症状が重症な症例のほとんどにみられるが，何時間も儀式に費やす古典的な病状がある点から，診断は容易である。

強迫性障害は，身体醜形障害，抜毛症，常同運動障害〔stereotypic movement disorder；チック障害(tic disorder)〕，溶血レンサ球菌感染症に関連した小児自己免疫性神経精神障害(pediatric autoimmune neuropsychiatric disorders associated with streptococcal infection：PANDAS)，そして，強迫性パーソナリティ障害(obsessive-compulsive personality disorder)を含めた 1 つのスペクトラムにあると考えられている(Fineberg et al., 2010)。しかし，これらの疾患の関連性についての研究は少ない。例えば，これらの障害はクラスターを形成していることが家族研究からわかっているが(Hollander et al., 2010)，スペクトラム障害が集積している家族よりも**集積していない家族**のほうが多い。

強迫性障害スペクトラムへの，「ためこみ症(hoarding disorder)」という新しい障害の追加については議論があった(Mataix-Cols et al., 2010)。この症候群は，以前には強迫性パーソナリティ障害のひとつの症状と考えられていた。たった 1 つの症状だけで定義されており，1 つの精神疾患として診断することに疑問があった。ときおりマスメディアでは，自身がためこんだものに埋もれて亡くなって発見される患者が報じられるが，そのようなことはまれだ。ためこみは，程度は小さいが一般人口の 5％もの人が経験するありふれたことである(Samuels et al., 2008)。当然，物を捨てられなくなるのはきわめて少数の人だ。この障害に興味をもったテレビ局は，「リアリティ」番組の制作さえしている。しかし，精神疾患と診断するためには機能不全が生じている必要がある。DSM-5 の定義には，所有物をためこもうとする衝動と関連して，手放すことへの困難さ，所有物の蓄積，そして臨床的に重大な苦痛または機能障害が含まれている。臨床医は誰でもこの障害をみることがあり，DSM にこの障害を入れることは役に立つかもしれないが，この症候群がより理解されることになるかは不明である。

このグループには 3 つの障害が組み入れられた。身体醜形障害(body dysmorphic disorder)は，身体障害から強迫性障害関連障害群に移された。抜毛症(trichotillomania)も同様である。両障害とも強迫性障害と共通の特徴をもつが，なぜ強迫観念が生じ，儀式を行ってしまうのか，すなわち，自分の姿を心配してしまったり，または毛を抜いてしまったりするのかは誰もわかっていない。これは未知の領域である。最後に，皮膚むしり症〔excoriation(skin picking)disorder〕がこのグループに追加されている。

　これらの変更はあったが，不安障害は DSM-5 では革新的な改訂はなかった。気分障害ほどは研究が進んでいないカテゴリーであることを考えると，これは幸いであったといえる。

11.
物質関連障害，摂食障害，性機能障害

物質使用と嗜癖の境界

　物質使用障害と嗜癖は，正常と精神障害の間に境界線を引く難しさを考えるうえで，教訓となる例を提供してくれる。われわれのほとんどがアルコールを飲む文化圏に所属しており，過量の飲酒もまれなことではない。1960年代以来，マリファナについてもほぼ同じことがいえる。DSM-5でこの章は物質のみならず行動嗜癖も含む。おもな改訂は，物質使用と嗜癖の間に分類上の違いがなくなったことである。この改訂により，さらに多くの人々が嗜癖性障害と診断されるだろうことをDSM-5は正式に認めている。

　物質の通常の使用と嗜癖の境界を決めるのは何だろうか。DSMではこれまで，その物質使用による不適応と，それによって導かれる「臨床的に明らかな障害または苦痛」に焦点をあててきた。しかし，その概念は正確な定義を欠く。「違法行為を犯す」といった，より感度の低い項目は除かれ，「渇望」という新しい項目が定義に加えられた。それでもなお，何が臨床的に明らかといえるかの判断は人によって異なる。障害とは，その人の職業や親密な関係性を失うことなのだろうか。それは，この障害さえなければ起こりえなかったと断言できるだろうか。物質障害により生じる身体的影響に着目すれば，その診断は確実といえるだろう。しかし，それらの後遺症は何年も使用してはじめて出現するものだ。

　この境界線の問題は，疫学調査で物質使用障害がなぜこんなにも高い頻度で発生しているかを説明してくれる。ECA (Epidemiologic Catchment Area) の調査によれば，米国男性の約10％が生涯でアルコール症 (alcoholism) の診断

基準を満たしていた(Robins and Regier, 1991)。National Comorbidity Survey-Replication(NCS-R)では米国男性の13.2％が生涯にアルコール乱用の診断基準を，さらに5.4％がアルコール依存症の診断基準を満たし，両者を合わせると18％以上でアルコールに関連した何らかの障害が認められた(Kessler et al., 2005a)。アルコール嗜癖性障害の診断基準の緩和傾向を反映し，アルコールと関連する状態に関する米国の疫学調査(National Epidemiologic Survey on Alcohol and Related Conditions：NESARC；Grant et al., 2004b)の12ヶ月の追跡調査では，アルコール乱用が4.7％に，アルコール依存症が3.8％に認められた。アルコール症の高い生涯罹患率は，アルコール乱用者の多くが，必要な治療をまだ求めることができていないことへの警鐘かもしれない。あるいは，アルコール使用障害の定義が拡大し過ぎているために，これらの数字が大きくなった可能性もある。

DSM-5における物質使用と嗜癖

　DSM-5は物質使用障害を，臨床的に著しい障害か苦痛をもたらす不適応的な様式が少なくとも12ヶ月持続しているもの，と定義している。これらの特徴は以下の11項目のうち，2項目以上を満たさなければならない。
- 繰り返す物質使用と，それに伴う役割や義務の機能不全
- 社会・人間関係における問題が生じること
- 身体的に危機的状況下にあること
- 耐性，すなわち，より多くの物質が必要になること，または同じ量での効果の減衰
- 離脱症状
- 意図していたより多い量・長い時間の物質使用
- 物質使用を中止しようと努力しても不成功に終わること
- 物質の入手や使用に長い時間を費やすこと
- 物質使用のために他の活動を放棄すること
- これらの問題があるにもかかわらず物質の使用を継続すること
- 物質への渇望

ここに，「ある特定の物質を使用することへの渇望，強い欲求，衝動」という診

断基準が新たに加えられた。DSM-Ⅳに記載されていた違法行為に関する記述は，物質使用障害の指標とならず削除された。診断基準のうち，該当する項目数で重症度を特定できる（4つ以上の診断項目を満たすものは重症と診断される）。DSM-5はまた，経過の特定用語についても次のように記述している：早期完全寛解，早期部分寛解，持続完全寛解，管理された環境下での作動薬治療による持続部分寛解。

すべての薬物は共通のガイドラインにもとづいて扱われる。また，医師は生理学的な依存性が存在するかを特定するよう求められる。「依存（dependence）」は耐性か離脱症状がある場合に使われる用語であることをわれわれは覚えておかなくてはならない。物質使用障害の定義は広く多面的だが，たった2つの診断項目を満たすだけで多くの患者にこの診断がくだされうる。Martinら（2011）はこの診断基準が緩すぎると批判している。とはいえ，臨床的に明らかでない事象もスペクトラムに含めるという，DSM-5全体の理念に沿うものではある。

DSM-5におけるこの領域のワークグループ代表（O'Brien, 2011）は，「依存」は物質の身体的・心理的欲求の両方を含み，混乱を招く概念であるため削除されたとして，改訂を擁護した。この理論は，アルコール症が多次元的だとする研究結果にもとづいている（Hasin and Beseler, 2009）。よって，物質使用障害は重症度と期間で評価される。特定用語として「生理学的依存」が提案されたが，否決された。以上のように，嗜癖は重症度にもとづいた多次元的な得点加算方式で決められる（Shields et al., 2007）。

以前は，「嗜癖（addiction）」という言葉を扱う際には生理学的依存の有無を常に要求された。大量飲酒者やその他のアルコール使用障害者にとって，生理学的依存の特定はスティグマを増やしうる。繰り返すようだが，物質使用障害の病理に使用期間を入れることには，診断の閾値を下げる危険性がある。また，重症度による診断は，臨床像ごとに治療も異なるという事実を覆い隠してしまう。

DSM-5による診断で，物質使用障害の頻度は増えるだろうか。オーストラリアの研究（Mewton et al., 2011）は，DSM-5の診断基準によって物質使用障害全体の頻度が60％上昇しうると報告した。米国の研究（Agrawal et al., 2011）では10％の上昇にとどまったとはいえ，これは大きな変化である。

これにより，使い過ぎと嗜癖の間の明確な境界線がない，という根本的な問題に立ち返ることになる。すべては障害の評価次第だ。自身の主要な役割や義務を果たせないほど飲酒したら，その時点で患者と呼べるのだろうか。重症例では答は明らかだが，よりありふれた軽症例ではそうとも限らない。

行動嗜癖

DSMは「行動嗜癖(behavioral addiction)」にも同様の概念を適用しており，その例としてギャンブル障害/病的賭博があげられる。NCS-R(Kessler et al., 2008)によれば病的賭博の生涯罹患率は0.6％で，他の精神障害との併存が多かった。

ギャンブル障害には物質使用障害と共通の症状や性質がある。すなわち，嗜癖行動からの誘惑，主要な役割や義務の機能不全，よくない結果がもたらされるにもかかわらずその行動を続ける，といったものだ。そのため，DSM-Ⅳでは衝動制御障害の章にあった「病的賭博(pathological gambling)」を，DSM-5では「ギャンブル障害(gambling disorder)」として物質使用障害と同じ章に移した。神経性過食症もまた，過食と排出の過程が不快気分をすぐに軽減しうる点で，嗜癖性障害と類似している(Brisman and Siegel, 1984)。境界性パーソナリティ障害によくみられる自傷行為もまた同様で，不快気分を即座に軽減するために嗜癖となりうる(Linehan, 1993)。

より現代的な現象であるインターネット依存はDSM-5には含まれていない。ある研究では，インターネット依存とは，ネット上にいる(または，ネット上で生活する)ために他のすべての活動を放棄してしまう人と説明される(Block, 2008)。しかし，多くの人々が感じるログオフすることの困難と，嗜癖の間の境界を定義しなければならないため，注意が必要だ。さらに，この問題が精神障害を反映しているのか，はたまた個人の規律の問題なのかも不明である。

新しい行動嗜癖の出現は，Shorter(1993)の「症状のプール」という概念で説明される。多くの精神症状は社会的・歴史的に定義され，専門用語にしろそうでないにしろ，時代によって苦悩の表現方法は異なる。嗜癖のモデルを考える際，あまりに多くの症状を考慮し扱う範囲を広くしすぎれば，本当の嗜癖とい

うものがますますわからなくなる。

神経性やせ症

　DSM-5では，続いて食行動障害および摂食障害群について記述される。神経性やせ症(anorexia nervosa)は19世紀初頭から精神障害として認識されてきた(Shorter, 1993)。主要症状は，標準体重から15％以上の体重減少とやせ願望の併存である(Grilo and Mitchell, 2010)。神経性やせ症患者にはボディイメージの障害があり，たとえやせによる身体的危機下にあっても，自身を太っているとみなす。死亡率は高く，診断後の10年死亡率は5％以上で，身体的問題または自殺によるものである(Sullivan, 1995)。さらに，臨床症状から制限型(食事摂取量の低下と過活動)と排出型(制限型の特徴に加え，過食エピソードを伴い，減量のために下剤を使用する)に分けられる。

　神経性やせ症が明らかに病的なのは疑う余地もないが，スリムな体型を好むという現代社会における文化的因子も強く反映されている(Garner and Garfinkel, 1980)。神経性やせ症は，食糧が乏しく飢饉が起こりうる文化圏では認められない。北米や西欧などの先進国でのみ，すなわち食べ物が十分にあってはじめて，スリムな体型を好む文化が出現するのだ(Brumberg, 1988)。

　ボディイメージについての過度の心配と神経性やせ症の間の境界は抜け穴が多い。神経性やせ症は若年女性に好発するが，地域調査によれば1％近くの女性に認められた(Hudson et al., 2007)。この高過ぎる数値は，定義が広すぎであることを反映している可能性がある。われわれは，死に至るような本来の神経性やせ症と，より軽い例を区別するよう注意しなければならない。

　DSM-5での定義はこれまでの版とあまり変わらず，深刻な体重減少を伴う摂食制限，体重増加の恐怖，ボディイメージの障害である。また，制限型，過食/排出型という亜型を特定するよう求められている。DSM-5では次のような変更も加えられた。拒食と体重増加の恐怖は削除され，代わりに低体重を維持する行動が採用された。最も本質的な変更は無月経の存在の削除である。無月経は必ずしも呈さないことが何年も前に明らかになっていた(Garfinkel et al., 1996)。これらの小さな変更は神経性やせ症の診断を難しくはしないだろう。

141

神経性過食症

　もう一方のおもな摂食障害である神経性過食症(bulimia nervosa)は，過食，抑制不能，そして，嘔吐などの代償行為が少なくとも週2回あり，これらが3ヶ月間持続するものとされる。神経性過食症は一般女性の1.5％に認められ(Hudson et al., 2007)，より高い頻度(一般女性の3.5％)でみられる過食や，正常の思春期でもみられる「ためしに吐く」のとは区別される。神経性過食症は，文化がどのように精神病理を形成するかの完璧な例であり，たった数十年前に英国の精神医学者であるGerald Russell(1979)によって解明された。40年前，私がまだ研修医だった頃は一例もみたこともなかったが，今日においては社会に蔓延している。

　DSM-5では神経性過食症の定義はほとんど変更していない。最も本質的な改訂は，DSM-Ⅳで3ヶ月間以上，週2回以上の過食が続くとされていたものが，DSM-5では週1回以上とされたことだ。頻度について実証的な研究は行われておらず，DSM-5の他の障害と同様，今回の改訂によって明らかな障害でない症例にまで診断がくだされる可能性がある。

過食性障害

　過食性障害(binge-eating disorder)は議論を引き起こした診断であり，DSM-Ⅳの付録から昇格した新しい障害である。National Comorbidity Survey-Replication(Hudson et al., 2007)の研究では，過食性障害は摂食障害の中でもまれな疾患であった。重症の過食は，DSM-Ⅳでは神経性やせ症と神経性過食症のどちらにも該当しない患者として，特定不能の摂食障害(eating disorder NOS)として扱われていた。ある研究では，摂食障害群が連続体をなす中，過食性障害は重症度が低い型であるとされた(Wonderlich et al., 2009)。

　過食性障害の診断は，過食エピソードの反復，すなわち，平均して週1回以上，3ヶ月間，短時間に大量の食物を食べること，過食期間中は自己制御が不能となっていることだ。過食エピソードは以下の3つ以上が併存しなければならない。

・通常よりずっと速く食べる

・お腹がいっぱいで気持ちが悪くなるまで食べる
・身体的に空腹でないにもかかわらず大量の食物を食べる
・自己嫌悪に陥り1人だけで食べる
・明らかな苦悩

　ただし，過食性障害は反復する不適切な代償行為(すなわち，排出行為)を伴わない。

　過食性障害はDSM-5の多くにみられる改訂と同じく，精神障害と評価されないようなきわめて一般的な症状について記述されている点で議論の余地が残る。悲しみと同様，たまの過食はわれわれの多くが経験しうるものだ。しかし，どんなに苦悩をもたらすからといって，月に数回の行動が診断基準に含まれてよいのだろうか。われわれはアルコール症をそう大ざっぱには診断しない。Frances(2010a)は摂食障害を，重度の機能不全をもたらすような過去の基準に限定することを推奨している。過食性障害は削除されるべきであり，そうでなければ，少なくともより狭く定義すべきだろう。

　最後に，DSM-5では本章に小児期早期の摂食障害も含む。おそらくこれを入れるべき章が他になかったのだろう。しかし，「回避/制限性食物摂取症(avoidant/restrictive food intake disorder)」(Bryant-Waugh et al., 2010)は過去記述がなく，おもにまだら食いの子どもを指すようである。そしてこの記述は，自身の子どもがどうすればもっと食事に興味をもつかわからず困り果てている親を励ますぐらいしか効果はないだろう。

　Fairbun(2011)はDSM-5の改訂内容の解説において，摂食障害のうち最も多い型が「特定不能の摂食障害」であったことは，わずかな典型例を分類できても，その他の分類が不成功に終わっていたか，あるいは摂食障害の概念を拡大し過ぎていたかのどちらかを意味する，と述べている。DSM-IVとDSM-5を比較した地域調査(Keel et al., 2011)によれば，DSM-5の過食性障害の登場が大きく貢献し，特定不能の摂食障害の診断を減らせたという。新しい診断基準で摂食障害と診断することが頻繁になるようであれば，疾患と正常の境をDSMがいかに混同しているかの1つの例となる。

性機能不全，性別違和，パラフィリア

　DSM-5では，続いて性機能不全，性別違和，パラフィリアといった性関連障害を記述している。性そのものがそうであるように，いずれも長い間論争の的となっている。正常の範疇と異常の区別は困難だが，方法のひとつとして，性的興奮や性交渉での機能不全により苦悩が生じて受療に至るという点での区分は正当といえるだろう。パラフィリアの患者は自身のあり様に満足しているかもしれないが，性別違和の患者は性転換手術を望むかもしれない。

　性的な問題の中には，正常の範疇に近いものもある。精神科医はそれらを精神障害と考えるべきだろうか。診断をつけることが，病気ではないが少し変わっているだけの人を苦しめる危険性は常にある。そしてまた，治療ではなく美容整形の正当化のために診断することも危険である。性というものは何が正常で何が異常なのかの判断が難しい。同様に，性関連障害を医学的に取り扱う際，その診断の妥当性が他の障害と同じようにもたらされるものでもない。

　性機能不全(sexual dysfunction)：勃起障害(erectile disorder)や女性オルガズム障害(female orgasmic disorder)が含まれる。DSM-5には射精遅延(delayed ejaculation)，早漏〔premature(early)ejaculation〕，性的関心・興奮障害(sexual interest/arousal disorder)の項目もある。精神科医がこのような障害を治療することはまれだが，それらの評価や鑑別を求められることはある。診断基準はDSM-Ⅳから改訂されていない。

　メディアが興味をもって着目し，結局は付録に載せるにとどまった新しい項目が**過剰性欲障害**(hypersexual disorder)である(訳注：発刊時にこの項目は削除された)。少なくとも6ヶ月以上，反復的で過度な性的空想，性衝動，性的行動によって診断され，以下のうち4つ以上を満たす。すなわち，

- ・性的空想，性衝動に長時間費やすこと
- ・不安に応じて，性的空想や性行動に繰り返し没頭すること
- ・人生のストレスイベントに際して性的空想や性行動に繰り返し没頭すること
- ・性的空想や性行動を制御する，または大きく減らすことの失敗
- ・自身や他者への危険を顧みず，性行動に没頭すること

さらに，臨床的に明らかな個人の苦悩，社会や状況またはその人の重要な役割

における機能不全が診断に求められる。Kafka (2010)は性行動亢進を嗜癖性障害として支持しているが，なぜある人の性行動が亢進し，他方で低下するかはほとんどわかっていない。この診断基準もまた，正常の範疇であるはずのものがまぎれこんでいる可能性がある。この網にとらわれてしまうと，ボディビルダーや本の虫，あるいは正常と著しく異なるほとんどすべての行動さえも診断の対象にされはじめる可能性がある。

　性別違和(gender dysphoria)：性別違和の診断は，小児期から異性化願望をもつ人と定義される(Zucker, 2010)。DSM-5では，もって生まれた性と二次的な性的特性の不一致と，これらの特性を排して異性化を望むことと定義している。一般的に多くの症例が思春期に初発する(Manners, 2009)。

　昔はこのような問題を経験しても，異性の服装をする以外に対処方法がなかった。しかし，1950年代以後，性別適合術を受け性別移行者(現代では「トランスジェンダー」と呼ばれる)としての個性を表現できるようになった。それ以来，精神科医は臨床像に合致した症例をより多くみるようになった。社会的伝播が性別違和の頻度を上昇させた。患者はホルモン治療ないし性別適合術を受けるのに必要な，「私は，身体は男性ですが，心はいつも女性のように感じていたのです」といった表現をするようになった。

　男性・女性同性愛者の集団は自身を「LGBT(レズビアン，ゲイ，両性愛者，性別移行者)」連合体の一部と主張し，性別移行者の個性としての妥当性を固持した。その見方では，同性愛がそうであるように，性別違和は精神障害とされるべきでない。それでもなお，美容整形外科医と同様，病気ではない人の治療も医師には可能だ。一般的に性別移行者にはまずホルモン治療が行われ，その後にはじめて性別適合術が行われる。

　長らくジョンズ・ホプキンス大学の精神科教授をつとめているPaul McHughは，あらゆる性別適合術に強く反対し，同院での手術を禁止した。McHugh (2005)は，美容整形とは対照的に，ただ患者が求めるからといって正常な臓器や身体の一部を摘出する医師はいないのだから，正常な生殖器も摘出すべきでないと主張した。性別適合術を行うには，異なる性の身体を得たいという欲求は生物学的変異の産物であることの確証が必要だが，この証明はできていない。

　また，性別違和の患者は小児期から**ずっと**異性化願望を抱いていたと訴える

が，小児を対象としてその真偽を確かめた前向き追跡研究はない。語られた記憶は過去よりも現在を反映している可能性がある。過去に行われた，人形遊びや女装を好む男子に対する研究では，その多くが性別移行者ではなく男性同性愛者となったことが明らかとなった(Green, 1987)。

　DSM-5における性関連障害のタスクフォースを率いた心理学者 Kenneth Zucker は，小児の性別違和問題を研究し(Zucker and Bradley, 1995)，異性化願望は小児期にそれを否定されたか否かによるとしている(Cohen-Kettenis et al., 2003)。しかし，それが起こりうるという証拠はない。DSM-5の編集初期，Zucker と彼の仲間である Ray Blanchard(2005)はともに，DSM-5が性別違和を認めなくなるのではないかとおそれた LGBT 活動家・団体から責めたてられた。その背景にあったのは科学ではなく，政治だった。最終的に，DSM-5 ではこの診断基準は改訂されなかった。

　パラフィリア(paraphilia)：性関連障害の中でも最も異論が残る分類である。歴史的な背景として，DSM-ⅠとⅡで同性愛が精神障害として分類されたことがあった。私が学生だった頃，性的指向を変えることは非現実的か不可能と一般的に考えられており，誰もこれに反対しなかった。しだいに同性愛は正常の範疇とする見方が広まった。1970年にサンフランシスコで男性同性愛者集団からの抗議によって米国精神医学会(APA)の学術集会の開催が阻止された後，APA 内での投票が行われ，1973年に同性愛の項目は削除された(Spitzer, 1981)。DSM-Ⅲでは，自身の性的指向に悩む人々のために「自我異質性同性愛」の診断項目が残された。DSM-Ⅳではその妥協は削除されたが，「特定不能の性関連障害」という寄せ集め項目に診断の余地を残した。Spitzer は同性愛者を支援していたにもかかわらず，異性愛者に変容した数名の患者を報告したことで(Spitzer, 2003)，活動家から抗議を受けた。そして2012年，彼はこの論文の発表につき謝罪した。

　同性愛についての議論は，診断がいかに文化的・社会的観念に影響されるかの典型例だ。今日ほとんどすべての人が，同性に対して性的魅力を感じることを精神障害として診断するのは誤りであったとすることに賛同するだろう。しかしこれは，正常の範疇が異常とみなされている，多くの事例の1つにすぎない。DSM がこの同性愛の歴史からより多くを学び，そして，多様性は必ずしも病理の存在を示唆するものではないという原則を真剣に受け止めることを

願う。しかし，気分屋，心配性，または恥ずかしがり屋の人々は，構築された精神医学的診断から自身の権利を守るための団体をつくりはしないため，これらにも同じ原則が適用されることは忘れられがちである。

　同時に，**あらゆる**障害の存在についての精神医学的見解の変節を要求する活動家の成功例となったことは悩ましい事態だ。同性愛の例がいくら正当だったとはいえ，その決定は前例をつくった。APAが1つの性的変異を正常であると説得されうるならば，他の障害についてもそれが正常だと説得される可能性があるのではないか。現時点では，ペドフィリアが正常の範疇だと真剣に考え，そう主張する者はいない。これは，被害者に同意能力のない，明らかな犯罪であるためだ。同様の原則が露出症にも適用される。フェティシズムは誰も傷つけないが，DSM-5に残っている。Frances(2010a)は，他者を傷つけず，その個人の中だけで体験される異常な性的空想は精神障害として扱うべきでないと主張している。DSM-5はパラフィリアの中でも，他者に社会的危険をもたらすものと，個人の中で苦悩をもたらすものを明確に区別できていない。

　強姦の実行ないし空想である，強制的パラフィリア(coercive paraphilia)の提案(Knight, 2010)については，DSM-5では本章には載らず付録に記述された(訳注：発刊時にこの項目は削除された)。この概念には拡大診断の可能性という問題がある。強姦は犯罪であり，罰せられるべきだという点については誰もが賛同するだろう。すべての犯罪は病気の徴候であると考える一部の人を除いて，これまでに強姦が精神障害として考えられたことはなかった。提唱された診断基準は，強姦の欲求があり，強姦の空想か実行(3回以上)に苦悩していることを含む。何らかの犯罪の実行を考えることを精神障害の一部とみなすべきかは難しい。Frances(2010a)は，この診断基準によって，ずっと拘留・監視されているべきただの性犯罪者にまでこの診断の対象が広がりうると懸念を示している。このような批判のもと，強制的パラフィリアは付録に収載されたが，現状からみて妥当な判断である。

　この他の診断について特に大きな改訂はなかった。性関連障害を定義する際の数々の問題は，DSM-5では未解決のままである。あるものは理論的な混乱を反映し，あるものは研究がされていないことを，またあるものは政治を反映している。これらの科学的問題は，より多くの実験データなしには解決されないものである。

12.
神経発達症群と行動症群

神経発達症群

　神経発達症群(neurodevelopmental disorders)は，人生の早期における脳の異常な発達にもとづいている。このグループには，最近まで精神遅滞(mental retardation)と呼ばれていた知的能力障害(intellectual developmental disorder)，言語発達症群(language developmental disorders)，学習障害群(learning disorders)，運動障害群(motor disorders)が含まれる。DSM-5において知的能力障害は，平均からおよそ2標準偏差以上離れていること(すなわちIQ70以下)で定義されるが，IQに厳密にはもとづかなくなった。

　コミュニケーション障害群(communication disorders)には，言語障害(language disorder)，語音障害(speech sound disorder)，小児期発症流暢障害[childhood-onset fluency disorder；吃音(stuttering)]，社会的コミュニケーション障害(social communication disorder)といった学習と言語の障害群が含まれ，1つのグループとして独立している。限局性学習障害(specific learning disorder)は一般知能から独立して定義され，標準化された精神心理学的な測定による確認が必要である。診断の説明文にきちんと従っていれば，勉強に苦しむ学生すべてに限局性学習障害の診断をくだすようなことにはならないはずだ。しかし，彼らの心理学的検査の結果はまちまちであり，これが過剰診断を招きうる。研究者の関心が高いトゥレット症候群(Tourette syndrome)は運動障害群に含まれる。

広汎性発達障害（自閉症スペクトラム障害）

　自閉症は，米国の児童精神科医 Leo Kanner によってはじめて定義された (Kanner, 1943)。障害は3歳以前にはじまり，その社会機能と認知機能は著しく低い。当初，米国の戦後の精神科医は自閉症を心因性のものとして扱い，発達の問題の責任は母親にあると考えた。年月がたつにつれて，自閉症は遺伝性で脳機能の障害に起因することが知られるようになった(McGregor et al., 2008)。

　さまざまな自閉症の中で，アスペルガー症候群(Asperger syndrome)は最も研究されていた。1944年にオーストラリアの小児科医ハンス・アスペルガー(Hans Asperger)は，社会機能が低く，常同的に振る舞う子どもを報告した(Szatmari, 2004)。DSM-Ⅳでは，この症候群は**広汎性発達障害**(pervasive developmental disorders)の中に分類され，1つの障害として独立していた。DSM-5では，古典的な自閉症とアスペルガー症候群はどちらも1つの自閉症スペクトラムとして分類された。アスペルガー症候群をスティグマを伴う自閉症と一緒に扱うことは議論の的となった。

　DSM-5では，自閉症スペクトラム障害(autistic spectrum disorder)は限定的で繰り返す行動・興味・活動を伴う，社会的コミュニケーションと相互関係の持続的障害と定義された。症状は児童期よりはじまり，機能は著しく制限される。前版に存在した小児崩壊性障害(childhood disintegrative disorder)と(特定不能の)広汎性発達障害はこのスペクトラムに含まれた。DSM-5の定義はDSM-Ⅳより狭くなると心配する者もいたが，どうもそうでもないようだ(Hurrta et al., 2012)。

　自閉症スペクトラム障害は，他の診断グループとほとんど同じ問題に悩まされている。極端に重篤な症例は，精神障害と定義される。しかし，軽症の場合は正常との境界があいまいだ。他の疾患でもみられるこのパターンは繰り返され，内科医による自閉症の診断は急速に増加している(Kogan et al., 2009)。この動向は疾患を広く知ってもらえる点ではよいが，それ以上にサブクリニカルな例が病的と扱われてしまいがちだ。アスペルガー症候群は，「気の利かない」人につける診断として一時的な流行になっている。いうまでもないが，この診断を確定できる生物学的マーカーはない。しかし，当然ながら DSM-5

が自閉症スペクトラムの境界を広げることに躊躇することはなかった。

　診断法の変化の結果，自閉症はまれな疾患からきわめてありふれたものへと変わった。最近の韓国の論文では，自閉症の有病率は 2.6％と推定され(Kim et al., 2011)，以前の推定(Fombonne, 2009)より数倍多いことに世間の注目が集まった。それは英国での調査(Brugha et al., 2011)から 1％にすぎないと反論された。これでもまだ高い値である。これらの研究はいずれもサブクリニカルな症例を含めており，有病率が誇張されていた。

　いまや，一風変わった人は誰もが何らかの自閉症だと診断されてしまう。アルバート・アインシュタインのような歴史上の人物でさえこの診断から逃れられない。アインシュタインは風変わりで気が利かなかったかもしれないが，どう考えても彼は自閉症ではない。重要な診断概念であるのに，あまりに多くを含みすぎて質が落ちている。さらに，自閉症がどんな原因で生じるのか，自閉症が単一の病気なのか，はたまた複数の病気の集合体なのか，自閉症の境界を広げることが臨床的に役立つことになるのかどうか，わからないことばかりだ。

　DSM-5 の定義は狭いとはいいがたいが，自閉症の「流行」に抵抗することを多少は意図しているため，患者活動家などが願っていたものよりは制限されている。Frazier ら(2012)は，DSM-5 と DSM-IVを比較した場合に診断基準を満たさなくなる 12％の患者(女性を多く含む)をふたたび障害と診断するために診断基準を緩和することを提案した。一方で，言語や非言語のコミュニケーションの障害はあっても，自閉症スペクトラムの診断基準を満たさない，やや軽い症状について DSM-5 は「社会的コミュニケーション障害」という新しい分類を提案している。

　ニューヨーク・タイムズ紙(2011.1.20)は，「過剰診断を避けるため，古典的な自閉症の概念を大事にすべきだ」という，自閉症研究グループのメンバーのひとりであるイェール大学の精神科医 Fred Volkmar の言葉を引用した。この提言に抵抗したのは政治的な圧力だった。それは，診断基準の境界域にいる患者の家族が，高額な治療と特別な学校教育の費用がなくなることを心配したのだ。これもまたその一例なのだが，保守的をよしとするさまざまな力がDSM-5 には働いているのだ。

注意欠如・多動性障害

　注意欠如・多動性障害(attention deficit hyperactivity disorder：ADHD)は，児童期からはじまる障害と定義されている。子どもの有病率は高く，米国では男児の5％，推定されるものも含めると10％にのぼると報告されている(Faraone et al., 2000)。他国の有病率は米国と比較すると低い。それはADHDが米国の子どもでより多いからだと結論づけるには難がある。米国の臨床医がADHDと診断する閾値が低かったからだというのは大いにありうる。ときどき過剰に興奮する，注意散漫な子どもは多い。そのような状態は，どの辺りからが精神障害なのだろうか。あるいは，正常の範疇であったものを，診断基準が病的な状態に変えてしまったというのか。それは，有病率が高く見積もられたことからすれば，十分に考えられることだ。

　児童をみてADHDと診断する際の根拠となる症状に，前版のDSMからのめだった変更はなかった。一連の特徴的な症状が記述されており，そのうち少なくとも6つの症状が6ヶ月以上存在する必要がある。不注意優勢型と多動性-衝動性優勢型の2つの亜型(加えて混合型)がある。これらの症状は12歳までに出現し，機能低下が存在することが必須だ。最も重要な改訂は発症年齢が遅くなったことだ。青年期の移行期に症状がはじまった症例にもこの診断をくだすことが可決され，診断は確実に広がった(Batstra and Frances, 2012)。ADHDはすでに過剰診断になっている可能性を考えると，心配は増えるばかりだ。

　私がレジデントだったのはDSM-Ⅱの時代だったが，この臨床症状は「児童期の多動反応」あるいは「微細脳障害」と呼ばれていた。しかし，これらの用語はデータではなく病因の推定にもとづいていた。DSM-Ⅱは理論よりむしろ徴候や症状による診断にもとづいた。したがって名称が注意欠如障害(多動を伴う/伴わない)に変更された。「ADHD」という名前と症状が認識された現在の専門用語は，DSM-Ⅲ-Rで導入された。不注意優勢型，多動性優勢型，混合型と診断されうる。不注意グループが議論の的になりやすいのは皆さんもご存知のとおりだ。

　ADHDの診断が広まった理由のひとつは，特異的かつ有効な治療法があると広く信じられたからだ。双極性障害と同様に，精神科医と家庭医は薬物で治

療できる診断へとひきつけられがちだ。十年来，メチルフェニデートのような刺激薬が多動の治療によく使われてきた。しかし，疾患の定義が広がり，薬物治療は有効ではなくなってきた。概して，多動の症状はよく薬物に反応するが，不注意症状はそうでもない(Leung and Lemay, 2003)。ここから，多動と不注意は同じ疾患の一部なのかという疑問が生じる。

　通常の子どもは刺激薬により興奮するが，多動の子どもはおとなしくなるという矛盾した反応により ADHD は確定診断が可能だと長い間信じられていた。しかし，この作用は一貫していない。ADHD の子どもも通常の子どもも同じように刺激薬により注意力と集中力が増している可能性がある(Rapoport et al., 1978)。

　ADHD も他の精神障害と同様，症候群だ。児童期にみられる他の破壊的な行動障害，特に素行障害(conduct disorder)や反抗挑戦性障害(oppositional defiant disorder)は併存が非常に多い(McGee et al., 2000)。これらの行動上の問題は ADHD よりも臨床的な注意を引くだろう。不注意型では，女児のほうがいくぶん起こりやすいため，不注意をもたらす他の原因との鑑別が困難という問題がある。

　ADHD の診断の際，典型例や多動が存在する例であれば，刺激薬がたいていは効く ADHD の患児としての診断にほとんど疑いの余地はない。しかし，現時点で診断基準に記述されている ADHD は不均一な集団かもしれないこと，そして，境界線上にいる例ではもっと他の診断と治療のほうが適切かもしれないことが問題だ。

　ここ十年，青年期の ADHD の診断に大きな関心がよせられている。児童期の症状は必ずしも発達に伴い消失しないことが知られている(Weiss and Hechtman, 1993)。しかし，成人の症候群の境界はあいまいだ。さらに，ADHD と診断するのであれば，そのはじまりが児童期であったことの確認が必要になるが，その単純な要求はしばしば無視される。私は子どもの頃に症状が**まったく**なかった人に ADHD の診断がくだされている例をよくみる。ただ，生育歴の聴取は容易ではない。臨床医は，何十年も前の行動の問題について患者から正確に聞き出さなければならない。なかには，メディア，もしくは友人や家族からの情報で自分は ADHD に違いないと確信して，考えた結論に合うように生活歴を捏造する人もいる。子どもに治療を受けさせようと，両親が結

論ありきで来院することがあり、しばしば同様の問題が生じる。臨床医は、ADHDと診断する前に、両親からの聴取や学業成績の確認をしなければならない。

DSM-Ⅳ-TRの診断基準を使用したNational Comorbidity Surveyによると、成人のADHDの有病率は4.4%であった(Kessler et al., 2006)。20年前には滅多に診断されることのなかった疾患の有病率が、これまたずいぶんと高くなったものだ。長らく臨床医が見落としていたものを現在のDSM診断基準が掘り起こしたのか、それとも現在のDSM診断基準が過剰診断を引き起こしたのかを問わなければならない。

成人のADHDには気分障害や物質乱用、パーソナリティ障害の併存が多い(Cumyn et al., 2009)。それらの障害のすべてが、それだけで注意の問題を引き起こしうる。それらの併存症とは別にADHDが存在しているのかを確認する特異的な方法は存在しない。それゆえ、刺激薬への反応性をみるぐらいしか方法は残されていない。私の経験では、Connersスケール(Conners and Lett, 1999)のようなチェックリストや心理検査を使って診断し、刺激薬を処方することが多い。そのようなやり方でさえ、それらが基本的な精神病理学の特徴を証明しているとは思えない。正常な人でも刺激薬で注意力がよりよくなるなら、あるいは、プラセボの影響が強いなら、それでは薬物治療が正しいとはいえない。

DSM-5では、成人にADHDの診断をくだしやすくなった。ただ単に、発症年齢が7歳であったのが12歳より前となったこと、幼少期の特徴的な症状は、6つでなはく5つあったことを証明すればよくなった。しかし、児童期の病歴をどれだけ正確に聴取できるだろうか。薬理学的な治療がさらに普及するにつれ、成人のADHDの現在の「流行」はさらに広がるであろう。最近では、その効果をメディアで知った患者が、刺激薬について臨床医にたずねることがよくある。DSM-5によって、薬物を必要としないはずの人への処方が増えることだろう。

DSM-5でも成人のADHDは児童期にはじまらなければならない。しかし、なぜ開始年齢の基準が12歳へ引きあげられたのか。この決定は、発症が遅くても病状が変わらないという調査を根拠にしている(Kieling et al., 2010 ; Polanczyk et al., 2010)。しかし、その結果が本当に正しいと確定するには、

生物学的マーカーが発見されない限り不可能だ。特に児童期の早期や中期に問題がはじまらないのであれば、気が散ったり注意を払えなかったりすることの原因は数多くあり、また、注意に対する社会文化的な意味の違いもある(Frances, 2010a)。人類の歴史のほとんどで子どもは大人と並んで活動したのであり、一度に何時間も教室に静かに座っているよういわれることはなかった。大人の多くはデスクワークではなく、むしろずっと手を動かす仕事をしていたのであり、注意の障害が問題になることは少なかった。ADHDは、現代社会の需要によっては深刻な問題になり、その存在は今後も気まぐれに変わる可能性もある。

Frances(2010a)はDSM-Ⅳの出版後に診断が大きく拡大したことに責任を感じていた。成人のADHDが紹介され、診断基準が広がり、診断が増えた。これは大きな問題のほんの一例にすぎない。すべての研究グループは自分の研究対象である疾患の境界を広げたがっている。診断の閾値を下げると有病率は急峻に増加する。

何百万人もの子どもに刺激薬を長期間内服させることについては議論がある。治療は典型例に対しては明らかに効果的だ。しかし、すべては診断の妥当性と閾値に依存している。幸運なことに、刺激薬の長期間の影響は、就学前の子どもへの処方が増加している抗精神病薬に比べて少ない(Olfson et al., 2010)。刺激薬で効果が得られそうな子どもや成人と、効果が得られなさそうな人や他の治療が必要な人をどう区別すればよいかが疑問だ。ADHDの子どもも成人も、他の障害を高い割合で併存しているならば、何が原発性で何が二次性なのだろうか。そのジレンマを解決するには生物学的マーカーが必要だ。そして、繰り返すが、生物学的マーカーはまだないのだ。

秩序破壊的・衝動制御・素行障害群

破壊的行動障害(disruptive behavior disorder)は、児童精神科医がみる最もありふれた問題だ。ADHDは、しばしばつぎの2つの障害を伴う。軽い方が反抗挑戦性障害(oppositional defiant disorder:ODD)、重い方が素行障害(conduct disorder:CD)だ。

15の症状のうち3つが少なくとも1年間は存在するという、素行障害の診

断基準に変化はなかった。しかし，付け加えられる特定用語として，「冷酷で理性的な特徴」があり，この場合は成人期に反社会性パーソナリティ障害に変化することが予測される。その問題は，素行障害の定義にある特徴が共通していることだ。DSM-5でも，ずらずらと羅列された症状のリストで診断される。人や動物に対する攻撃性，所有物の破壊，嘘をつくことや重大な規則違反は明らかに病的だ。しかし，診断には15の診断基準のうち3つしか要求されない。素行障害としての診断は，不均一性に満ちたマニュアルの中でも最も不均一性の強い診断のひとつだ。DSM-5では，軽度，中等度，重度という重症度の特定用語をつけることで，その不均一性の中にひそむバリエーションをいくらかでも捕えようとしている。

　Pardiniら(2010)は，さらに研究を必要とする問題点をまとめた。その問題点とは，現在の診断基準は少女にもあてはまるのか，冷酷で理性的な傾向の存在は適切なサブタイプとして定義づける必要があるものだろうか，また，反抗挑戦性障害や素行障害の概念が正当化されうるのかということであった。概して，反抗挑戦性障害や素行障害は，行動の問題について基準の設定が広い。うつ病と同様に，その扱う範囲が広すぎる障害は，いずれさらなる分類が必要になるだろう。しかし，それは原因が明らかになるまでは不可能だ。

　素行障害と診断された子どもの半数が青年期に精神病か反社会性パーソナリティ障害になる点で，素行障害はやっかいな障害だ。数十年間の長期にわたり子どもを精神医学的に観察した研究(Robbins, 1966)で，この関係は数十年前から語られていた。その後，3歳以前の早期発症における最も重症な症例は反社会性の危険性が最大であること，冷酷で理性的な傾向が危険性を増やすこと，そして，症状が重篤でないことは気分障害や不安障害の前駆症状の可能性が高いことが示された(Zocolillo et al., 1992)。素行障害の発症が遅いほど予後はよい。青年期に発症した症例は通常，成人期の若い間に回復する(Moffitt et al., 1993)。10代の子どもは仲間に影響され，ほとんどは若気の至りに後悔し，成長していく。

　反抗挑戦性障害も，拒絶的，反抗的，挑戦的な行動様式によって特徴づけられた8つの症状のうちたった4つがあればよい。反抗挑戦性障害の症例は素行障害の診断基準にも一致することがあり(Loeber et al., 2000)，症状は年齢を経るに従い消失する傾向にある(Maughan et al., 2004)。反抗挑戦性障害か

ら素行障害への移行は，同じスペクトラムの一部として考えられるかもしれない(Rowe et al., 2010；Burke et al., 2010)。さらに，反抗挑戦性障害の境界には疑問の余地がある。多くの子どもは反抗的な行動をし，これはほとんどすべての子どもに一過性にみられる。この様式はさまざまな状況で(もしくは教師や両親の前だけで)存在し，子どもの反抗期は必要な発達段階と考えられている。結局のところ，それでもなお反抗挑戦性障害と診断するかどうかは，臨床的に考えて決めなければならない。

　破壊的行動障害には気分の不安定さを伴うことがあり，この種の最重症例では小児の双極性障害と診断されかねない。しかし，気分安定薬や抗精神病薬を使用することになりがちな思春期前の子どもの双極性障害の概念につき，DSM-5のタスクフォースは警告している(Olfson et al., 2006)。

　そこで，DSM-5は悲しさや「調子の高さ」ではなく，怒りやイライラを伴う子どもに焦点をあてた**重篤気分調節症**(disruptive mood dysregulation disorder)という新しい用語を作成した。これは，6歳以上の子どもに頻回な癇癪が生じる状態で，新しいカテゴリーとして設けられた。この新しい分類の背景となる研究はほとんどなく，破壊行動障害ではなくうつ病の章に分類されていることに困惑させられる。どんな場合であれ，子どもは癇癪をもち，通常これは成長とともになくなるものであり，精神病の診断をつけることには慎重であらねばならない。診断基準に6歳以上の年齢制限を設けたことは，子どもを精神病と診断することへの抑止力になるだろう。それでも，この重篤気分調節症の存在が，小児の双極性障害と診断された子どもへの積極的な薬物療法を防ぐかどうかは明らかではない。

他のどこにも分類されない衝動制御の障害

　このグループは，他のどこにもあてはまらず，DSMのこれまでの版から残され「孤立」している(実際，どこにもあてはまらない診断は，それを章立てすることで完結することもある)。しかしこのグループは，精神科医がしばしばみる2つの重要な状態像を含む。1つ目は病的賭博(pathological gambling)であり，これは嗜癖のグループに移動した。2つ目は，怒りの自制が利かない間欠性爆発性障害(intermittent explosive disorder：IED)だ。間欠性爆発性障害は怒り

を制御できず，社会不安障害は心配を制御できず，気分変調症は悲しみを制御できない。そう，どんな感情でも制御できないとき，DSM はそれを病気とするようだ。

　間欠性爆発性障害を検証した文献は少ない。疫学研究(Kessler et al., 2008)では，間欠性爆発性障害はありふれており，生涯有病率は 7% で，年間有病率は 4% と報告された。きわめて高い数字だ。しかし，この診断は詳細さを欠く診断基準を用いたものであり，研究者は「ドライバー激怒症」のような人すべてを含めているのではないかと疑問を抱く。間欠性爆発性障害は青年期の 7.8% が該当しうるとする最近の報告(McLaughlin et al., 2012)を耳にして，また同様の疑問が浮かんでくる。繰り返しになるが，あいまいな DSM の定義に頼ったとき，その疫学には疑いが生じる。この診断のおもな提案者は，シカゴ大学教授の Emil Coccaro(2010)であり，間欠性爆発性障害は異常なセロトニン活動によって引き起こされると主張している。法廷では，行動に計画的でない衝動的な暴行に及んだ被告の責任を減らすのにこの診断名が使われたこともあった。DSM-5 では改訂されていない。そして，裁判所にとってこの診断が妥当か否かは関係ないのだ。

13.
パーソナリティ障害

　本章でパーソナリティ障害(personality disorder)を，他の障害よりも詳しく扱うのは，これが私の第2の専門分野だからではなく，DSM-5で抜本的な改訂が提案されていたからである。この提案された改訂とは，すべての精神科診断の多次元化という長期的な計画の先駆けであった。しかし，その提案は臨床医にとって習得と理解がきわめて困難なものであった。2012年12月，これらの提案は科学的根拠にもとづいて却下された。再度提案を考案する時間的余裕はなく，DSM-IVのシステムが保持された。DSM-5において最も際立った課題が残されたといえよう。

パーソナリティ障害診断のこれまで

　パーソナリティ障害は，ここ数十年間で多くの研究と報告がなされてきた分野である。パーソナリティ障害の重要な要素とは，この障害がなければ健全に機能する個人における**一時的な状態ではなく**，むしろ，人生の初期にはじまり，緩徐にしか変化しない慢性的な状態だ。
　パーソナリティ障害の診断のいくつかは，精神分析と関連している。これは皮肉なことだ。というのも，フロイトは大半の症状を「神経症」とみなし，この疾患概念を受け入れなかったのだ。精神分析家が，治療の目標を症状の除去から性格変容へと変えたことに伴い，この概念も精神分析の研究に登場するようになった。病的な人格に関するはじめての記述は，1930年代に発表されている(Reich, 1933/1949)。しかし，それが実証的研究の対象になったのは，1970年代から1980年代のことだ。したがって，パーソナリティ障害の研究は，

統合失調症や双極性障害よりも歴史が浅いことになる(Berrios, 1993)。これまで，これらの問題を抱える人は精神障害を患っているのではなく，「性格が悪い」とみなされてきた。今日に至っても，パーソナリティ障害の概念は，ときに「悩める健康体」にのみあてはまると軽視されることがある。真剣に受け止めていたのはウディ・アレン(訳注：映画監督，脚本家，俳優。人々の心理描写を題材とした作品を手がけた)くらいのものだった。しかし，研究によれば，パーソナリティ障害の患者は重篤な気分障害の患者と同じレベルの機能不全を抱えていると報告されている(Skodal et al., 2005)。

なぜパーソナリティ障害は無視されるのか

パーソナリティ障害はこれまで無視され，理解されずにきた，精神疾患の診断における「シンデレラ」のような存在だ。その理由のひとつは，治療者がこの疾患の患者に好感をもちにくいことだ。障害ではないとみなされ，扱いが面倒だとして拒絶され，問題が問題として認識されないことが多い。治療者が問題の存在を認めなかったとしても，彼らの症状がなくなるわけではない。パーソナリティ障害は，精神科のクリニックでは非常に多く，全体の4分の1を占めるといわれる(Zimmerman et al., 2005)。診断がくだされないままでは，患者は必要な治療を受けられない。さらには，パーソナリティ障害の患者はうつ病や双極性障害と誤診されることが多い。これは，境界性パーソナリティ障害で特に問題となる。ZimmermanとMattia(1999b)によれば，境界性パーソナリティ障害(borderline personality disorder：BPD)は見逃されがちで，その見逃しが間違った治療を生む。何らかのパーソナリティ障害に伴ううつ病は，気分症状に対する治療だけでは改善しないことが多い(Newton-Howes et al., 2006)。また，パーソナリティ障害が存在すると，うつ病の再発の可能性がきわめて高まる(Skodol et al., 2011)。そして，気分が非常に不安定な患者は，双極性障害と誤診されがちで，そんな誤診が不必要で有害な薬物治療を招く。

なぜのこのような問題が発生しているのか。第1に，パーソナリティ障害の定義や記述が臨床医には理解しがたいことがあげられる。その定義は複雑であり，特に気分障害と比較すると，その難しさは際立っている。第2に，すべての人がもつ人格と，特定の個人がもつパーソナリティ障害の区別は困難で

あり，正常と病的な状態の境界は不明瞭である。第3に，パーソナリティ障害に対する薬物療法の反応性は乏しく，心理療法のほうがより有効であることがあげられる(Paris, 2008c)。薬物で治療できないことは現在の精神医学の時代精神に合わず，パーソナリティ障害によって生じている臨床的問題に対する，薬物治療を正当化するカテゴリーでの解釈が試みられた。最後に，パーソナリティ障害の患者は厄介だというのは単なる偏見ではなく，実際，ときに対応が非常に難しいことがあげられる。

　パーソナリティ障害の包括的な概念を理解するのは容易ではない。DSM-Ⅳで発表された最初の公式な定義は，パーソナリティ障害は持続的で，柔軟性に欠け，個人的・社会的状況の幅広い範囲に広がる内的体験と行動であり，それは青年期・成人期早期にはじまり，職業的機能と対人関係における機能の障害を長期的に引き起こすとされている。しかし，このようなパーソナリティ障害の見方は，この状態が永続的で治療不能だとする誤った見解が広く信じられることに繋がった。実際には，最近ではパーソナリティ障害の患者が長期的経過の中で改善することが報告されており(Skodol et al., 2005 ; Gunderson et al., 2011)，この知見は臨床的に重要だ。

　パーソナリティ障害は，正常のパーソナリティと質的および量的に区別されるべきである。「パーソナリティ」という語は，個人によって異なり，安定し，かつ永続的な，行動，思考，情動のパターンといった特性を意味している。心理士は長きにわたりパーソナリティに注目しており，その研究のためにパーソナリティ心理学という分野が確立された(John et al., 2008)。しかしながら，パーソナリティ障害と正常のパーソナリティの境界は，精神医学が扱うものの多くと同様にあいまいだ。この問題こそが，「あらゆる若者は多少は境界性パーソナリティ障害ではないのか」「誰もが自己愛的ではないのか」といった疑問とともに臨床医がパーソナリティ障害の概念を却下してしまう原因だ。そんな態度をとる臨床医が見落としているのは，パーソナリティ障害が機能の著しい障害をもたらすことだ(Skodol et al., 2005)。

　たとえそうであっても，DSM上のすべてがそうであるように，パーソナリティ障害は明確な境界を欠き，有病率(10〜15％といわれることが多い)は過剰評価されていると私も考えている(Paris, 2010c)。対人関係と職場の両方を含む生活の**すべての**領域において長期的に幅広く機能が障害されている患者には

何らかの診断が必要かもしれないが，明確なカットオフ値の欠如はミッション・クリープを引き起こす。すべての人が多少はパーソナリティ障害の傾向をもっているとすれば，診断はその意味を失う。仮に10%という有病率が半分の5%になっても，それはまだ非常にありふれた問題だといえる。

パーソナリティ障害は，さまざまな特性や症状が混ざっている。障害の症状的側面には寛解する傾向があるが，非機能的な特性は長期にわたり持続する(Skodol et al., 2005；Hopwood et al., 2010)。そして，症状は寛解したとしても，問題のあるパーソナリティ特性は持続する(Gunderson et al., 2011)。このような理由から，気分障害や不安障害のように，症状だけを基準に診断することはできない。パーソナリティ障害は，意欲，情動制御，行動などの高次の心理的機能の混乱が生じる。これらは，神経回路や神経科学の問題には帰着できない。

このような理由から，パーソナリティ障害の研究者の多くは心理学的な見解をとっている。近年まで，精神薬理学より心理学の背景をもつ研究者が大部分であった。そして，現在でも，薬物治療よりも心理療法のほうがパーソナリティ障害を効果的に治療できることが，最も強固なエビデンスから支持されている(Paris, 2008c；Kendall et al., 2009)。しかし，パーソナリティ障害は精神医学の**時代精神**(Zeitgeist)に容易に適応しないため，臨床医は報酬が得られる分野，つまり薬物によく反応する状態を治療対象として好む。多くの臨床医がⅠ軸に大うつ病と診断しても，Ⅱ軸は「保留」または空白にするのは，そんな理由からだ。私は研究論文の査読を受ける際，うつ病との併発を考慮せよというコメントを頻繁にもらう。つまり，査読者はパーソナリティ障害は気分と無関係だとは考えていないのだ。多くの臨床医は，患者が抑うつ状態にあるときにパーソナリティ障害とは診断できないと教えられており，そのようなケースでパーソナリティ障害の診断がくだることはまれである。しかし，抑うつ症状が軽減しても，パーソナリティの問題は寛解することが少ないことが示されている(Lopez-Castroman et al., 2012)。気分障害は，シンプルに考えることができ，過剰評価されがちで，より複雑な概念をもつパーソナリティ障害よりも好まれている。

パーソナリティ障害の診断には，長期的な情報が必要だ。薬物乱用などの他の精神障害にも慢性的な疾患は少なくなく，長期的な情報が必要になるからと

いって，その診断を臨床医がくだせなくなるわけではない。そういった情報を得るのも難しいことではない。詳細な病歴の確認をすればよいだけである。聞くべき質問項目を知っていれば，1時間もあれば生活歴を評価できるだろう。ただ，患者に時間をかけなければならない。近頃の精神科医は徐々にそのような診察をしなくなっている。

　パーソナリティ障害の特定のためには，症状の一覧にとらわれず，現症ではなく長期的な流れに焦点をあてるべきだ。しかし，慎重に患者を診察すれば，問題が行動なのか，情動なのか，思考パターンなのか，それらが長期にわたり安定しているのか，人生の初期にはじまっているのか，さまざまな領域で機能障害を引き起こしているのか，といったことの確認は困難ではない。評価によって，現在の問題が最近はじまったパターンなのか，それとも長年にわたり続いているものなのかを確認する必要がある。そして，その問題が職場，対人関係，またはその両方で，どの程度影響しているのかも確認しなければならない。十分に情報が得られなければ，家族との面接で生活歴を明らかにすることで，より正確な診断が可能となる(Zimmerman et al., 1986)。

　ときにパーソナリティ障害をもつ患者への対応は難しく，精神科医は彼らを毛嫌いすることもある(Lewis and Appleby, 1988)。そういった感情は，特に自殺の脅しや自殺企図に及んで救急治療室に運ばれてきた，最悪の状態にある患者を診た結果だ(Forman et al., 2004)。そして，他者との関係で葛藤を抱く厄介な患者であれば，メンタルヘルスの専門家との関係もその例外とはならないだろう。加えて，患者の中には自殺をすると脅し，自殺は治療者の責任だとほのめかす者もいる。そんな理由から，パーソナリティ障害は人気がない。その治療者の否定的な反応は，患者への「逆転移(countertransference)」ではなく，ただ患者を嫌っているだけのことかもしれない。

　臨床医が意地悪なのではなく，明らかに精神疾患だと思えるような精神科の患者に対しては寛大だ。私の仕事はパーソナリティ障害の治療だと同僚に話すと，彼らは私をやさしく慰めてくれる。何を**好きこのんで**パーソナリティ障害の臨床に携わるのかとこれまで何度も質問されてきた(実際，朝早くに困った患者に眠りを妨げられることはあるのだが)。

　臨床医がパーソナリティ障害の診断を好まないおもな理由として，その診断が治療的には悲観的な意味をもつ点があげられる。最近の研究では，その悲観

は事実ではないことが示されており，患者の多くは時間の経過とともに，または治療によって改善し，重篤な気分障害や不安障害の患者よりも予後は良好であることが示されている(Paris, 2008c)。

　パーソナリティ障害の誤診には代償も伴う。パーソナリティ障害の患者の人生には不幸が多く，それゆえ，うつ病などの「併発」の基準を満たす。うつ病に治療の焦点をあて，処方箋を書いてしまいたくもなるが，それは最良の治療とはいえず，薬物に頼りすぎれば害を招きかねない。

パーソナリティ障害の全般的な定義

　DSM-Ⅳは，パーソナリティ障害の定義を公式に導入した。その内容としては，内的体験と行動の持続的様式であり，認知，感情，対人関係機能，そして衝動の制御に影響を与え，柔軟性がなく幅広い範囲に広がり，臨床的に著しい機能の障害を引き起こしている，というものだ。DSM-5で新しく提案された診断基準は付録に収載されている。自己・対人関係における著しい機能障害がみられること，1つ以上の病的なパーソナリティ特性領域と特性側面が存在すること，そしてパーソナリティの機能障害が長期にわたり，さまざまな状況で一貫してみられること，といったように，より詳細になっている。

　パーソナリティ障害に苦しむ患者というものに懐疑的な臨床家を説得するには，小難しい言葉〔例えば，「自己(self)」という語は，精神医学に携わって40年になる私でも理解に苦労している〕ではなく，もっと単純な言葉で患者を表現してみるといい。純粋に実生活だけを考慮しても，患者はなかなか軌道に乗らない人生を送っている。この常識的な概念を信頼に足る観察でつき止めるには，臨床医は対人関係と職場での機能障害の経過を確認するといい。残念ながら，このようなアセスメントは主観的になりうる。失業期間が続いた患者すべてをパーソナリティ障害と診断するべきではない。また，つぎつぎと変わる恋愛関係，晩婚，満足がいかなければ離婚するといったことが一般的になった時代において，対人関係に病的な問題があると確信をもつことは難しい。繰り返しになるが，正常と機能障害の境界がどこにあるのかを知ることは困難だ。

　成人でなくてもパーソナリティ障害と診断することは可能であり，DSM-Ⅳでは，反社会性パーソナリティ障害以外は，問題が慢性的なものであれば青年

期でも診断をくだすことが可能であった。成人前の患者をパーソナリティ障害と診断することには躊躇を感じるものの，問題は青年期にはじまり，その段階で正当に診断ができることも今日では明らかになっている(Chanen et al., 2008)。深刻な問題を，大人になるに伴い解消する「青年期の混乱」として軽視するべきではない。

問題が中年期以降にはじまった患者をパーソナリティ障害と診断するべきだろうか。定義に，早期発症型で問題が長期にわたり持続するとされているのであれば，するべきではないだろう。中年期に入って人生に大きな混乱が生じるまではある程度良好に機能していた人，そして，そこからの回復が望めない人は，おそらく別の問題を抱えている。これらの患者は問題となるパーソナリティ特性をもっているかもしれないが，これまでの人生では何とか対応できていたはずだ。

多次元化

カテゴリーによる精神科診断に代わる，スコアリングによる診断の価値を示すべく，DSM-5 のタスクフォースリーダーたちは，その「見本」としてパーソナリティ障害を選んだ。これらの提案は，DSM-6 とそれに続くものを，より次元的にするための最初の試みであった。加えて，今回提案された意見は，パーソナリティ障害の研究者の間で長期にわたり大きな支持を得てきた。

次元的なアプローチは，パーソナリティ障害を通常のパーソナリティ特性の機能が大きく障害された状態とみなしている。そして，通常のパーソナリティと病的なパーソナリティは根本的に相違がないことを前提している。つまり，パーソナリティ特性とパーソナリティ障害の間には連続性があり，それは健常群と臨床群の両方でみられるものと考えている(Krueger and Bezdjian, 2009)。したがって，通常のパーソナリティ特性のスコアリングのために開発された尺度は，パーソナリティ障害の評価にも利用できる。また，特性を次元として扱えば，パーソナリティ障害と正常の間の中間形質をとらえることができ，「遺伝的構造」の究明が可能になるとされているが(Livesley, 2011)，このような関係性はいまだ十分に実証されていない。

そこで生じる疑問は，次元的なアプローチは臨床的評価として妥当なのかと

いうことである．加えて，これまでの研究の大半がパーソナリティ障害をカテゴリーとして扱っている．光が粒子としても波動としてもとらえられるように，精神疾患もカテゴリーとしても次元としてもとらえられる．無理に結論づければ，何らかの支障がでるだろう．彼らが重要視しなかったカテゴリーこそ臨床医にとって有用であり，次元的なシステムは十分に研究されておらず，最終的には，DSM-5でなされた提案は承認されなかった．

　パーソナリティ障害の次元化はDSM-6で再度検討されるかもしれない．しかし，それが実現される前に解決すべき問題がいくつかある．第1に，カテゴリー化された診断の有効性を認めるべきだ．実際には，自然界にあるほとんどのものがそうであるように，パーソナリティ障害の境界はあいまいであり，それは「自然に発生した」ものではない（例えば，生物学の種の分類における問題を考えてほしい）．しかしながら，精神病理学は，なめらかによく混ぜられた連続体というよりも，ダマの残ったシチューのようなものである．病的特徴の塊があるからこそ，臨床医は精神病やメランコリー型のうつ病などの重篤な障害と正常を容易に区別できるのだ．量的な違いは，それが十分に特徴をもてば，質的な違いになる．

　第2に，パーソナリティ障害の次元化についての研究が，病因や病的過程ではなく観測データにもとづいている点があげられる．次元が神経生物学的な実際に即しているというアイデアは，生物学的マーカーなしには証明できない．

　第3に，おもに重症度といった次元でスコアリングするよう臨床医に求めることは，あいまいさを生む．臨床医はそのようなスコアリングの訓練を受けておらず，その結果は信頼性を欠くだろう．心理測定法にのっとり妥当性の高い自記式の尺度を作成するほうが容易だが，それには時間を要する．

　第4に，次元はパーソナリティ障害の原因や，有病率，転帰，治療法についてあまり多くを示唆しないことがあげられる．特性尺度の得点は，転帰や治療への反応性を予測できない．そのようなデータなしには，それがより「科学的」だとはいえない．

　第5に，臨床的実用性の問題があり，これが最も重要な点である．DSM-5で提案された方法は，多くの臨床医にとってなじみのないものであった．善意によって提案されたものの，過度に複雑なスキーマであり，パーソナリティ障害の認識に不利に働きうるものだった．パーソナリティ障害の患者にとって，

人生はより困難なものになったであろう。

　ではなぜ，多くのパーソナリティ障害研究者は次元化を擁護したのだろうか。それにはいくつかの理由がある。まず，DSM-Ⅳのカテゴリーに問題があるからだ(Livesley, 2011)。このカテゴリーのうち，半数はそれを裏づける研究を欠いているが，臨床医になじみがあるという理由で掲載されていた。つぎに，パーソナリティ障害のカテゴリーは互いに，部分的に重なり合う点だ。その理由は，これらが臨床的な慣例にもとづいて記述されたものであり，それぞれの基準の弁別的妥当性が十分に検討されていないことだ。そして，それぞれのカテゴリーの患者群で，状態が大きく異なる点があげられる。これは，診断の容易さが反映されている。例えば，9つの基準のうち，(7つ以上ではなく)たった5つしか必要としない障害の存在はシステムに不均一性をもたらす。最後に，パーソナリティ障害の条件を総合的に満たす患者のうち約半数は，どのカテゴリーにもあてはまらず，特定不能のパーソナリティ障害に分類されている点だ(Zimmerman et al., 2005)。これは分類上，深刻な問題であり，その点で次元化は何らかの一助となったであろう。

　特性次元の量的得点にもとづくパーソナリティ障害の診断を求めていた，パーソナリティ心理学の研究者は，一般的に多くの研究で利用されているシステムである性格特性5因子モデル(Five-Factor Model：FFM)を支持していた(Costa and Widiger, 2001；Widiger, 2011)。FFMは，性格特性をつぎの5つの次元で説明している：(1)外向性-内向性，(2)神経症傾向，(3)開放性，(4)協調性，(5)誠実性。これらの因子は，一般群を対象とした研究で，文化を超えて妥当性があることが示されている(McCrae and Terracciano, 2005)。その他のスキーマも，おおむね同様の次元を測定している(Livesley et al., 1998)。

　しかし，FFMは通常の性格特性の記述はある程度できても，精神病理学のようにはうまくいかない。結局のところ，質問紙の因子分析によって得られるデータは，患者の自分自身についての発言のみを反映しており，それは行動観察か生物学的マーカーによる裏づけが必要だ(Huprich et al., 2011)。さらに，理論がその存在を予測した項目でテストが構成されており，次元の尺度は人工的，すなわち理論上のものにすぎない。最後に，ある特性の次元の得点が低くても高くても，それ自体はパーソナリティ障害の存在を意味しない(Widiger and Samuel, 2005)。きわめて社交的(または非社交的)，感情的(または感情的で

ない），好奇心が強い（または好奇心に欠ける），協調性が高い（または協調性に欠ける），勤勉（または無責任）であることは精神疾患ではなく，その人間の状態の差異を示しているにすぎない。性格特性が機能を深刻に妨げ著しい障害を引き起こしているときにのみ，パーソナリティ障害と診断することが可能になる。

　性格特性の得点は，より多くの情報を提供し，白黒の写真のようなパーソナリティ障害のカテゴリーに彩りを与える。しかし，そこで提供される情報量は臨床的に必要な情報に比べてあまりに多い。すべての臨床医が評価できるように訓練を受けたパーソナリティの古典的な分類がもつような，特異度に欠けるのだ。さらに，次元自体も特異度を欠く。例えば，ほぼすべてのパーソナリティ障害は同調性と誠実性の得点が低い（Costa and Widiger, 2001）。

　性格特性のプロファイルは，個人が今後どのようなパーソナリティ障害を発症するのかを予測するのに最も有用である。したがって，特に外交的な人は大げさに（演技性）または要求多く（自己愛性）他者とかかわる傾向があり，特に内向的（または神経症的）な人は新しい人との出会いをおそれ（回避的），または過度に依存的に（依存性）他者とかかわる傾向がみられる。強迫性パーソナリティ障害を発症する人は例外なく非常に勤勉であり，勤勉さが乏しければ反社会性パーソナリティ障害を発症する傾向がみられる。

　パーソナリティ障害ワークグループのDSM-5に対する提案が失敗し，パーソナリティ障害の研究者の間に存在する，カテゴリーと次元の分裂の修復は困難であろう。重症度と性格特性プロファイルだけでパーソナリティ障害を評価し，カテゴリーを完全に撤廃する，純粋な次元的システムをICD-11に提案している人たちもいる（Crawford et al., 2011）。このアプローチがICDに導入されるのか，またはDSM-5のように却下されるのかは現時点では不明だ。

なぜパーソナリティ障害ワークグループの提案は却下されたのか

　独自の次元的モデルを作成するというパーソナリティ障害のワークグループの決断は，その革新的な診断手法の見直しには，FFMとは違って裏づけとなる研究が足りなかったため，完全に大失敗に終わった。ワークグループでは，純粋な次元的モデルを採用するべきか否かについても深刻に意見が割れていた。この選択を支持したのは性格特性のエキスパートであり，彼らがみている患者

はそう多くはなかった。多くの症例をみていない研究者たちは，臨床医たちが特徴的な臨床像を診察の中でとらえて特定していることを理解できずにいた。現在も臨床に携わっているワークグループのメンバーには，カテゴリーを好む傾向がみられた。最終的な提案は，パーソナリティ障害の記述にカテゴリーと次元の両方を利用したハイブリッドな診断方法という政治的妥協であった。しかし，強固な意見の対立は依然として存在し，グループの2名が抗議を表明するべく辞任するほどであった。

　最後には科学と政治が答をだした。Kenneth Kendler と Robert Freeman という著名な精神科医が議長をつとめた DSM-5 の科学的な諮問委員会は，強固なエビデンスなしに根本的な改訂をすべきではないと結論づけた。加えて，提案されたパーソナリティ障害の次元的評価システムはあらゆる方面から政治的反対を受けたが，特にワークグループへの参加を要請されなかった者からの反対が強かった。パーソナリティ心理学者のほとんどは，すでに定着した FFM を支持しており，DSM のシステムはこれまで何十年と行われてきた研究結果と一致しないというのが彼らの見解であった(Widiger, 2011)。そもそも，ほとんどの臨床医は抜本的な次元化には反対した。私は，2011年にパーソナリティ障害カテゴリーを採用し続けることに対する抗議の手紙に，31名のエキスパートと一緒に署名しており，同じ意見をもつ別のグループは，*American Journal of Psychiatry* に論説を投稿している(Shedler et al., 2010)。DSM-Ⅳワークグループを指揮したが DSM-5 からは排除されたハーバードの精神科医 John Gunderson は，彼自身が考案した修正案を投稿している(Gunderson, 2010)。その他の研究者は，これまで長年にわたり研究してきたカテゴリーの排除に反対した(例：Bornstein, 2011)。Zimmerman (2011b；2012a)は，採用されたカテゴリーの中には採用されなかったカテゴリーと同様に，科学的に立証されてないものがあることから，公平な条件のもと吟味がなされていない点に言及している。Zimmerman(2011b)は，この提案されたシステムが信頼性を大きく欠くことはほぼ確実と断定し，Clarkin と Huprich(2011)は，本来意図されたようには利用されないであろうという懸念を表明した。Frances(2010d)は，改訂に十分な根拠が蓄積されるまでは DSM-Ⅳの基準を保持することを提案し，実際に彼の提案どおりになった。DSM-5 は臨床で活用可能なものであるべきで，必要以上に複雑なシステムは

その診断を妨げ，パーソナリティ障害患者を苦しめるだろうというのが私の見解だ。

　批判があったにもかかわらず，ワークグループのメンバーは科学雑誌で自身の立場を強く主張した(Krueger et al., 2011；Skodol et al., 2011)。私がワークグループの代表者である Andrew Skodol にカンファレンスで問題を提議すると，彼は決まって「他にもっとよい案がありますか」と返答した。もちろん，そのような案はない。しかし，システムを変更するための十分な知見もないのだ。First(2011)，そして Kendler と First(2010)は，DSM を根本的に改訂することは，研究で大躍進があってこそはじめて正当化されると警告した。科学者はよく「途方もない主張には，途方もない証拠が必要だ」というが，今回のこともそのひとつだ。

　DSM-5 に提案されたハイブリッドシステムを**概観**すると，それがいかに難しいものかがみてとれる。それには，一連のトレーニング過程が必要だった。それらは，まず，「パーソナリティ機能レベル尺度(Levels of Personality Functioning Scale)」にもとづくパーソナリティ機能の障害の特定過程，つぎに定義されたタイプが1つでも存在しているのか決断をする過程，そして，6つの性格特性の領域と 29 の性格特性の様相側面の評価の過程である。それぞれの段階で，臨床医は 1～5 のリッカート尺度で評価を求められた。これらの尺度それぞれで，何が通常であり，何が過度であり，何が真に機能障害かという個人的な判断を迫られる。研究者には理解できても臨床医はよく知らないような専門用語も多く使われていた(DSM には臨床医と研究者とそれぞれに異なる手続きがあるべきだとする意見は，真剣に検討されたことはない)。ここ 30 年近くにわたり，DSM システムの事細かい指示を無視してきた多忙な臨床医が，このような複雑な診断プロセスにのっとることはありえないといっていいだろう。

Ⅱ軸の撤廃

　DSM-5 では「Ⅱ軸」はなくなり，多軸診断システムも撤廃された(以前の版にあった「群」も撤廃されている)。DSM-Ⅲ と DSM-Ⅳ では，パーソナリティ障害の評定を異なる軸にすることで，よりパーソナリティ障害へ**意識を向けさせ**ようとしていた。この点において，Ⅱ軸は完全な失敗であった。むしろ，5 軸

のシステムによってパーソナリティ障害の診断がくだされることが**少なくなった**可能性がある。ほとんどの臨床医はⅠ軸を「真」の問題とみなし，Ⅱ軸は正常の範疇として無視する傾向があった(保険会社もこの考えに賛同し，パーソナリティ障害の治療には支払わなかった)。実際，Ⅰ軸**のみ**診断しⅡ軸を診断しないか，Ⅱ軸の診断を「保留」した，そんな臨床報告を私はこれまでに山のように読んできた。この理論上の分類が，パーソナリティ障害を高い堀に囲まれた「隔離地区」の位置に追いやっていた。

　DSM-5では，マニュアルに記載されているすべての障害と同様にパーソナリティ障害を分類するという，適切な判断がなされた。Ⅱ軸がなくなって残念に思う人はいないことだろう。他の精神障害からパーソナリティ障害を分離したため，パーソナリティ障害を無視し，特別な治療を必要としない他の障害と診断することが容易になっていた。パーソナリティ障害が本当に精神障害である(これは間違いない)なら，気分障害，不安障害や精神病と異なる軸に配置する必要があるだろうか。ICDはこのような分類をしたことはなく，症候性の精神障害とパーソナリティ障害に根本的な差はないことが多くの研究で確認されている(Roysamb et al., 2011)。

　Ⅱ軸を撤廃するもうひとつの正当な理由に，他の症候性疾患とは異なりパーソナリティ障害は生涯にわたる疾患であり，不治である，という共通の認識がⅡ軸にあったことだ。パーソナリティ障害の多くが，時間はかかっても寛解・回復し，生涯にわたるというのは誤解であることが確認されている(Gunderson et al., 2011)。むしろ，パーソナリティ障害よりも慢性に経過するⅠ軸の疾患は多い。結局，どれほど重度のパーソナリティ障害であっても，その病名がⅠ軸になかったことが，治療に対して保険会社が支払いを拒む口実に使われていたことは問題であり，それは変えるべき事態だった。DSM-5がⅡ軸をなくしたことで，その事態がどう変わるかはまだわからない。

パーソナリティ障害のカテゴリー

　DSM-5に対する提案で他に議論を生んでいるのは，10あるパーソナリティ障害のカテゴリー4つを削減しようとした点だ。複数のカテゴリーで研究の不足が深刻だったことが削減の理由だったが，削除されずに保持が提案された

II 各論

カテゴリーにも，研究が十分でないものもあった。

　DSM システム上のすべての診断と同様に，パーソナリティ障害の診断は一連の基準とカットオフ値にゆだねられており，これは「中華料理メニュー」的アプローチと呼ばれている。しかし，これらのリストを「原型」，すなわち，それぞれの疾患に共通する特徴についての何段落にもわたる記載に置き換える試みは，それが非常に長くて覚えられたものではなく，マニュアル内の他のアルゴリズムと異なり，実用にはほど遠かった。臨床医は，パーソナリティ障害のカテゴリーは DSM-5 にある他の疾患と同様であることを望んでいた。

1. 反社会性パーソナリティ障害

　反社会性パーソナリティ障害(antisocial personality disorder：ASPD)は，操作性，人をだます傾向，虚偽性，敵意，そして脱抑制(無責任さ，衝動性，向こう見ずさ)に特徴づけられる。Robins(1966)とその後の研究者(Zoccolillo et al., 1992)は，ASPD には小児期発症〔素行障害(conduct disorder)〕が，ほぼ例外なくみられることを示した。反社会性を予測するには，冷淡-共感の欠如(callous-unemotional)という素行障害の特定用語が重要となる。素行障害の発生が小児期発症か青年期発症かで予後は大きく異なり，その区別をあいまいにしてしまえば，診断はインフレーションを引き起こす(Moffitt, 1993)。

　Cleckley(1964)が提唱した用語であるサイコパス〔psychopathy(精神病質)〕は少し異なる概念であり，サイコパスチェックリスト(Psychopathy Check List：PCL；Hare, 1993)という標準的に幅広く利用されている尺度が開発されたことにより，多くの研究が実施された。ASPD の概念は，パーソナリティそのものではなく，行動面で定義されていると批判されている(Hare et al., 1991)。軽犯罪にも及びうるさまざまな衝動性を特徴とするのが ASPD であり，冷淡さと共感性の欠如を特徴とするのがサイコパスだ(Robins, 1966)。この概念は，危険な犯罪者の特定に活用され，司法精神医学は多大な関心を寄せている。サイコパスは ASPD とは異なる概念とも考えられるし，そのより重い状態とも考えられる(Coid and Ullrich, 2010)。この 2 つの概念を組み合わせて 1 つの定義にするという DSM-5 早期の試みは放棄された。

　ASPD とサイコパスにはどちらも長い歴史がある。100 年前，精神医学の

対象となった唯一のパーソナリティ障害患者は，犯罪後に病院に送られた者であった。当初は，こういった症例は「道徳狂(moral insanity)」と呼ばれ，Cleckley(1964)が記述した症例は道徳的な判断，または道徳的判断に従った行動ができないようだった。

ASPDがDSM-Ⅲで明確に行動上の症状によって定義された後，一般人口でその有病率が評価された。10年前まで，それが唯一の疫学的研究であった。Epidemiologic Catchment Area Study(Robins and Regier, 1991)と，その後の研究(Coid et al., 2007)では，ASPDは人口の3％近くにみられることがわかった(そのほとんどが男性であった)。犯罪科学の分野では，ASPDは非常によくみられる。近年の研究では(Coid and Ullrich, 2010)，定義がより狭いサイコパスは囚人の23％にしかみられなかったのに対して，ASPDは囚人の45％にみられることがわかった。

現段階では，ASPDと診断することの臨床的意義は，**治療不能な患者群の特定**でしかない。しかし，もちろんこれは将来変わる可能性がある。

2. 境界性パーソナリティ障害

米国人の精神科医Adolf Stern(1938)は，今日でも十分な意味をもつ著名な論文で，はじめて「境界性(borderline)」の語を使った。1980年までは，十分な研究基盤があるのは反社会性パーソナリティ障害だけだったが，DSM-Ⅲではじめて記述された境界性パーソナリティ障害(borderline personality disorder)が急に注目を浴び，何千もの実証的研究が行われた(Paris, 2008b)。

正確な有病率は臨床背景によって異なるが，臨床では境界性パーソナリティ障害の診断はよくみられる(Zimmerman et al., 2005)。緊急治療室で必ず目にする，例えば，自傷や過量服薬といった，要注意な行動を伴う患者などがそうだ。患者には激しい気分変動がみられ，環境に敏感であり，薬物治療への反応がみられない。ストレス下での幻聴，離人性症状，または妄想様観念などの精神病症状に類似した症状が境界性パーソナリティ障害患者の約半数にみられることは，あまり知られていない。境界性パーソナリティ障害は複雑な障害であり，複数の中間形質と複数の性格特性の次元が影響している(Paris, 2007)。しかし，この複雑さは診断の重複や診断の併存を生み，この障害の存在を疑問視

する研究者(Tyrer et al., 2011 ; Livesley, 2011)の中には，これらの患者をむしろ感情的な制御困難と記述する者もいる。しかし，これは臨床像の一部にすぎない。

境界性パーソナリティ障害は感情不安定性と衝動的な行動パターンにもとづいている(Siever and Davis, 1991 ; Crowell et al., 2009)。そして，葛藤的で距離感の近い対人関係(Gunderson, 2007)や，小精神病症状(micropsychosis)と関連している。残念ながら，境界性パーソナリティ障害の患者は他の障害として診断されることが多く，パーソナリティ障害は無視されがちだ。「ほとんど」とはいわないが，多くの患者は双極性障害と診断される。DSMは感情不安定性と真の双極性の違いを明確にしておらず，他の状態から境界性パーソナリティ障害を区別しきれていない。

DSM-IVにおける境界性パーソナリティ障害の基準は，弁別的妥当性が示されておらず，特異性に欠ける。診断をより正確にするためのインタビュー調査が開発されており(Zanarini et al., 1989)，これはマニュアルにある9つの基準のうち5つ以上が該当する患者を扱っている。すべての基準に該当する典型的な境界性パーソナリティ障害は，他のパーソナリティ障害の診断とは間違いようがない。

3. 統合失調型パーソナリティ障害

精神病への境界線を超えることなく精神病様の症状が生じる患者がいることは，昔から知られていた。統合失調型パーソナリティ障害(schizotypal personality disorder)は，それを支持する研究文献が存在する(Siever, 2007)。DSM-5への提案では，より軽症とされるスキゾイドパーソナリティ障害(schizoid personality disorder)と妄想性パーソナリティ障害(paranoid personality disorder)は統合失調型パーソナリティ障害の群に統合されていた。これらの患者には統合失調症といえるだけの陽性症状がなく，陰性症状がみられる。問題は，統合失調型パーソナリティ障害が，パーソナリティ障害と統合失調症のどちらに属するのかだ(DSM-5では両方に載っている)。この患者は，統合失調症患者と共通する生物学的マーカーが確認され(Raine et al., 1995)，ICD-10では統合失調型パーソナリティ障害は統合失調症の軽症型とみなされている。

しかし，この状態から統合失調症に進行することはまれであり(Siever, 2007)，パーソナリティ障害のグループに残された。

4. 回避性パーソナリティ障害

回避性パーソナリティ障害(avoidant personality disorder)はDSM-Ⅲで導入され，ICDでは「不安性人格障害(anxious personality disorder)」と呼ばれる類似した診断が導入された。しかしこの群は十分な研究が行われておらず，社交恐怖(social phobia)と重複している(Wakefield et al., 2005)。回避性パーソナリティ障害に関する研究は非常に少なかったが，削除せずDSM-5に残すことが提案されたのは，ワークグループの議長がCollaborative Longitudinal Personality Disorders Study(CLPS；Skodol et al., 2005)のリーダーの一人であったためではないかと疑う者がいた。

5. 強迫性パーソナリティ障害

名前は類似しているが，この障害と強迫性障害とを混同してはならない。強迫性パーソナリティ障害(obsessive-compulsive personality disorder：OCPD)は，強迫性(厳密な完全主義)と陰性感情(固執)に特徴づけられるが，患者自身がその症状の存在を認識していない可能性がある。この群の障害は，通常との境界が不明瞭だ。一般人口における調査(Grant et al., 2004a)では，人口の7％(!)にみられると示された。臨床医であれば把握しているように，強迫的な特徴は一般的には適度であれば問題はないが，過度になると問題だ。残念ながら，この障害はほとんど研究されていない。回避性パーソナリティ障害のようにCLPSの研究の対象になっており，その研究では他のパーソナリティ障害と同様に，OCPDは時間の経過とともに改善されることが示された。

6. 自己愛性パーソナリティ障害

自己愛性パーソナリティ障害(narcissistic personality disorder)は削除寸前まで追いこまれ，DSM-5のウェブサイト上で2011年に発表された版で多くの

要求により復活した。そこでは，調査(Russ et al., 2008)でも確認されたように，自己愛性パーソナリティ障害という概念は臨床的に有意義だとするフィードバックにもとづき，ワークグループは方針を変えたことが記述されていた。典型的な症例は臨床医にとって身近なものであり，その特徴的な症例は間違う余地がない。自己愛性パーソナリティ障害の研究は多くないものの，自己愛的な特性の体系的調査は急速に進んでいる(Miller et al., 2007 ; Campbell and Miller, 2011)。無視されるのを嫌う自己愛的な人たちは，DSMで自分の診断が削除されても腹を立てるだろうと，ニューヨーク・タイムズ紙は冗談めかした記事を載せた(2010.11.30)。自己愛性パーソナリティ障害の特徴は，過度の承認要求，誇大性，特権意識，そして共感と親密さの欠如である。これらの特徴が，自己愛性パーソナリティ障害の患者の治療に特異的な難しさをもたらしている。

その他のパーソナリティ障害のカテゴリー

DSM-ⅠとDSM-Ⅱでは，パーソナリティ障害の診断はあいまいに定義された疾患が集められたものであり，これらの診断はDSM-ⅢとDSM-Ⅳでも採用された。したがって，最新版に記載されている10のカテゴリーは，科学と同様に伝統が残したものといえよう。この10のカテゴリーのうち，4つはDSM-5の提案の時点では除外されていた。スキゾイドパーソナリティ障害は十分に研究されておらず，統合失調型パーソナリティ障害の軽症型の可能性がある(Siever, 2008)。妄想性パーソナリティ障害は，依存性パーソナリティ障害(dependent personality disorder)と同様に，ある1つの現象を，表現が異なるだけの8つや9つの文で記述した基準を採用している(「疑い深さ」や「他者を必要とする」という状態を表現する言葉がどれだけあることか)。演技性パーソナリティ障害(histrionic personality disorder)は実証的な基盤がまったく存在しない。ウィリアム・S・ギルバートの喜歌劇の登場人物「死刑執行大臣(Lord High Executioner)」の言葉を借りて，「いなくなって困る者はない」と結論づけたいほどだ。それにもかかわらず，この4つのカテゴリーもDSM-Ⅳから基準が変わることなく保持されている。

特定不能のパーソナリティ障害(personality disorder NOS)は，その他の

パーソナリティ障害の基準を満たさないときに使うものだが，これは全体の半数を占める。この診断が多くの患者に該当してしまっていることからすれば，プロファイルを用いた性格特性の記載に関する提案が却下されたのは残念なことである。

良いニュースと悪いニュース

　DSM-5 でパーソナリティ障害のシステムを改訂できなかったことに至るまでの一連の流れは壮大な物語であり，精神障害の分類全般に対する教訓ともなった。1 つ目は，抜本的な改訂にはきわめて新しい発見を必要とすること。2 つ目は，カテゴリー分類は医学のすべての領域で主流であり，その使用を止める準備が，まだ臨床医にはないことだ。

　3 つ目に，併存症の診断に陥りがちであること。これはパーソナリティ障害だけでなく，DSM システム全体を悩ます問題だ。重症例がいくつもの障害の基準を満たしてしまうことは，すべてのカテゴリーに該当する問題だ。しかし，他の診断と高い併存率をもつうつ病をマニュアルから排除することを提案する者はなく，パーソナリティ障害でも疾患の数を減らしたところで，この問題は解決できなかったはずだ(Zimmerman et al., 2012)。問題は弁別的妥当性に欠ける診断基準にある。臨床的にみる患者は一般人口よりも複数の疾患を併せもつ傾向にあり，患者としてやってくる人は，より多くの症状を示す者である(Zimmerman, 2011)。臨床において，転帰の予測は重症度が最も有効だが(Hopwood et al., 2011)，癌のステージ分類や血圧測定に比べ，この評価の信頼性は低い。

　4 つ目の問題は，妥当性が疑わしいカテゴリーが DSM に多すぎるということだ(Kim and Tyrer, 2010)。次元化もこの問題を解決できない。なぜなら，次元化では臨床閾値以下の症状までもが記述されており，診断にインフレーションが生じる。前述したように，この問題はマニュアルに記載されている最も一般的で重要な疾患にも影響を与えている。性格特性の次元化はパーソナリティ評定を押し上げることができるが，これも自記式の評価か臨床評価にもとづいているため，カテゴリーと比較して「科学的」ではない。次元により，その「接合部位の切れ目」が明らかになるとも，パーソナリティの遺伝的構造を特定

できたとも，まだ誰も示せていない。また，パーソナリティ障害の病因や病的機序の説明が可能かも示せていない。

　結局，次元化は軽度のパーソナリティ障害には有用かもしれないが，重症の場合には有用性が低い可能性がある。性格特性のドメインは，重篤な症状がみられる患者ではなく，非臨床的な集団にもとづいて考案された。したがって，犯罪性，自傷，慢性的な自殺念慮，そして奇異な思考は，通常の特徴が誇張されただけのものではなく，質的に異なる現象であり，ほとんどの人は体験しないものだ。性格特性は，境界性パーソナリティ障害の患者がなぜ不安定な対人関係を特徴とするのか，自傷をするのか，または人生がうまくいかないときに過量服薬するのかを説明できない。

　5つ目に，診断のシステムは臨床的に意義のあるもので**なければならない**点がある。ハイブリッドシステムは実用するには複雑過ぎた。臨床医は，うつ病と診断するときでさえ DSM-IV をアルゴリズムどおりに使っていなかった。臨床医は多忙で，1人の患者を 10～15 分程度しか診察できず，本であってもデジタルなものであっても，マニュアルはまず開かれない。複雑な評価手順を踏むように求めることは，臨床的有用性の低下を保証するようなものだ（Rottman et al., 2009 ; Shedler et al., 2010）。手順を複雑にすることは，臨床医の興味を失わせ，無視や誤診をさせるだけだ。ハイブリッドシステムは，研究者によって考案されたものであり，導入されたとしても使うのは研究者だけだ。

理論と実際のギャップ

　DSM-5 のタスクフォースは，診断において理論と実際のギャップをなくすことを強調した。しかし，われわれは通常，精神障害について病因よりも治療についてのほうがずっと詳しい。パーソナリティ障害の患者は治療が可能であり，それゆえにその障害を認識することが重要なのだ。カテゴリーはこれらの患者が適切で実証にもとづいた治療を受けるか，またはよくわからず気分障害と診断されて薬物を処方されるかを決める重要な役割を担っている。パーソナリティ障害は他の診断と同じレベルにあるべきで，DSM-III では異なる軸にパーソナリティ障害を配置するという間違いが犯された。パーソナリティ障害

を試験的に次元的に診断することにしていれば，この障害はまた隔離され取り残されたであろう。

　DSM-ⅢおよびDSM-Ⅳの比較的容易なアルゴリズムを，指示どおり用いた臨床医はほとんどいないのではないだろうか。DSMをこれまで30年教えてきたが，私が知る限り，診断基準にある症状を数えあげるのは私くらいなものであった（これはおもにレジデントに教えるためにそうしていた）。臨床医はゲシュタルトに頼る。つまり，ある患者が特定の病気のようにみえるかどうかである。結局は，臨床医はDSM-5の手順を前に首を横に振り，いつも通りに頭の中にある理念型を探すことだろう。カテゴリーが今後も診断の中心となるだろうというのは，そんな理由からだ。多くの情報がひとつの概念に詰めこまれたゲシュタルトは，診断にかける時間がない多忙な臨床医に受け入れられやすい。パーソナリティ障害のハイブリッドシステムを精神科のレジデントに教えた際の彼らの反応は，「本当にこれを使うことが求められるのでしょうか」であった。DSM-5がDSM-Ⅳよりも優れていることを示す研究はまだない。

　パーソナリティ障害の治療と研究に人生の多くを捧げてきた私のような精神科医は，これらの障害をより容易に特定できる診断が必要だと感じている。そうすることが患者を守ることになる。結局のところ，パーソナリティ障害の患者はDSM-5の影響を受けないであろう。パーソナリティ障害が無視されたり，間違って取り扱われたりする原因は，他にもたくさんあるのだ。

14.
その他の診断群

　本章では，DSM-5の残りの章について簡単に述べる。これらのカテゴリーにも，DSM-5全体と同様の課題がある。すなわち，診断カテゴリーの妥当性に難があることや日常の問題から精神疾患を切り分けるうえでの問題である。

神経認知障害群

　精神科医は，神経認知障害群(neurocognitive disorders)を自身が扱う主要な疾患のひとつとみなしている。実際，精神科以外の医師は，神経認知障害群の患者をみることはあっても，感情面や行動上の症状がめだつようであれば，治療を精神科医にゆだねる。DSM-Ⅳ-TRでは，この疾患を「せん妄，認知症，健忘，その他の認知障害」と表現していた。しかし，認知症，健忘症状，脳病変による他の症状は，同一患者に併存しやすく，共通の言葉を適用するほうが合理的である。医学的疾患によって引き起こされる意識や認知の障害であるせん妄は，特異的な病因を伴っており，他と別に分類されている。

　認知障害は，特徴的な臨床症状をもち，経過中に特異的な脳の変化が生じるが，早期診断は難しい。その病理が剖検でやっと明らかになることもある。集中力と記憶力の低下を引き起こしうる気分障害との鑑別診断を必要とすることが多い。最後に，早期診断が予後を改善させるとは限らない(Kempler, 1995)。

　DSM-5では分類に多くの変更があったが(Ganguli et al., 2011)，この群は**神経認知障害群**に名称が変更された。この診断は，避けられない悪化を意味する「認知症(dementia)」よりも，経過や機能不全に関して中立的な観点からの理解を助けている。神経認知障害は，軽度か重度の形態をとり，判明していれ

ば病因が特定される。患者か信頼できる情報提供者によって確認された1つ以上の認知領域の低下、心理検査による障害の確認（−2～−1標準偏差であれば軽度の障害、−2標準偏差以下であれば重度の障害）、自立を妨げる認知欠損によりこの診断はくだされる。

　DSM-5は、神経認知障害の最も一般的な原因のいくつかを収載している。それは、アルツハイマー病、血管性疾患、前頭側頭変性症、外傷性脳損傷、レヴィ小体病、パーキンソン病、HIV感染、物質乱用の影響、ハンチントン病、プリオン病を含む。原因がはっきりしていない場合は、分類できない神経認知障害と診断される。

　近年、最も重点的に研究が進められてきた疾患は、早期の記憶障害が優勢で慢性的に経過するアルツハイマー病である。この疾患は、基準に従い、進行度によって神経認知障害の軽度か重度に分類される。アルツハイマー病は亜型であるが、医学的な診断は、その疾患を最初に記述した医師の概念からはかけ離れたものになった。

　DSM-5では、脳画像で異常が確認されるずっと前から認知機能が低下しはじめている症例のために、「軽度認知障害（mild neurocognitive disorder）」を新たなカテゴリーとして加えた。しかし、軽度の障害を疾患カテゴリーとして導入することは、問題を引き起こしうる。病気の初期と加齢性の記憶力や集中力の低下を区別する正確な方法はない。減弱精神病症候群（attenuated psychosis syndrome）のように、軽度の症状は病気の前兆かもしれないし、正常の範疇かもしれない。定義を広くとると、偽陰性は減るが、偽陽性は増えやすい。正常な認知変化を生じた人に、間違った（警戒すべき）診断をくだしてしまう危険性がある。DSM-5には、ただの加齢が病気に分類されてしまう危険性がある。

　病初期に測定可能な生物学的マーカーがあれば、この問題は解決するであろう。しかし、病気が進行してからでないと、神経画像で所見が認められない。早期に特定でき、経過を予測できるマーカーが必要である。これは今後の課題だ。また、改訂されたDSM-5が臨床的に前版よりも実用的なのかは確認が必要だ。

　RabinsとLyketsos（2011）は、DSM-5における変更をおおむね支持している。記憶障害に関する絶対的な基準がなければ、ごく軽度の低下の場合でさえも記憶障害と診断されてしまうかもしれない。また、DSM-5では、記憶力

の欠陥の確認にミニメンタルステート検査(mini-mental state examination：MMSE)や心理検査を用いた，標準化された手順を踏むことも求められる．何を診断するにも，大なり小なり臨床的な観察に頼らない客観的な測定方法があるほうがいい．この方針がDSM全体でより広く流用されなかったことを残念に思う．

まとめると，DSM-5の新しいシステムの使用は難しいことではない．問題は，マニュアルの他の改訂部分と同様に，重症度にもとづき次元的なアプローチがとり入れられており，偽陽性が生じやすいことだ．

身体症状症

身体症状は診断分類上，あまり理解されておらず，取り残されている．かつて「心身症(psychosomatic)」(Shorter, 1993；1994)とされた患者の最もありふれた訴えとして，慢性的な倦怠感や疼痛がある．原因不明の身体症状に関する医学的研究は乏しい．しかしそれでも，そのような訴えを聞いたプライマリ・ケア医は，評価や治療のため患者を精神科に紹介してくる．検査でも異常がみつからずにいき詰まったとき，精神科への紹介を希望するのは，たいてい患者ではなく医師だ．

かつて，身体症候群は，侮蔑的で誤解を招くヒポクラテスの時代の用語「ヒステリー(hysteria)」として記述された．後に，神経疾患に似た症状は，DSM-Ⅳで使用されたフロイトの用語「転換(conversion)」と呼ばれ，今回，**機能性神経症状症**(functional neurological symptom disorder)という名称に変更された．今回の基準には，改訂前と違い，その症状の背後にあり証明が難しい心理的葛藤は含まれていない．DSM-5では存在しないが，医学的に説明のつかない身体的疼痛もまた，DSM-Ⅳではそれ自体で疼痛性障害(pain disorder)と診断名がつけられていた．また，DSM-Ⅳでは，病気を心配し続ける患者はヒポクラテス関連の用語の1つである「心気症(hypochondriasis)」と診断された．これらの患者のほとんどは，DSM-5では**病気不安症**(illness anxiety disorder)と診断される．

以前，身体化障害，心気症，疼痛性障害と診断された患者の多くは，DSM-5では**身体症状症**(somatic symptom disorder)という新たなカテゴリーに該当

し，重症度で分類される。もう1つのカテゴリーである「**他の医学的疾患に影響する心理的要因**(psychological factors affecting other medical conditions)」はコンサルテーション・リエゾン精神医学には重要である。まれではあるが，身体の異常を装う者がおり，これは**作為症**(factitious disorder)と診断される。コンサルテーションで精神科医がみるかもしれない作為症は，他の障害と違って**意図的**に病気のふりをしているだけなのに，身体症状症群に含まれている(Krahn et al., 2008)。また，代理ミュンヒハウゼン症候群(Münchhausen syndrome by proxy)のように子どもなど他人を巻き込んでいる場合もある。最後に，醜形恐怖症(body dysmorphic disorder)はDSM-5では強迫性障害スペクトラムに組み込まれた。

　DSM-5では，臨床家が使いやすいように複雑なシステムを簡略化している。長年にわたり顕著な身体症状を訴える患者をさす身体化障害(somatization disorder)は，セントルイスにあるワシントン大学の精神科医によって研究され，その語がDSM-Ⅲで導入された。しかし，それは他の施設ではなじみがなかった。DSM-Ⅳの定義を用いた疫学的な研究では，身体化障害の有病率は低く，0.2％と推測された(Kessler et al., 2005)。過去40年にわたり，私が携わったコンサルテーションは何千にもなるが，そのうち覚えている身体化障害は数例にすぎない。さらに，身体化障害の基準は独特で制約的で，心と身体はまったく別々に扱われていた。

　まとめると，身体症状症は，**身体症状症**(訳注：草稿では「複雑」「単純」に分けることが提案されていたが，発刊時にはまとめられた)，**病気不安症**，**機能性神経症状症**に分けられる。細分類として，身体症状症の中でも疼痛が生じるものがあり，それは特定用語の「疼痛が主症状のもの(with predominant pain)」として記述される。

　Riefら(2011)は，DSM-5にあるような身体に関する症候群は，1年以上安定して持続していることに気づいた。しかし，患者の呈する特有の症状は，時間や場所により多様であった。それは「症状のプール」が生む現象であり，患者の経験する苦痛のあり方が社会によって決定されていることが反映されている(Shorter, 1993)。さまざまな文化において，身体的な苦痛はたいていの患者にみられ，抑うつのような不快な感情は，精神状態ではなく倦怠感や疼痛として表面に現れうる(Kleinman, 1991)。

解離性障害

　身体症状症はありふれているが，解離性障害(dissociative disorder)はきわめて珍しい疾患であり，それは存在していない可能性すらある(Lynn et al., 2012)。

　100年以上前に，フランスの精神科医Pierre Janetは，意識が欠け，記憶や人格の一部が分離され，自己の同一性が分裂した精神状態を表す，**解離**(dissociation)という用語を作成した(Carroy and Plas, 2000)。解離は，一般の人々を，そして，メンタルヘルスを仕事にする人々をもひきつける印象的な現象だ。心理学者のMorton Price(1906)は，多重人格の患者を描いた本を書いた。50年後，「イブの3つの顔(*The Three faces of Eve*)」(Thigpen and Cleckly, 1975)は，ベストセラーとなり，ハリウッドで映画化され成功をおさめた。1970年代には，ベストセラーとなったもう1冊の本『シビル(*Sibyl*)』(Schreiber, 1973)によって，解離で多重人格が生じるのは児童虐待の結果だという理論が一般的となった。この本には，多重人格性障害(multiple personality disorder)の診断の流行に対して，ある程度の責任がある(Piper and Merskey, 2004)。

　シビル(本名シャーリー・メイソン)の病歴はフィクションであるとRieber(2006)が明らかにした。問題を抱えた人のいい患者，熱心すぎたセラピスト，儲け話を目論んだ著者によってこの話はつくられた。シビルは，セラピストのコーネリア・ウィルバーを喜ばせようと，児童虐待を受けた過去と多重人格をでっちあげ，このセラピストは本を書くジャーナリストとしてフローラ・シュライバーをみつけたのだ。あらゆる書類が検証され，シャーリー・メイソンの子ども時代がふつうだったことが判明し，これらの結論が確かなものであることが裏づけられた(Nathan, 2011)。

　多重人格は現在，「解離性同一性障害(dissociative identity disorder)」に名称が変更されているが，これは暗示療法が生み出したアーチファクトである(Piper and Merskey, 2004)。患者は他の人格を表出するよう積極的に促され，その人格を引き出すために催眠が用いられた。催眠は全員に解離を引き起こすわけではないが，感受性の強い患者であれば解離が起こることもある。解離は精神疾患でよくある症状だが，これに夢中になったセラピストによって強化さ

れうる。

　解離の原因が子ども時代の外傷であるという主張には議論の余地がある。子ども時代に虐待された人の大部分はそのような症状を呈さないし，抑圧された外傷記憶の覆いをとろうとするセラピストは，印象的な話や間違った記憶を引き出す催眠術や技法を用いる(Paris, 1996)。抑圧された外傷記憶の概念は，家族に対する軽率な非難をもたらし，デイケアを提供する施設に危険が及ぶこともあるだろう。

　解離性障害は数十年前まで，きわめてまれと思われていた。それらは医学雑誌で記述されてはじめて分類体系に組み込まれた。DSM-Ⅲでは，解離性障害は「ヒステリー性神経症(hysterical neurosis)」の下位分類群であった。だが，DSM-Ⅲでは「ヒステリー」および「神経症」の2つの用語はなくなり，解離性障害のみが取り残された。奇妙なことに，これは独立した群に分類された。この分類の仕方はとり返しのつかない事態を招いた。1980年以降，精神科の教科書はDSMに合わせるべきと考えられ，DSMの各版には解離性障害が章立てられていたのである。

　精神科医の多くは解離性障害の診断をくだすことはなく，症例をみたこともない。しかし，専門家グループや真の信者たちは，その理念を推し進めた。そのような「専門家」が教科書を書き続ける一方で，その診断が間違いだと信じる精神科医は解離性障害の診断の排除を求めた。

　DSMにどの診断を組み入れ，残すかは，権力者のひと声で決まる。DSM-5におけるそのひと声は，数十年間にわたり解離性障害を推し進め，影響力をもった，スタンフォードの精神科医David Spiegelの発言であった(Spiegel, 1994)。Spiegelなどの影響力のある人々に推されて，解離性障害の変更の余地は一切なかった。そして，解離性障害群の排除を求める人々は無視された。DSM-5において，解離性障害は微修正されただけだった(Spiegel et al., 2011)。

　われわれは皆，DSM-5に合わせざるをえず，教科書や精神科研修プログラムでも解離性障害を取り上げなければならない。解離性障害は，ひいき目にいえば「珍しい障害」だし，悪くいえば「虚構の障害」にもなりうる。解離性同一性障害の支持者が退き，解離性同一性障害と診断されることが時間とともに減っていくことを，私は願っている。

多重人格は治療的暗示からつくられた人為的結果だが，トランス状態や占有状態はそうではなく，いくつかの文化圏における苦悩の一般的な表現方法である(During et al., 2011)。これらの状態は真の疾患ではなく症状の寄せ集めにすぎないが，マニュアルのどこかでとりあげられるだろう。

多重人格障害の流行を引き起こしたドラマとは逆に，外傷と解離に一貫した関係性はない(Lynn et al., 2012)。解離は社会の影響で広がりうるものであり，それは実際，1990 年代に起こったのだ。

［訳注：ヒステリーの概念につき，Joseph Babinski(1857〜1932)は「ヒステリーは暗示の産物である」と批判し，議論が生じたのは事実だ。当時は催眠療法が盛んで，Babinski の指摘もあながち誤りではなかったかもしれない。しかし，催眠療法が珍しい手法となった昨今でも，かつてヒステリーと呼ばれた解離性障害や変換症の患者が未だに外来を訪れている。それも，催眠や精神分析の類を受けたこともない患者が。これらの障害の存在を否定する意見に，賛同し難いと思うのは私だけではないはずだ］。

睡眠-覚醒障害群

睡眠-覚醒障害群(sleep-wake disorders)は，DSM-Ⅲにはなく，DSM-Ⅳではじめてとり入れられた。1994 年まで睡眠-覚醒障害群のマニュアルなしに，臨床医はどのように対処していたのだろうか。精神科臨床で観察される睡眠の問題のほとんどが，他の疾患に由来している(Breslau et al., 1996)。しかし，他の精神疾患が関与しない睡眠障害もある。そのような症候群は一般的ではなく，精神医学というよりむしろ神経学に分類される。そのため，DSM-Ⅳの詳細な診断基準は，睡眠クリニックを経営するサブスペシャリストを対象につくられた。Reynolds と Redline(2010)は，ワークグループを代表して，DSM-5 における新しい分類を一般的な精神科医にとって扱いやすい内容にすることを提案していた。はたして，そうなっただろうか。その確認は難しい。

睡眠-覚醒障害群のカテゴリーには，不眠障害(insomnia disorder)，過眠障害(hypersomnolence disorder)，ナルコレプシー(narcolepsy)/ヒポクレチン障害(hypocretin disorder)，閉塞性睡眠時無呼吸低呼吸(obstructive sleep apnea hypopnea)，中枢性睡眠時無呼吸(central sleep apnea)，睡眠関連低換気(sleep related hypoventilation)，概日リズム睡眠-覚醒障害群(circadian rhythm sleep-wake disorders)，悪夢障害(nightmare disorder)，レム睡眠行動障害(rapid eye movement sleep behavior disorder)，レストレスレッグス症候群(restless legs syndrome)，物質・医薬品誘発性睡眠障害(substance/medication induced sleep disorder)がある。睡眠-覚醒障害は，まれな症候群であり，そのいくつかはDSM-5で新たに組み入れられたカテゴリーである。ここにDSM-5の作成過程をみてとれる。専門家というのは，まとめあげるより細分化することを好むものだ。この章に注意を払っている精神科医は少なく，睡眠-覚醒障害の診断は異議を唱えられることなく，いつの間にか急増しているかもしれない。

排泄症群

　ファイリングシステムを扱った者ならわかるだろうが，どんな分類システムでも，多量な「その他」が生まれてしまい，いつしか崩壊してしまう。DSMには，子どもに関する2種の診断，遺尿症(enuresis)と遺糞症(encopresis)の章がある。遺尿症や遺糞症について問題なのは，症候群ではなく，ただの症状でしかないことだ。他の精神障害によらず，明らかな原因がない遺尿/遺糞がみられることがあり，そんな症例のために排泄症群(elimination disorders)はDSM-5に収載された。遺尿症の診断は，他の医学的疾患によるものではない場合にのみくだされるべきであるとマニュアルの注意書きにある。

自殺行動障害

　「残りもの」の症状を収載した後にもまだ，「その他の障害」の章が待っている。草稿の時点では，他の疾患によって説明できないひとつの行動形態である，非自殺的な自傷行為(nonsuicidal self-injury：NSSI)が提案されていた。思春期の非自殺的な自傷行為の罹患率は，近年増加している(Lloyd-Richardson et al., 2007)。手首，あるいはより見えにくい部位の自傷の多くは自殺行為ではなく，陰性感情の制御の手段である(Linehan, 1993)。自傷する若者の中には，不安定な気分や不安定な関係性，他の衝動形態と関連する境界型パーソナリ

ティ障害に発展する者もいる(Chanen et al., 2008)。大多数が，社会から悪影響を受け簡単に自傷行為をはじめるが，時間経過の中で軽快する(Moran et al., 2012)。

DSM-5は，自傷行為の意味についての確固たる結論を避けるために，非自殺的な自傷行為の診断基準として，自殺を目的とせず，陰性感情への対処を目的とした自傷行為が，過去1年以内に5日以上あったことを条件とするカテゴリーを提案した。この概念は信頼できないことがフィールドトライアルで示され，2012年に**自殺行動障害**(suicidal behavioral disorder)に変更された。しかし，このカテゴリーの必要性はいまだはっきりしない。2～3の症状で精神障害を定義することは，いかにその障害が一般的であったとしても，疾患分類学のあらゆる定義に反している。最終的に，DSM-5ではこの診断は今後の研究を要するものとして，付録に収載された。

適応障害

ストレッサーに対して症候性の反応を呈するが，他の精神疾患の診断基準は満たさない患者を，DSM-Ⅲでは新たなカテゴリーである適応障害(adjustment disorders)と診断した。診断には，ストレッサーに対しある程度過度な反応がある必要はあるが，それは一時的と定義されており，ストレッサーが消えた後すぐに，または少なくとも曝露後6ヶ月以内にその反応も消失する。

ストレスの強い出来事に対する反応として何が正常で何が障害かを決めることは難しい。しかし，その内容が何であれストレスに適応すること自体は病気ではない。患者の病状が，より信用のおける他の診断基準に合致しているときでさえも，患者の人生に何か問題が起こっていれば常に適応障害と診断する臨床家がいる(DSM-ⅣではストレッサーはⅣ軸にコード化されていた)。

適応障害は正常の範疇である。このカテゴリーは，コンサルテーションや治療において患者の診察を正当化するためにマニュアルに含まれているのかもしれない。しかし，この種のカテゴリー化には人生そのものを医療化してしまう危険性がある。

精神疾患のない患者

　信じる・信じないにかかわらず，医療にかかる患者の中には，DSMにあげられたどの障害の診断基準も満たさない者がいる。ただ，保険上の都合で何らかの診断が必要なのであれば，診断をつけなくてはならないかもしれない。

　マニュアルの最後に列挙されている「Vコード」は，障害ではなく，人生の問題を記載するために作成された。この表には，夫婦間の争い，子どもとの衝突，失業が含まれる。いうまでもなく，これらのすべての問題は精神疾患をもった患者にも起こる可能性がある。

　マニュアルに新たに「対人関係障害(relationship disorders)」という一群を加えることが提案された(Beach et al., 2006)。その背景にあったものは科学ではなく保険だった。心理療法を用いて人生の問題を治療しようとする人も同様の立場だった。この意見が受け入れられていれば，精神疾患の罹患率は人口の100％に到達した可能性がある。しかし，対人関係障害はDSM-5で障害として扱われることはなかった。

まとめ

　これにてDSM-5についての解説を終えよう。精神疾患の分類が決して科学ではないことは明らかである。この分類は，広く多様性のある病状に合わせた拙速な方法である。これは必要がゆえになされた結果なのであり，われわれがDSMカテゴリーを「真実」とみなす必要はない。マニュアルの中には，ほとんど誰しもが病気と認めるカテゴリーもある。一方，異常でなくても人間であれば生じうる状態までもが医療対象とされており，まだ議論の余地を残しているカテゴリーもある。われわれは，DSMが「聖書」ではなく，進行中の作業であると覚えおかなければならない。

Part III
概　説

15.
迷えるあなたへ

　本章のタイトルは12世紀の宗教哲学者モーシェ・ベン＝マイモーンの有名な著書から拝借した。DSMは道徳や宗教を考慮していないにもかかわらず，しばしば神聖なテキストとみなされ，メディアでは「精神医学のバイブル」と呼ばれることもある。しかし，DSMはある時代の一部の専門家集団の意見を反映したものにすぎない。過去に精神疾患を定義しようと多くの分類や概念が提唱されては消えてきた。つまり，現在使われているマニュアルもせいぜい十年かそこらしか通用しない代物なのだろう。われわれは常に謙虚さを忘れず，己の無知を自覚していなければならない。

　事前の宣伝を信じるなら，DSM-5は未来に向けて大いなる一歩を踏みだしたことになる。しかし，実際はDSM-Ⅳから診断が根本的に変わったわけではなく，DSM-5はパラダイムシフトとはならなかった。精神疾患の病因に迫らなければ抜本的な改訂とはならない以上，他の結末はありえなかった(Kendler and First, 2010 ; First, 2010)。

　精神疾患の核心に迫った調査・研究は存在しないし，いまだに診断の多くは症候群をみているにすぎない。DSM-Ⅲから30年以上経つが，精神科医が扱う疾患のほとんどにおいて，われわれは今なお暗闇の中にいるようなものだ。多くの客観的なデータはそろってきたが，その解釈や判断は常に物議を醸している。神経科学の進歩は精神疾患を説明するには至らず，遺伝学は答と同時に，より多くの新たな疑問を生んでいる。そして，神経化学はわれわれが想像していたよりもはるかに複雑であることがわかった。神経画像検査は今後すばらしい画像を提示するようになり，うまくいけば新たな道しるべとなるかもしれないが，そうでなければただの美しい絵で終わるかもしれない。強固な事実より

も，臨床研究と専門家達のコンセンサスのほうが，このDSMというマニュアルの陰でいまだに大きな力をもっている。基本的な知識が積み重なっていなかった以上，他の手だては何ひとつなかったのだ(Kendler and First, 2010 ; First, 2010)。DSM-5はこれまでのどの版よりも科学的であるとの主張は，どれも疑わしい。

DSM-5がメンタルヘルスケアに与えるインパクト

　精神医学はここ数十年で変化し，DSMも数回の改訂がなされてきた。精神分析で培われた知見は過去のものとなり，生物学的精神医学というものが席巻している。しかし，これが患者に恩恵をもたらしているかというと，そうでもない。多くの患者は「15分間の薬物の見直しと調整」を受けているだけではないのか。これでは患者の生活や人生において何が起こっているのかは到底わからない(Carlat, 2010)。

　DSM-5のイデオロギーはこうした今の風潮を支持するものだ。単に精神医学を還元主義的に考えることによって，精神医学自体が，神経科学の臨床応用としての位置づけになってしまっている。つまるところ，患者に対しては薬，薬，薬……である。神経科学は幅広い領域で有用な視点であることも確かだ。臨床家は直接的に薬物療法に繋がる診断を好む。例えば，精神病と診断されれば抗精神病薬，双極性障害と診断されれば気分安定薬，うつ病と診断されれば抗うつ薬，注意欠如・多動性障害と診断されれば精神刺激薬を用いるというように。一見，このような治療は内科でなされる治療と同じようにみえる。しかし，よくよく検討すれば，エビデンスにもとづいた治療とはとてもいえない代物であることがわかる(Paris, 2010a)。

　DSM-5で最も重要な問題は，診断領域の拡大である。それぞれの疾患の典型例ではその疾患特異的な治療が有効なことが多いが，われわれはそうではない例を多く経験する。例えば，古典的な症状を呈する統合失調症患者に抗精神病薬がたいていは有効だが，微弱な症状しか呈していない例ではそうともいえない。同様に，メランコリー親和型うつ病の患者には抗うつ薬が有効なことが多いが，軽度のうつ症状しか呈さない患者ではどうだろう。古典的な双極Ⅰ型患者ならリチウムがよく効くだろうが，いわゆる「双極スペクトラム障害」とい

われるような患者ではどうか。注意欠如・多動性障害にしても，注意の問題が外的要因に左右されるような症例への精神刺激薬の有効性については何ともいえない。

DSM-5ではより広い範囲を疾患として扱うようになり，過剰な治療が行われることが懸念される。不安に対して日常的に抗精神病薬が使用される(Comer et al., 2011)というような，FDA適応外の処方がまかりとおっている現状は憂慮されるべき事態だ。しかし，診断基準の拡大により，本来は不要な薬物の処方が正当化されうることはさらに問題だ。

明確な根拠がないにもかかわらず，「十分な治療を受けられていない患者が何百万人もいる」とまことしやかにいわれている。またしても薬，薬，薬……である。必要な治療を受けられていない重症患者がいるのは事実だが，ごく軽症の，あるいはほとんど症状がない患者にまで同じ治療をする必要はないはずだ。疫学的な観点から薬物は今よりもさらに多くの人に処方されるべきとの議論は大いに盛りあがり，製薬業界は大喜び。だがその陰でわれわれは臨床の場で苦悩している。

こういった事態に多くの患者が巻き込まれている。患者はいわばDSM-5の最終的な消費者であり，くだされた診断を「本物」として受け入れることになる。しかし彼らは，この診断の多くは「本物」ではないことを知らない。私はプライマリ・ケア医からのコンサルテーションを受け，数千人の患者をみてきたが，その多くはすでにDSMによる診断を受けていた。彼らは診断名のラベルを貼りつけられ，みずから堂々と「私は〇〇病と**診断されました**」と口にした。それがまるで内科的診断と同等の科学的手順に従ってなされたもののように思っている。告げられた診断を確かめるためにと血液検査や脳画像検査を頼んできた患者もいれば，心理検査(ADHDを「確認」するのによく利用される)や評価尺度(患者を双極スペクトラムとする場合にときおり使われる)に絶大なる信頼をおいている人もいた。

この観点からは，DSMシステムは今や患者文化の一部となっている。精神科の診断が正確で科学的であり，特異的かつエビデンスにもとづいた治療に直結していると思いたい人々を責めることはできない。DSM-5がそう思うよう推奨していたとしても，これは間違っている。

Ⅲ　概説

DSMと社会

　診断マニュアルを読むのは精神医療の実践者ばかりではない。患者や弁護士や教養ある人々は皆，DSM-5を詳細に閲覧することができる。科学的に証明されたものとみなされるのは困りものだが，インターネットですぐに診断基準がわかることには利点もある。私は患者に自分の症状を診断基準と照らし合わせるようにいうが，そうすることによって診断に対する議論が深まり，よりよい医療計画が立てられることがある。

　一方，裁判でDSM-5がどう使われるかは心配である。長い間，精神病的妄想をもつ患者に刑事犯罪の責任は問えないという考えが受け入れられてきた。しかし，弁護士はその精神医学的理由を盾に弁護を展開することがある。万引きで捕まってもパーソナリティ障害を理由に有罪判決を受けない人もいれば，うつ病の診断で，殺人事件での無罪（または減刑）を勝ちとったケースさえあった。

　民法レベルへの影響はもっと大きいかもしれない。親権争いの場では，精神科的診断や意見がかなり考慮される。DSM-5による診断が「本物」であるという認識，専門家たちはDSM-5を扱えているという認識，それらがこういった問題を生み出している。しかし，診断がその人間の行動を十分に説明できるという根拠などどこにもないのだ。

　最終的には，教養ある市民たちがDSM-5をどのように受け取るのかが最も大事だと私は考えている。ときにメディアは診断の拡大を揶揄し，いわゆる精神病水準の「本物」の診断に対しても反精神医学的批判を展開する。知ってほしいのは，診断マニュアルというのはあくまで実用主義的なものであり，プラトンが述べるところの「真実」を反映するものではないということだ。ここ30年間，診断はマニュアル化され，そのマニュアルは奉られるようになった。私はメディアや公的機関にいいたい。過去のものよりもDSM-5に対してはさらに批判的，批評的になってもらいたいと。

臨床医はDSM-5をどう使うべきか

　臨床医は実践主義的であり，これまで診断マニュアルを金科玉条のごとく扱

うことはしてこなかったし，今後もそうであろう。診断というのはあくまでも治療のためになされるものだ。できるだけこの最新の診断基準を用いつつも，それが意味をなさないときには固執しないようにするべきだ。

　ここ数十年間，われわれはDSMを科学的真実を含むもののように扱ってきた。しかし，エキスパートのコンセンサスにもとづく草案というのが，その真実の姿である。レジデントや学生にとっては大事なガイドとなるだろうが，洗練されたスペシャリストが機械的に用いるのにはふさわしくない。精神医学にはそれ以上に積み重ねられてきた豊潤な伝統的診断があるのだから。私は40年以上レジデントや学生にDSMを教えてきたが，常に「よく学び，そして疑え」といってきた。DSM-5を使う臨床医にも同じ言葉を贈る。

DSM-6に向けて

　これまでの版から判断して，DSM-5は少なくとも今後15年は使われると見込まれる。ローマ数字からアラビア数字に表記が変わったことからわかるように，定期的な改訂が試みられるだろう。しかし，きわめて微細な変更でさえ矛盾と混乱を伴うことを考えると，定期的な改訂に私は懐疑的である。これから数年のうちに科学的に重大な発見がない限り，DSM-5.1やDSM-5.2は単なるマイナーチェンジにとどまるだろう。2028年にDSM-6が出版されるとして，私はそれを見るまで生きていそうにない。しかしDSM-6で取り組まれるべきいくつかの問題はすでにわかっている。

　第1に，本書を通して強調してきたことだが，精神障害と正常との関係性の問題だ。今までどの改訂でも診断の範囲は拡大されてきたが，この傾向はいつまでも続いていいものではない。分厚くなりすぎればテキストは使われなくなる。どこかで限界を設定しなければならないが，DSM-5はそれをしなかった。精神障害は無症状（まれ），臨床的に明らかでない症状（きわめて一般的），臨床的に顕著な症状（やや一般的）までの連続体上の一点として理解されている。この考え方は，人間の状態を「医療化」することにつながる。

　DSM-5の最大の欠点は，病的なものとみなす範囲を広げすぎたことだ。「生きるということは病気なんだ。だから皆，精神科で治療しよう」という皮肉が聞こえてきそうだ。誰もが納得する診断ができれば，われわれの仕事ももう少

Ⅲ　概説

し尊敬されるかもしれない。しかし，病気と正常の境界線はあいまいとなり，人間なら誰しもがもっているような潜在的な問題にまで診断の手が及んでいる。この風潮は精神病圏，双極スペクトラムから注意欠如・多動性障害，自閉症，嗜癖の概念の拡大にまでみられる。

　生物を扱う学問は正常と異常の境界があいまいになる傾向がある。例えば冠動脈狭窄と心筋梗塞の境界はどこにあるだろうか。われわれは人生の中でさまざまな健康状態を経験しつつも，そうしょっちゅう病気で苦しむことはない。新クレペリン主義は精神疾患を説明するうえで決して完全なモデルではないが，少なくとも精神疾患はありふれたものではなく，特殊であるという概念にもとづいている。

　この問題に決着をつけるためにも，いずれはしっかりとした診断につながる生物学的マーカーがみつかることを願う。そのようなマーカーがあれば，高血圧の診断のように臨床的に利用可能なカットオフ値が設定できる。加えて，似た症状を示すものが本当に同じスペクトラムの中にあるものかの判断にも使えることだろう。いずれにしろ生物学的な関連が確立され，それが定量化されるまで，診断の拡大は控えるべきだ。

　DSM-6がでる頃には，直接的に診断基準として使えるような特異的な生物学的尺度がみつかっているだろうという意見もある。繰り返しになるが，「ブレークスルーはもうそこまできている」とずっといわれ続けてきた。しかし，私は2028年までにその日がくるかは疑わしいと思っている。また，マーカーが有用なものになったとして，これは疾患そのものというよりもリスク因子を測定するものになるだろう。ゆえに，精神医学では精神疾患に対する生物・心理・社会学的アプローチを続ける必要があるのだ。診断体系を進歩させるためには神経生物学の力が必要となるだろう。しかし，精神医学それ自身は内的体験と精神症状についてさらに知見を深めなければならない。精神現象を細胞や化学物質のレベルにまで完全に還元するのは，おそらく不可能なのだから。

　DSM-6では精神症状を評価するための，よりよい尺度の開発が求められる。それはDSM-5のような，多忙な臨床医がスコアリングを行う，信頼に値するか疑問が残るおざなりな尺度であってはならない。症状を体系的に測定値化するには何年もの研究が必要だ。

　DSM-5による診断の広がりはメンタルヘルスケアのシステムに新たな問題

を引き起こしうる。現時点で，重症な患者の治療でどうみても手一杯なのに，ほとんど症状がない人や専門的なケアを必要としない無数の人々まで請け負う必要はない。誰もが精神医療の対象者ということになれば，保険会社は治療費の支払いをしなくなるかもしれない。

　DSM-5 はかなり重たい本となった。Web 上でみられるのだから，もはやその重い本をもち歩く必要はないとはいえ，やはり重すぎるのは問題だ。診断の広がりは 1952 年からずっと続いている。Horwitz は「一度診断というものがつくられると，それを用いる専門家が育成され，それを論じる研究や本が著される。そして，患者はそれに沿った症状を述べるようになる」と述べている（2002）。

　こういった事態に対抗する手段は，常に注意をはらい常識を忘れないことだ。DSM-5 はすべての診断基準において「臨床的に有意であること」が求められる。その意味で，DSM はわれわれに一定の余地を残している。臨床でどう使うかはわれわれしだいであり，使い方次第では人間の活動すべてを診断に落としこんでしまう可能性もある。

　診断の敷居が下がることは，多くの人にエビデンスの確立していない治療を広めることになる点も問題である。私にとって最も悩ましいのは，例えば「双極スペクトラム障害」といわれるものに気分安定薬や抗精神病薬を処方することだ。薬物には常に副作用がつきまとうし，不要な薬物療法から多くの人々を守るよう常に注意を払う必要がある。

　DSM-5 は臨床医がお互いに共通言語をもつための，あくまで暫定的なマニュアルである。だからこそ 15 年ごとに改訂されるのだ。精神疾患を根本的に理解するには，これから何十年もかかるだろう。DSM-6 にそれを期待するのはあまりにも早すぎる。

最後に

　本一冊にわたって批評してきたが，ここで DSM が違う形で改訂され得たかどうかを自身に問い直さなければならない。私の答えは"yes"だ。第 1 に，現時点ではパラダイムシフトを期待できるほどのエビデンスはどこにもない。改訂の必要性は理解できるが，もっと慎重に行うべきだった。第 2 に，疾患

のカテゴリー分類を用いる診断システムは必要だが，改訂ごとに継ぎ足されるような雑多な分類は不要だ。DSM が臨床におけるガイドを目的としているなら，もっとシンプルにすべきだった。第3に，DSM-5 は，神経科学において診断を不適切に拡大する，つまり人生そのものを診断するという間違った方向に進んでしまった。それはこの診断マニュアル全体の評価を下げることにしかならない。

　私は大きなコンセプトとしての DSM は支持する。多少の不備こそあれ，分類はまったくないよりはあったほうがいい。私は DSM-Ⅰ，DSM-Ⅱのときの混沌とした状況を知っている。それらは理論的にもあいまいで，臨床的な指標にはほとんどならない代物だった。それに比べれば DSM-5 はひとつの試みとしては尊いものだ。しかし根本的な病気のプロセスを考慮せず，疾患を暫定的に分類するだけに終わってしまっているのも事実だ。

　メンタルヘルスの専門家は，臨床，教育，研究において謙虚であることが求められる。みずからを過去から未来へと繋がる大いなる鎖の一部だと知るべきだ。科学とその応用は，終わりなき旅のようなものだ。われわれはそれを知ったうえで DSM-5 をみなければならない。精神疾患の本質に迫るために必要な，明確な知識がない中でできるベストを試みたものなのだ。エビデンスにもとづいた疾患分類ができるような理解に至るのは，まだ先のことである。最後にウィンストン・チャーチルの言葉を借りてこう終わろう。DSM-5 は最悪の診断形態かもしれない。それまでなされてきたすべての形態を除いては。

精神医学的診断に大きな影響を与えた人々

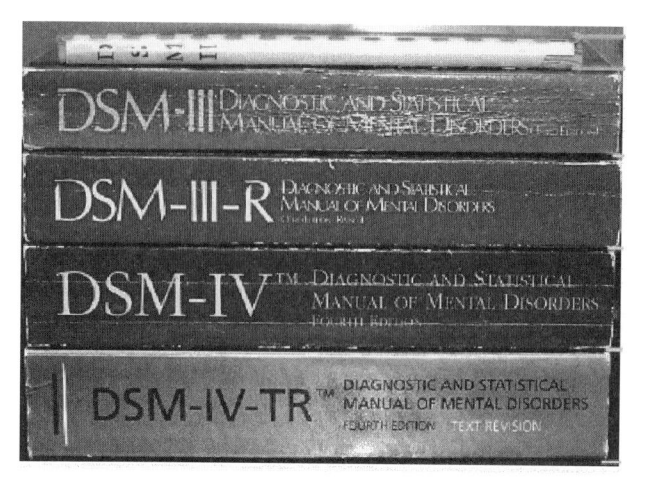

これまでの DSM：改訂のたびにページが増えている

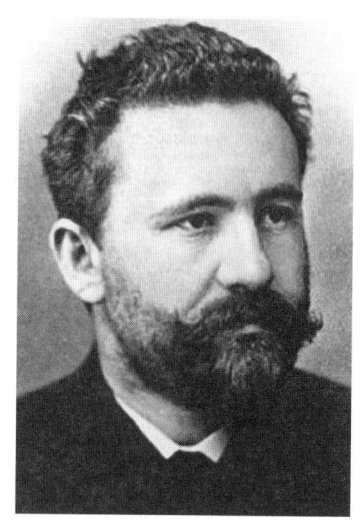

エミール・クレペリン（Emil Kraepelin）：診断の第一人者

精神医学的診断に大きな影響を与えた人々

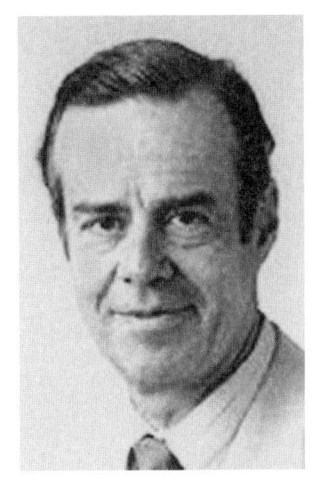

ロバート・スピッツァー（Robert Spitzer）：DSM-Ⅲの編者

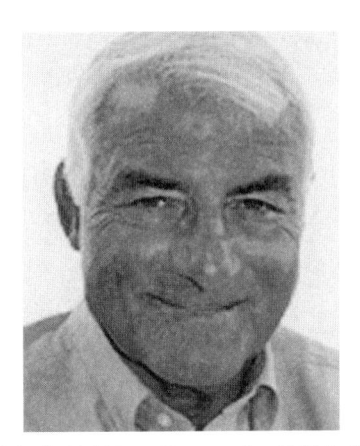

アレン・フランセス（Allen Frances）：DSM-Ⅳの編者かつDSM-5の「批評家」

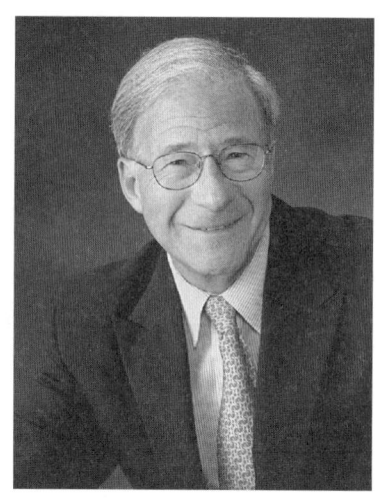

デヴィッド・クプファー(David Kupfer)：DSM-5 の共編者

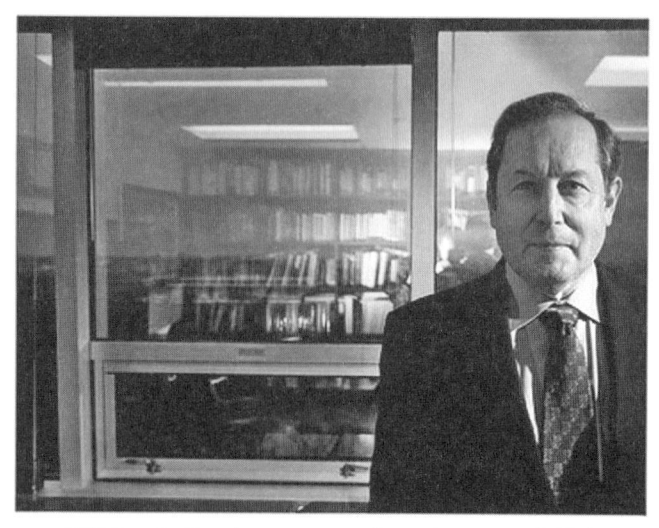

ダリル・レジエ(Darryl Regier)：DSM-5 の共編者

精神医学的診断に大きな影響を与えた人々

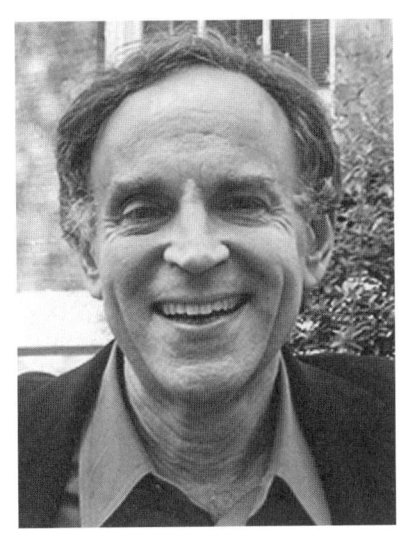

ジェローム・ウェイクフィールド（Jerome Wakefield）：正常と精神疾患を区別すべく活動している

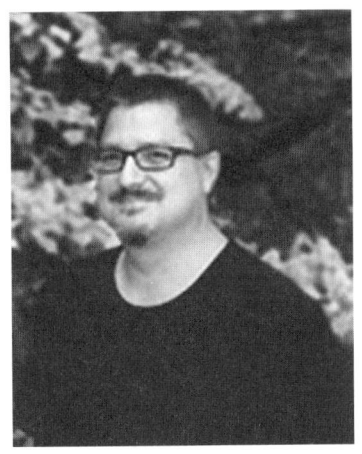

ロバート・クルーガー（Robert Krueger）：次元性の提唱者

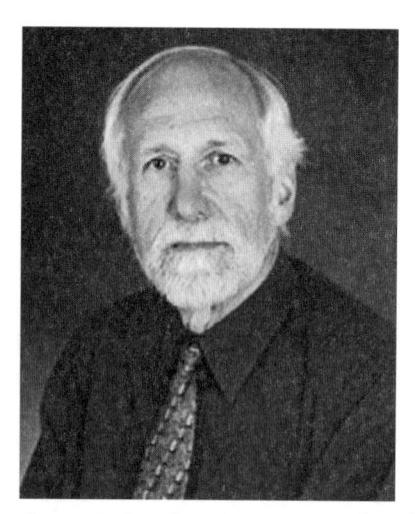

ウィリアム・カーペンター（William Carpenter）：減弱精神病の提唱者

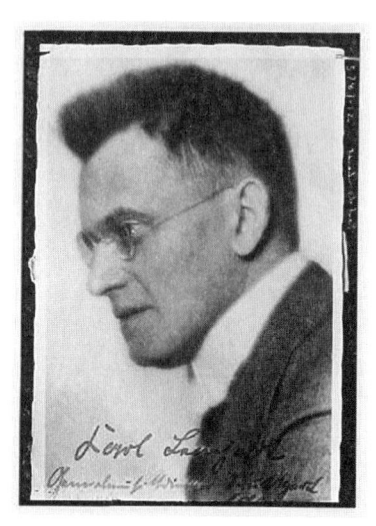

カール・レオンハルト（Karl Leonhard）：「双極性」の考案者

精神医学的診断に大きな影響を与えた人々

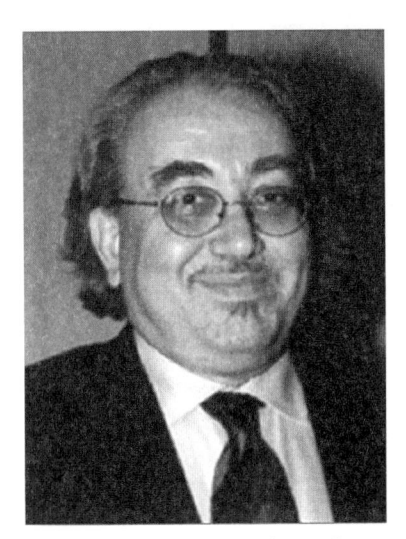

ハゴップ・アキスカル(Hagop Akiskal):双極スペクトラム障害の提唱者

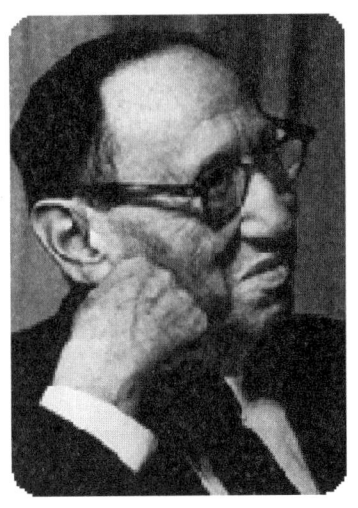

レオ・カナー(Leo Kanner):自閉症の第一人者

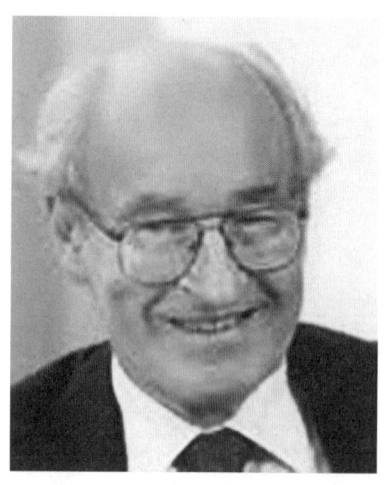

ミカエル・ルッター（Michael Rutter）：児童精神医学の重鎮

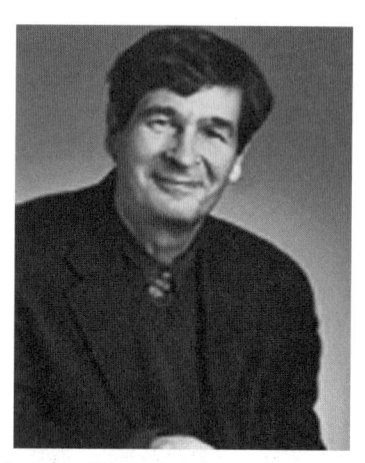

ジョン・グンダーソン（John Gunderson）：パーソナリティ障害研究の重鎮

精神医学的診断に大きな影響を与えた人々

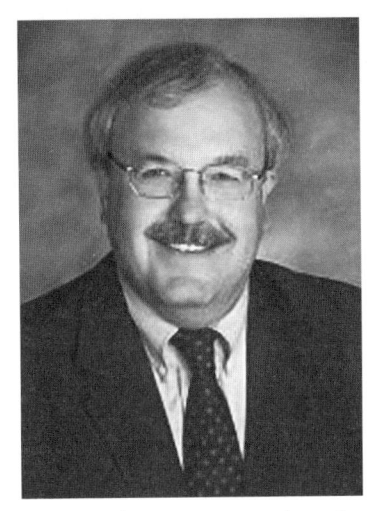

アンドリュー・スコドル(Andrew Skodol)：パーソナリティ障害ワークグループの長

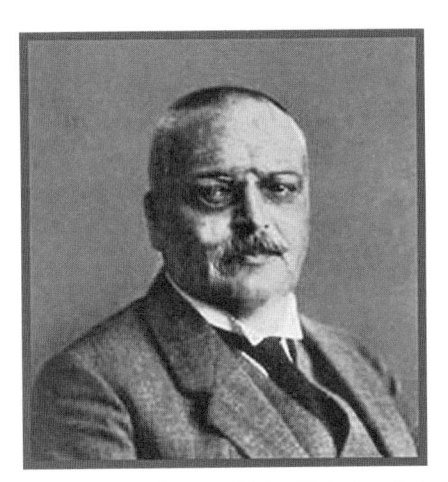

アロイス・アルツハイマー(Alois Alzheimer)：認知症の第一人者

参考文献

Abrams R, Taylor MA. (1981): Importance of schizophrenic symptoms in the diagnosis of mania. American Journal of Psychiatry 138:658–661.

Addington J, Epstein I, Reynolds A, Furimsky I, Rudy L, Mancini B, et al. (2008): Early detection of psychosis: finding those at clinical high risk. Early Intervention in Psychiatry 2:147–153.

Agrawal A, Heath AC, Lynskey MT. (2011): DSM-IV to DSM-5: the impact of proposed revisions on diagnosis of alcohol use disorders. Addiction 106:1935–1943.

Akiskal HS. (2002): The bipolar spectrum: the shaping of a new paradigm in psychiatry. Current Psychiatry Reports 4:1–3.

Akiskal HS, Akiskal KK, Lancrenon S, Hantouche EG, Fraud J-P, Gury C, et al. (2006): Validating the bipolar spectrum in the French National EPIDEP Study: overview of the phenomenology and relative prevalence of its clinical prototypes. Journal of Affective Disorders 96:197–205.

Akiskal HS, McKinney WT Jr. (1973): Depressive disorders: toward a unified hypothesis. Science 182:20–29.

American Psychiatric Association. (1952): Diagnostic and Statistical Manual of Mental Disorders. Washington, DC.

American Psychiatric Association. (1968): Diagnostic and Statistical Manual of Mental Disorders (2nd ed.).Washington, DC.

American Psychiatric Association. (1980): Diagnostic and Statistical Manual of Mental Disorders (3rd ed.).Washington, DC.

American Psychiatric Association. (1987): Diagnostic and Statistical Manual of Mental Disorders, revised (3rd ed.). Washington, DC.

American Psychiatric Association. (1994): Diagnostic and Statistical Manual of Mental Disorders (4th ed.). Washington, DC.

American Psychiatric Association. (2000): Diagnostic and Statistical Manual of Mental Disorders, text revision (4th ed.). Washington, DC.

参考文献

Amminger GP, Schäfer MR, Papageorgiou K, Klier CM, Cotton SM, Harrigan SM, et al. (2010): Long-chain omega-3 fatty acids for indicated prevention of psychotic disorders: a randomized, placebo-controlled trial. Archives of General Psychiatry 67:146–154.

Anatchkova MD, Bjorner JB. (2010): Health and role functioning: the use of focus groups in the development of an item bank. Quality of Life Research 19:111–123.

Andreasen NC. (1979): Affective flattening and the criteria for schizophrenia. American Journal of Psychiatry 136:944–947.

Andrews G, Charney DS, Sirovatka PJ, Regier DA (Eds.). (2009): Stress-Induced and Fear Circuitry Disorders: Refining the Research Agenda for DSM-5. Arlington, VA: American Psychiatric Association.

Andrews G, Hobbs MJ. (2010): The effect of the draft DSM-5 criteria for GAD on prevalence and severity. Australian and New Zealand Journal of Psychiatry 44:784–790.

Angell M. (2000): Is academic medicine for sale? NEJM 342:1516–1518.

Angst J. (1998): The emerging epidemiology of hypomania and bipolar II disorder. Journal of Affective Disorders 50:143–151.

Angst J, Gamma A. (2002): A new bipolar spectrum concept: a brief review. Bipolar Disorders 4:11–14.

Angst J, Merikangas K. (1997): The depressive spectrum: diagnostic classification and course. Journal of Affective Disorders 45:31–39.

Balint GP, Buchanan WW, Dequeker J. (2006): A brief history of medical taxonomy and diagnosis. Journal of Clinical Rheumatology 25:132–135.

Batstra L, Frances AJ. (2012): DSM-5 further inflates attention deficit hyperactivity disorder. Journal of Nervous and Mental Diseases 200:486–488.

Beach SR, Wamboldt MZ, Kaslow NJ, Heyman RE, First MB, Underwood LG, et al. (2006): Relational Processes and DSM-V: Neuroscience, Assessment, Prevention, and Treatment. Arlington, VA: American Psychiatric Publishing.

Beautrais AL. (2001): Suicides and serious suicide attempts: two populations or one? Psychological Medicine 31:837–845.

Beck AT, Resnik L, Lettieri DJ. (1974): The Prediction of Suicide. Bowie, MD: Charles Press.

Beck AT, Steer RA, Brown GK. (1996): BDI-II manual. San Antonio, TX: The Psychological Corporation, Harcourt Brace and Co.

Benazzi F. (2002): Highly recurrent unipolar may be related to bipolar II. Comprehensive Psychiatry 43:263–268.

Benazzi F. (2004): Factor structure of recalled DSM-IV hypomanic symptoms of bipolar II disorder. Comprehensive Psychiatry 45:441–446.

Benes FM. (2010): Searching for unique endophenotypes for schizophrenia and bipolar disorder within neural circuits and their molecular regulatory mechanisms. In Tamminga C, Sirovatka PJ, Regier DA, van Os J. (Eds.). Deconstructing Psychosis: Refining the Research Agenda for DSM-V. Washington, DC: American Psychiatric Press, pp. 99–108.

Bentall RP, Rowse G, Shryane N, Kinderman P. (2009): The cognitive and affective structure of paranoid delusions: a transdiagnostic investigation of patients with schizophrenia spectrum disorders and depression. Archives of General Psychiatry 66:236–247.

Berganza CE, Mezzich JE, Pouncey C. (2005): Concepts of disease: their relevance for psychiatric diagnosis and classification. Psychopathology 38:166–170.

Berrios GE. (1993): European views on personality disorders: a conceptual history. Comprehensive Psychiatry 34:14–30.

Bienvenu OJ, Samuels JF, Wuyek A, Liang K-Y, Wang Y, Grados MA, et al. (2011): Is obsessive-compulsive disorder an anxiety disorder and what, if any, are spectrum conditions: a family study perspective. Psychological Medicine DOI:10.1017/S0033291711000742

Birmaher B, Axelson D. (2006): Course and outcome of bipolar spectrum disorder in children and adolescents: a review of the existing literature. Development & Psychopathology 18:1023–1035.

Birmaher B, Axelson D, Goldstein B, Brent D, Kupfer D. (2010): Psychiatric disorders in preschool offspring of parents with bipolar disorder: The Pittsburgh Bipolar Offspring Study (BIOS). American Journal of Psychiatry 167:321–330.

Birmaher B, Axelson D, Goldstein B, Strober M. (2009): Four-year longitudinal course of children and adolescents with bipolar spectrum disorders: The Course and Outcome of Bipolar Youth (COBY) Study. American Journal of Psychiatry 166:795–804.

Blanchard R. (2005): Early history of the concept of autogynephilia. Archives of Sexual Behavior 34:439–446.

Blashfield R, Livesley WJ. (1999): Classification. In Millon T, Blaney PH, Davis RD. (Eds.). Oxford Textbook of Psychopathology. New York: Oxford University Press, pp. 3–28.

Block JJ. (2008): Issues for DSM-V: internet addiction. American Journal of Psychiatry 165:306–307.

Bongar B. (1992): Suicide: Guidelines for Assessment, Management, and Treatment. New York: Oxford University Press.

Bornstein R. (2011): Reconceptualizing personality pathology in DSM-5: limitations in evidence for eliminating dependent personality disorder and other DSM-IV syndromes. Journal of Personality Disorders 25:235–247.

参考文献

Breslau N, Davis GC, Andreski P. (1991): Traumatic events and posttraumatic stress disorder in an urban population of young adults. Archives of General Psychiatry 48:216–222.

Breslau N, Kessler RC. (2001): The stressor criterion in DSM-IV posttraumatic stress disorder: an empirical investigation. Biological Psychiatry 50:699–704.

Breslau N, Roth T, Rosenthal L, Andreski P. (1996): Sleep disturbance and psychiatric disorders: a longitudinal epidemiological study of young adults. Biological Psychiatry 39:411–418.

Brisman J, Siegel M. (1984): Bulimia and alcoholism: two sides of the same coin? Substance Abuse Treatment 1:113–118.

Brotman MA, Schmajuk M, Rich BA, Dickstein AE, Guyer E, Costello J, et al. (2006): Prevalence, clinical correlates, and longitudinal course of severe mood dysregulation in children. Biological Psychiatry 60:991–997.

Brown TA, DiNardo PA, Lehman CL, Campbell LA. (2001): Reliability of DSM-IV anxiety and mood disorders: implications for the classification of emotional disorders. Journal of Abnormal Psychology 110:49–58.

Brugha TS, McManus S, Bankart J. (2011): Epidemiology of autism spectrum disorders in adults in the community in England. Archives of General Psychiatry 68:459–465.

Brumberg JJ. (1988): Fasting Girls: The Emergence of Anorexia Nervosa as a Modern Disease. Cambridge, MA: Harvard University Press.

Bryant-Waugh R, Markham L, Kreipe RE, Walsh BT. (2010): Feeding and eating disorders in childhood. International Journal of Eating Disorders 43:98–111.

Burke JD, Waldman I, Lahey BB. (2010): Predictive validity of childhood oppositional defiant disorder and conduct disorder: implications for the DSM-V. Journal of Abnormal Psychology 119:739–751.

Buss D. (2007): Evolutionary Psychology: The New Science of the Mind. New York: Allyn & Bacon.

Campbell WK, Miller JD. (2011): Handbook of Narcissism and Narcissistic Personality Disorder. New York: Wiley.

Cannon TD, Cadenhead K, Cornblatt B, Woods SW, Addington J, Walker E, et al. (2008): Prediction of psychosis in youth at high clinical risk: a multisite longitudinal study in North America. Archives of General Psychiatry 65:28–37.

Cantor-Graae E, Selten JP. (2005): Schizophrenia and migration: a meta-analysis and review. American Journal of Psychiatry 162:12–24.

Cardno AG, Rijsdijk FV, Sham PC. (2002): A twin study of genetic relationships between psychotic symptoms. American Journal of Psychiatry 159:539–545.

Carlat D. (2010): Unhinged. New York: Free Press.

Carlson G. (2011): Will the child with mania please stand up? British Journal of

Psychiatry 198:171–172.

Carpenter WT. (2009): Anticipating DSM-V: should psychosis risk become a diagnostic class? Schizophrenia Bulletin 35:841–843.

Carroy J, Plas R. (2000): How Pierre Janet used pathological psychology to save the philosophical self. Journal of the History of the Behavioral Sciences 36:231–240.

Chanen AM, Jovey M, McCutcheon LK, Jackson HJ, McGorry PD. (2008): Borderline personality disorder in young people and the prospects for prevention and early intervention. Current Psychiatry Reviews 4:48–57.

Chang K. (2007): Adult bipolar disorder is continuous with pediatric bipolar disorder. Canadian Journal of Psychiatry 52:418–425.

Clarkin JF, Huprich SK. (2011): Do DSM-V personality disorder proposals meet criteria for clinical utility? Journal of Personality Disorders 25:192–205.

Cleckley H. (1964): The Mask of Sanity (4th ed.). St. Louis, MD: Mosby.

Coccaro E. (2010): A family history study of intermittent explosive disorder. Journal of Psychiatric Research 44:1101–1105.

Cohen-Kettenis PT, Owen A, Kaijser VG, Bradley SJ, Zucker KJ. (2003): Demographic characteristics, social competence, and behavior problems in children with gender identity disorder: a cross-national, cross-clinic comparative analysis. Journal of Abnormal Child Psychology 31:41–53.

Coid J, Ullrich S. (2010): Antisocial personality disorder is on a continuum with psychopathy. Comprehensive Psychiatry 51:426–433.

Coid J, Yang M, Tyrer P, Roberts A, Ullrich S. (2006): Prevalence and correlates of personality disorder in Great Britain. British Journal of Psychiatry 188:423–431.

Comer JS, Mojtabai R, Olfson M. (2011): National trends in the antipsychotic treatment of psychiatric outpatients with anxiety disorders. American Journal of Psychiatry 168:1057–1065.

Compton WM, Thomas YF, Stinson FS, Grant BF. (2007): Prevalence, correlates, disability, and comorbidity of DSM-IV drug abuse and dependence in the United States: results from the National Epidemiologic Survey on Alcohol and Related Conditions. Archives of General Psychiatry 64:566–576.

Conners KC, Lett JL. (1999): Attention-Deficit Hyperactivity Disorder in Adults and Children. Kansas City, MO: Compact Clinicals.

Conrad P. (2007): The Medicalization of Society. Baltimore, MD: Johns Hopkins University Press.

Cooper JE, Kendell RE, Gurland BJ. (1972): Psychiatric Diagnosis in New York and London. London: Oxford University Press.

Copeland WE, Shanahan L, Costello EJ, Angold A. (2009): Childhood and adolescent psychiatric disorders as predictors of young adult disorders. Archives of General

Psychiatry 66:764–772.

Corrigan PW. Ed. (2005): On the Stigma of Mental Illness: Practical Strategies for Research and Social Change. Washington, DC: American Psychological Association.

Coryell W, Solomon D, Leon A, Fiedorowicz JG, Schettler P, Judd L, et al. (2009): Does major depressive disorder change with age? Psychological Medicine 39:1689–1695.

Cosgrove L, Krimsky S. (2012): A comparison of DSM-IV and DSM-5 panel members' financial associations with industry: a pernicious problem persists. PLoS Med 9: e1001190. doi:10.1371/journal.pmed.1001190.

Costa PT, Widiger TA. Eds. (2001): Personality Disorders and the Five Factor Model of Personality (2nd ed.). Washington, DC: American Psychological Association.

Costello EJ. (2009): Jane Costello resignation letter from DSM-V. http://www.scribd.com/doc/17162466/, accessed August 6, 2012.

Costello EJ, Egger H, Angold A. (2005): 10-Year research update review: the epidemiology of child and adolescent psychiatric disorders: I. methods and public health burden. Journal of the American Academy of Child & Adolescent Psychiatry 44:972–986.

Costello EJ, Mustillo S, Erkanli A, Keeler G, Angold A. (2003): Prevalence and development of psychiatric disorders in childhood and adolescence. Archives of General Psychiatry 60:837–844.

Craddock N, Owen MJ. (2005): The beginning of the end for the Kraepelinian dichotomy. British Journal of Psychiatry 186:364–366.

Crandall CS. (1988): Social contagion of binge eating. Journal of Personality and Social Psychology 55:588–598.

Crawford M, Koldobksy N, Tyrer P. (2011): Classifying personality disorder according to severity. Journal of Personality Disorders 25:321–330.

Cronbach LJ, Meehl PE. (1951): Construct validity in psychological tests. Psychological Bulletin 52:281–302.

Crowell SE, Beauchaine T, Linehan MM. (2009): A biosocial developmental model of borderline personality: elaborating and extending Linehan's theory. Psychological Bulletin. 135:495–510.

Culbertson LR. (1997): Depression and gender: an international review. American Psychologist 52:25–31.

Cumyn L, French L, Hechtman L. (2009): Comorbidity in adults with attention-deficit hyperactivity disorder. Canadian Journal of Psychiatry 54:673–683.

Cytryn D, Mckew D. (1996): Growing Up Sad: Childhood Depression and Its Treatment. New York: Norton.

Davidson JRT, Hughes DL, George LK, Blazer DG. (1993): The epidemiology of social phobia: findings from the Duke Epidemiological Catchment Area Study. Psychological Medicine 23:709–718.

Derogaitis LR. (1975): The SCL-90-R. Baltimore, MD: Clinical Psychometric Research.

Dimsdale JE, Xin Y, Kleinman A, Patel V, Narrow WE, Sirvatka PJ, et al. (2009): Somatic Presentations of Mental Disorders: Refining the Research Agenda for DSM-5. Arlington, VA: American Psychiatric Association.

Doidge N, Simon B, Brauer L, Grant DC, First M, Brunshaw J, et al. (2002): Psychoanalytic patients in the U.S., Canada, and Australia: I. DSM-III-R disorders, indications, previous treatment, medications, and length of treatment. Journal of the American Psychoanalytic Association 50:575–614.

Duffy A. (2007): Does bipolar disorder exist in children? A selective review. Canadian Journal of Psychiatry 52:409–417.

Duffy A, Alda M, Hajek T, Grof P. (2009): Early course of bipolar disorder in high-risk offspring: prospective study. British Journal of Psychiatry 195:457–458.

Dunner DI, Tay KL. (1993): Diagnostic reliability of the history of hypomania in bipolar II patients and patients with major depression. Comprehensive Psychiatry 34:303–307.

During EH, Elahi FM, Taieb O, Moro MR, Baubet T. (2011): A critical review of dissociative trance and possession disorders: etiological, diagnostic, therapeutic, and nosological issues. Canadian Journal of Psychiatry 56:235–242.

Dutta R, Murray RM. (2010): A life-course approach to psychosis: outcome and cultural variation. In Millon T, Krueger R, Simonsen E. (Eds.). Contemporary Directions in Psychopathology: Scientific Foundations of the DSM-V and ICD-11. New York: Guilford Press, pp. 515–522.

Eisenberg L. (1977): Distinctions between professional and popular ideas of sickness. Culture, Medicine and Psychiatry 1:9–23.

Elkin I, Shea T, Watkins JT, Imber SD. (1989): National Institute of Mental Health Treatment of Depression Collaborative Research Program: general effectiveness of treatments. Archives of General Psychiatry 46:971–982.

Endicott J, Spitzer RL. (1978): A diagnostic interview: the schedule for affective disorders and schizophrenia. Archives of General Psychiatry 35:837–844.

Endicott J, Spitzer RL, Fleiss JL, Cohen J. (1976): The Global Assessment Scale: a procedure for measuring overall severity of psychiatric disturbance. Archives of General Psychiatry 33:766–771.

Engqvist U, Rydelius PA. (2008): The occurrence and nature of early signs of schizophrenia and psychotic mood disorders among former child and adolescent psychiatric patients followed into adulthood. Child and Adolescent Psychiatry and Mental Health 2:30.

Erlenmeyer-Kirling L, Rock D, Roberts SA, Janal M, Kestenbaum C, Cornblatt B, et al. (2000): Attention, memory, and motor skills as childhood predictors of schizophrenia-related psychoses: The New York High-Risk Project. American Journal of Psychiatry

157:1416–1422.

Faedda GL, Baldessarini RJ, Glovinsky IP, Austin NB. (2004): Pediatric bipolar disorder: phenomenology and course of illness. Bipolar Disorders 6:305–313.

Fairburn C. (2011): Eating disorders, DSM–5 and clinical reality. British Journal of Psychiatry 198:8–9.

Faraone SV, Sergeant J, Gillberg C, Biederman J. (2000): The worldwide prevalence of attention deficit hyperactivity disorder. Journal of the American Academy of Child and Adolescent Psychiatry 39:182–193.

Feighner JP, Robins E, Guze SB, Woodruff RA, Winokur G, Munoz R. (1972): Diagnostic criteria for use in psychiatric research. Archives of General Psychiatry 26:57–63.

Fineberg NA, Saxema S, Zohar J, Craig KJ. (2010): Obsessive-compulsive disorder: boundary issues. In Hollander E, Zohar J, Sirovatka PJ, Regier DA. (Eds.). Obsessive-Compulsive Spectrum Disorders: Refining the Research Agenda for DSM-V. Washington, DC: American Psychiatric Press, pp. 1–32.

Fink M, Shorter E, Taylor ME. (2009): Catatonia is not schizophrenia: Kraepelin's error and the need to recognize catatonia as an independent syndrome in medical nomenclature. Schizophrenia Bulletin 36:314–320.

First MB. (2005): Clinical utility: a prerequisite for the adoption of a dimensional approach in DSM-V. Journal of Abnormal Psychology 114:560–564.

First MB. (2010): Paradigm shifts and the development of the Diagnostic and Statistical Manual of Mental Disorders: past experiences and future aspirations. Canadian Journal of Psychiatry 55:692–700.

First MB. (2011): DSM-5 proposals for mood disorders: a cost–benefit analysis. Current Opinion in Psychiatry 24:1–9.

First MB, Bell CC, Cuthbert B, Krystal JH, Malison R, Offord DR, et al. (2002): Personality disorders and relational disorders. In Kupfer DJ, First MB, Regier DA. (Eds.). A Research Agenda for DSM-V. Washington, DC: American Psychiatric Publishing, pp. 161–198.

First MB, Pincus HA, Levine JB, Williams JB, Ustun B, Peele R. (2004): Clinical utility as a criterion for revising psychiatric diagnoses. American Journal of Psychiatry 161:946–954.

Fombonne E. (2009): Epidemiology of pervasive developmental disorders. Pediatric Research 65:591–598.

Ford T, Goodman R, Meltzer H. (2003): The British Child and Adolescent Mental Health Survey 1999: the prevalence of DSM-IV disorders. Journal of the American Academy of Child and Adolescent Psychiatry 42:1203–1211.

Forman EM, Berk MS, Henriques GR, Brown GK, Beck AT. (2004): History of multiple suicide attempts as a behavioral marker of severe psychopathology. American Journal of Psychiatry 161:437–443.

Frances A. (2009a): A Warning Sign on the Road to DSM-V: Beware of Its Unintended Consequences. Psychiatric Times, June 26.

Frances A. (2009b): Frances Responds to APA: "Important Questions Need Answering" Psychiatric Times, July 15.

Frances A. (2009c): Whither DSM–V? British Journal of Psychiatry 195:391–392.

Frances A. (2010a): Opening Pandora's Box: The 19 Worst Suggestions for DSM-5. Psychiatric Times, Feb 11.

Frances A. (2010b): How to Avoid Medicalizing Normal Grief in DSM-5. Psychiatric Times, March 16.

Frances A. (2010c): DSM5 and "Psychosis Risk Syndrome:" Not Ready for Prime Time. Psychiatric Times, March 19.

Frances A. (2010d): DSM-5 and Dimensional Diagnosis—Biting Off More Than It Can Chew. Psychiatric Times, March 22.

Frances A. (2010e): DSM5: "Addiction" Swallows Substance Abuse. Psychiatric Times, March 30.

Frances A. (2010f): Psychiatric Diagnosis Gone Wild: The "Epidemic" of Childhood Bipolar Disorder. Psychiatric Times, April 8.

Frances A, Spitzer RL. (2009): A Message to the DSM-V Workgroup. Psychiatric Times, July 8.

Frances AJ, Egger HL. (1999): Whither psychiatric diagnosis. Australian and New Zealand Journal of Psychiatry 33:161–165.

Frank E, Rucci P, Cassano GB. (2011): One way forward for the psychiatric nomenclature: the spectrum project approach. In Regier D, Narrow WE, Kuhl E, Kupfer DJ (Eds.). The Conceptual Evolution of DSM-5. Washington, DC: American Psychiatric Publishing, pp. 37–58.

Frazer P, Westhuis D, Daley JG, Phillips I. (2009): How clinical social workers are using the DSM-IV: a national study. Social Work in Mental Health 7:335–339.

Frazier TW, Youngstrom EA, Speer L, Embacher R, Law P, Constantino J, et al. (2012): Validation of proposed DSM-5 criteria for autism spectrum disorder. Journal of the American Academy of Child and Adolescent Psychiatry 51:28–40.

Freud S. (1957): The aetiology of hysteria. In Strachey J. (Ed. & Trans.). The Standard Edition of the Complete Psychological Works of Sigmund Freud. London: Hogarth Press, Vol. 3, pp. 191–224. (Original work published 1896).

Friedman MJ, Resick PA, Braynt RA, Brewin CR. (2011): Considering PTSD for DSM-5. Depression and Anxiety 28:750–769.

Ganguli M, Blacker D, Blazer DG, Grant I, Jeste DV, Paulsen JS, et al. (2011): Classification of neurocognitive disorders in DSM-5: a work in progress. American

Journal of Geriatric Psychiatry 19:205–210.

Garb H. (2005): Clinical judgment and decision making. Annual Review of Clinical Psychology 1:67–89.

Garfinkel P, Lin E, Goering P, Spegg C, Goldbloom D, Kennedy S, et al. (1996): Should amenorrhea be required for the diagnosis of anorexia nervosa? Evidence from a Canadian community sample. British Journal of Psychiatry 168:500–506.

Garner DM, Garfinkel PE. (1980): Socio-cultural factors in the development of anorexia nervosa. Psychological Medicine 10:647–656.

Geller B, Craney JL, Bolhofner K, Nickelsburg MJ, Williams M, Zimmerman B. (2002): Two-year prospective follow-up of children with a prepubertal and early adolescent bipolar disorder phenotype. American Journal of Psychiatry 159:927–933.

Geller B, Tillman R, Bolhofner K, Zimerman B. (2008): Child bipolar I disorder: second and third episodes; predictors of 8-year outcome. Archives of General Psychiatry 65:1125–1133.

Ghaemi SN, Ko JY, Goodwin FK. (2002): "Cade's disease" and beyond: misdiagnosis, antidepressant use, and a proposed definition for bipolar spectrum disorder. Canadian Journal of Psychiatry 47:125–134.

Gibbons RD, Hur K, Brown CH, Davis JM, Mann JJ. (2012): Benefits from antidepressants: synthesis of 6-week patient-level outcomes from double-blind placebo-controlled randomized trials of fluoxetine and venlafaxine. Archives of General Psychiatry 69:572–579.

Gilman SE, Breslau J, Trinh NH, Fava M. (2012): Bereavement and the diagnosis of major depressive episode in the survey or alcohol and related conditions. Journal of Clinical Psychiatry 73:208–215.

Gold I. (2009): Reduction in psychiatry. Canadian Journal of Psychiatry 54:506–512.

Goldberg D, Goodyer I. (2005): The Origins and Course of Common Mental Disorders. London: Taylor and Francis.

Goldberg D, Kendler KS, Sirovatka PJ, Regier DA. (2010): Diagnostic Issues in Depression and Generalized Anxiety Disorder: Refining the Research Agenda for DSM-V. Arlington, VA: American Psychiatric Association.

Goldstein RB, Black DW, Nasrallah A, Winokur G. (1991): The prediction of suicide. Archives of General Psychiatry 48:418–422.

Gone JP, Kirmayer LJ. (2010): On the wisdom of considering culture and context in psychopathology. In Millon T, Krueger R, Simonsen E. (Eds.). Contemporary Directions in Psychopathology: Scientific Foundations of the DSM-V and ICD-11. New York: Guilford Press, pp. 72–96.

Goodwin FK, Jamison K. (2007): Manic-Depressive Illness: Bipolar Disorder and Recurrent Depression (2nd ed.). New York: Oxford University Press.

Gottesman II, Gould TD. (2003): The endophenotype concept in psychiatry: etymology and strategic intentions. American Journal of Psychiatry 160:636–645.

Gottesman II, Shields J, Hanson DR. (1982): Schizophrenia: The Epigenetic Puzzle. Cambridge, UK: Cambridge University Press.

Grant BF, Hasin DS, Stinson FS, Dawson DA, Chou SP, Ruan WJ. (2004a). Prevalence, correlates, and disability of personality disorders in the United States: results from the National Epidemiologic Survey on Alcohol and Related Conditions. Journal of Clinical Psychiatry 65:948–958.

Grant BF, Dawson DA, Stinson FS, Chou P, Dufour MC, Pickering RP. (2004b): The 12-month prevalence and trends in DSM–IV alcohol abuse and dependence: United States, 1991–1992 and 2001–2001. Drug and Alcohol Dependence 74:223–234.

Green R. (1987): The "Sissy Boy Syndrome" and the Development of Homosexuality. New Haven: Yale University Press.

Grilo CM, Mitchell JE. (2010): Treatment of Anorexia Nervosa: Clinical Handbook. New York: Guilford Press.

Groopman J. (2007): How Doctors Think. New York: Houghton Mifflin.

Gunderson JG. (2007): Disturbed relationships as a phenotype for borderline personality disorder. American Journal of Psychiatry 164:1637–1640.

Gunderson JG. (2010): Revising the borderline diagnosis for DSM-V: an alternative proposal. Journal of Personality Disorders 24:694–708.

Gunderson JG, Stout RL, McGlashan TH, Shea MT, Morey LC, Grilo CM, et al. (2011): Ten-year course of borderline personality disorder: psychopathology and function from the Collaborative Longitudinal Personality Disorders Study. Archives of General Psychiatry 68:827–837.

Guy W. (1976): Clinical Global Impression. ECDEU Assessment Manual for Psychopharmacology, revised. Rockville, MD: National Institute of Mental Health.

Hagan F. (2008): Introduction to Criminology: Theories, Methods, and Criminal Behavior (6th ed.). Thousand Oaks, CA: Sage.

Hamilton M. (1959): The assessment of anxiety states by rating. British Journal of Medical Psychology 32:50–55.

Hamilton MA. (1960): A psychiatric rating scale for depression. Journal of Neurology, Neurosurgery & Psychiatry 23:56–62.

Harding CM, Brooks GW, Ashikaga T, Strauss JS, Brier A. (1987): Vermont Longitudinal Study of persons with severe mental illness. American Journal of Psychiatry 143:727–735.

Hare RD. (1993): Without Conscience: The Disturbing World of the Psychopaths Among Us. New York: Guilford Press.

Hare RD, Hart SD, Harpur TJ. (1991): Psychopathy and the DSM-IV criteria for antisocial personality disorder. Journal of Abnormal Psychology 100:391–398.

Hasin DS, Beseler CL. (2009): Dimensionality of lifetime alcohol abuse, dependence and binge drinking. Drug and Alcohol Dependence 101:53–61.

Healy D. (2009): Psychiatric Drugs Explained (5th ed.). London: Elsevier.

Healy D, Thase M. (2003): Is academic psychiatry for sale? British Journal of Psychiatry 182:388–390.

Hegelstad W, Larsen TK, Auestad B, McGlashan T. (2012): Long-term follow-up of the TIPS early detection in psychosis study: effects on 10-year outcome. American Journal of Psychiatry 169:374–380.

Helzer JE, Kraemer HC, Krueger RF, Wittchen HU, Sirovatka PJ, Regier DA. (2008): Dimensional Approaches in Diagnostic Classification: Refining the Research Agenda for DSM-5. Washington, DC: American Psychiatric Association.

Hersen E. (2003): Comprehensive Handbook of Psychological Assessment. New York: Wiley.

Hollander E, Kim S, Braun A, Simeon D, Zohar J. (2009): Cross-cutting issues and future directions for the OCD spectrum. Psychiatry Research 170:3–6.

Hollander E, Zohar J, Sirovatka PJ, Regier DA. (2010): Obsessive-Compulsive Behavior Spectrum Disorders: Refining the Research Agenda for DSM-5. Arlington, VA: American Psychiatric Association.

Hopwood CJ, Donnellan MB, Zanarini MC. (2010): Temperamental and acute symptoms of borderline personality disorder: associations with normal personality traits and dynamic relations over time. Psychological Medicine 40:1871–1878.

Hopwood CJ, Malone JC, Ansell EB, Sanislow CA, Grilo CM, McGlashan TH, et al. (2011): Personality assessment in DSM-5: empirical support for rating severity, style, and traits. Journal of Personality Disorders 25:305–320.

Horwitz AV. (2002): Creating Mental Illness. Chicago: University of Chicago Press.

Horwitz AV, Wakefield JC. (2007): The Loss of Sadness: How Psychiatry Transformed Normal Sorrow into Depressive Disorder. New York: Oxford University Press.

Horwitz AV, Wakefield JC. (2012): All We Have to Fear: Psychiatry's Transformation of Natural Anxieties into Mental Disorders. New York: Oxford University Press.

Hudson JL, Hiripi E, Pope HG, Kessler RC. (2007): The prevalence and correlates of eating disorders in the National Comorbidity Survey Replication. Biological Psychiatry 61:348–358.

Huerta M, Some L, Duncan A, Hus V, Lord C. (2012): Application of DSM-5 criteria for autism spectrum disorder to three samples of children with DSM-IV diagnoses of pervasive developmental disorders. American Journal of Psychiatry 169:1056–1064.

Huprich SK, Bornstein RF, Schmitt TA. (2011): Self-report methodology is insufficient for improving the assessment and classification of axis II personality disorders.

Journal of Personality Disorders 25:557–570.
Hyman S. (2007): Can neuroscience be integrated into the DSM-V? Nature Reviews Neuroscience 8:725–732.
Hyman S. (2010): The diagnosis of mental disorders: the problem of reification. Annual Review of Clinical Psychology 6:155–179.
Hyman S. (2011): Diagnosis of mental disorders in the light of modern genetics. In Regier D, Narrow WE, Kuhl E, Kupfer DJ. (Eds.). The Conceptual Evolution of DSM-5. Washington, DC: American Psychiatric Publishing, pp. 3–18.
Insel TR, Quirion R. (2002): Psychiatry as a clinical neuroscience discipline. JAMA 294:2221–2224.
Insel TR. (2009): A strategic plan for research on mental illness: translating scientific opportunity into public health impact. Archives of General Psychiatry 66:128–133.
Insel TR, Cuthbert B, Garvey M, Heinssen R, Pine DS, Quinn K, et al. (2010): Research Domain Criteria (RDoC): Toward a new classification framework for research on mental disorders. American Journal of Psychiatry 167:748–751.
Ioannidis JPA. (2005): Why most published research findings are false. PLoS Med 2(8): e124.
Jablensky A, Sartorius N, Ernberg G, Anker M, Korten A. (1992): Schizophrenia: manifestations, incidence and course in different cultures. A World Health Organization ten-country study. Psychological Medicine, Monograph Supplement 20:1–97.
James I. (2006): Asperger's Syndrome and High Achievement: Some Very Remarkable People. London: Jessica Kingsley.
Jampala VC, Zimmerman M, Sierles FS, Taylor MA. (1992): Consumer's attitudes toward DSM-III and DSM-III-R: a 1989 survey of psychiatric educators, researchers practitioners, and senior residents. Comprehensive Psychiatry 33:180–185.
Janis IL. (1972): Victims of Groupthink. Boston: Houghton Mifflin.
John OP, Robins RW, Pervin LA. (2008): Handbook of Personality: Theory and Research (3rd ed.). New York: Guilford Press.
Jones KD. (2012): A critique of the DSM-5 field trials. Journal of Nervous and Mental Diseases 200:517–519.
Kafka MP. (2010): Hypersexual disorder: a proposed diagnosis for DSM-V. Archives of Sexual Behavior 39:377–400.
Kagan J. (2012): Psychology's Ghosts. New Haven, CT: Yale University Press.
Kahneman D. (2011): Thinking Fast and Slow. New York: MacMillan.
Kanner L. (1943): Autistic disturbances of affective contact. Nervous Child 2:217–250.
Keel PK, Brown TA, Holm-Denoma J, Bodell LP. (2011): Comparison of DSM-IV versus proposed DSM-5 diagnostic criteria for eating disorders. International Journal of Eating Disorders 44:553–560.

Keller MB, Klein DN, Hirschfeld RM, Kocsis JH, McCullough JP. (1995): Results of the DSM-IV mood disorders field trial. American Journal of Psychiatry 152:843–849.

Kelvin L. (1889): Electrical units of measurement in popular lectures and addresses, Vol. 1, 73. Quoted in American Association for the Advancement of Science, Science 19:127.

Kempler D. (1995): Neurocognitive Disorders in Aging. Berkley, CA: Sage.

Kendall T, Pilling S, Tyrer P, Duggan C, Burbeck R, Meader N, et al. (2009): Borderline and antisocial personality disorders: summary of NICE guidance. BMJ 338:292–295.

Kendell R, Jablensky A. (2003): Distinguishing between the validity and utility of psychiatric diagnoses. American Journal of Psychiatry 160:4–12.

Kendell RE. (1975): The concept of disease and its implications for psychiatry. British Journal of Psychiatry 127:305–315.

Kendler KS. (2005): "A gene for ...": the nature of gene action in psychiatric disorders. American Journal of Psychiatry 162:1243–1252.

Kendler KS, First MD. (2010): Alternative futures for the DSM revision process: iteration versus paradigm shift. British Journal of Psychiatry 197:263–265.

Kendler KS, McGuire M, Gruenberg AM, Walsh D. (1994): An epidemiologic, clinical, and family study of simple schizophrenia in County Roscommon, Ireland. American Journal of Psychiatry 151:27–34.

Kendler KS, Muñoz RS, Murphy G. (2010): The development of the Feighner Criteria: a historical perspective. American Journal of Psychiatry 167:134–142.

Kendler KS, Walsh D. (2007): Schizophreniform disorder, delusional disorder and psychotic disorder not otherwise specified: clinical features, outcome and familial psychopathology. Acta Psychiatrica Scandinavica 91:370–378.

Kennedy N, Boydell J, Kalidindi S, Murray R. (2005): Gender differences in incidence and age at onset of mania and bipolar disorder over a 35-year period in Camberwell, England. American Journal of Psychiatry 162:257–262.

Kessler RC, Adler L, Barkley R, Biederman J, Conners CK. (2006): The prevalence and correlates of adult ADHD in the United States: results from the National Comorbidity Survey Replication. American Journal of Psychiatry 163:716–723.

Kessler RC, Chiu WT, Demler O, Merikangas KR, Walters EE. (2005a): Prevalence, severity, and comorbidity of 12-month DSM-IV disorders in the National Comorbidity Survey Replication. Archives of General Psychiatry 62:617–627.

Kessler RC, Demler O, Frank RG, Olfson M, Pincus HA, Walters EE, et al. (2005b): Prevalence and treatment of mental disorders 1990 to 2003. NEJM 352:2515–2523.

Kessler RC, Hwang I, LaBrie R, Petukhova M, Sampson NA, Winters KC, et al. (2008): DSM-IV pathological gambling in the National Comorbidity Survey Replication. Psychological Medicine 38:1351–1360.

Kessler RC, Gruber M, Hettema JM, Hwang I, Sampson N, Yonkers K. (2010): Major depression and generalized anxiety disorder in the National Comorbidity Survey follow-up survey. In Goldberg D, Kendler KS, Sirovatka PJ, Regier DA. (Eds.). Diagnostic Issues in Depression and Generalized Anxiety Disorder: Refining the Research Agenda for DSM-V. Washington, DC: American Psychiatric Press, pp. 139–170.

Kessler RC, Merikangas KR, Berglund P, Eaton WW, Koretz DS, Walters EE. (2003): Mild disorders should not be eliminated from the DSM-V. Archives of General Psychiatry 60:1117–1122.

Kessler RC, Sonnega A, Bromet E, Hughes M, Nelson CB. (1995): Posttraumatic stress disorder in the National Comorbidity Survey. Archives of General Psychiatry. 52:1048–1060.

Kieling C, Kieling RR, Rohde LA, Frick PJ, Moffitt T, Nigg JT, et al. (2010): The age at onset of attention deficit hyperactivity disorder. American Journal of Psychiatry 167:14–15.

Kim Y-R, Tyrer P. (2010): Controversies surrounding classification of personality disorder. Psychiatric Investigation 7:1–8.

Kim YS, Leventhal BL, Koh Y-J, Fombonne E, Laska EE, Lim C, et al. (2011): Prevalence of autism spectrum disorders in a total population sample. American Journal of Psychiatry 168:904–912.

Kirsch I, Deacon BJ, Huedo-Medina TB, Scoboria A, Moore TJ. (2008): Initial severity and antidepressant benefits: a meta-analysis of data submitted to the Food and Drug Administration. PLoS Med 5: e45.

Klein DF. (1987): Anxiety reconceptualized: gleaning from pharmacological dissection—early experience with imipramine and anxiety. Modern Problems of Pharmacopsychiatry 22:1–35.

Klein DN, Santiago NJ. (2003): Dysthymia and chronic depression: introduction, classification, risk factors, and course. Clinical Psychology 59:807–516.

Kleinman A. (1991): Rethinking Psychiatry: From Cultural Category to Personal Experience. New York: Free Press.

Kleinman A. (2012): Bereavement, culture and psychiatry. Lancet 379:608–609.

Klerman G. (1986): Historical perspectives on contemporary schools of psychopathology. In Millon T, Klerman G. (Eds.). Contemporary Psychopathology: Towards the DSM-IV. New York: Guilford Press, pp. 3–28.

Knight RA. (2010): Is a diagnostic category for paraphilic coercive disorder defensible? Archives of Sexual Behavior 39:419–426.

Koenigsberg H. (2010): Affective instability: toward an integration of neuroscience and psychological perspectives. Journal of Personality Disorders 24:60–82.

Kogan MD, Blumberg SJ, Boyle CA, Perrin JM. (2009): Prevalence of parent-reported diagnosis of autism spectrum disorder among children in the US, 2007. Pediatrics 124:2022.

Korszun A, Moskvina V, Brewster S, Craddock N, Ferrero F, Gill M, et al. (2004): Familiality of symptom dimensions in depression. Archives of General Psychiatry 61:468–474.

Kotov R, Ruggero CJ, Krueger RF, Watson D, Yuan Q, Zimmerman M. (2011): New dimensions in the quantitative classification of mental illness. Archives of General Psychiatry 68:1003–1011.

Kraemer HC, Kupfer DJ, Clarke DE, Narrow WE, Regier DA. (2012): DSM-5: how reliable is reliable enough? American Journal of Psychiatry 169:1.

Kraemer HC, Noda A, O'Hara R. (2004): Categorical versus dimensional approaches to diagnosis: methodological challenges. Journal of Psychiatric Research 38:17–25.

Kraepelin E. (1921): Manic-Depressive Insanity and Paranoia (Barclay RM, Trans.). Robertson GM, (ed.). Edinburgh: E and S Livingstone.

Krahe B. (2007): The Social Psychology of Aggression. New York: Psychology Press.

Krahn LE, Bostwick JM, Stonnington CM. (2008): Looking toward DSM–V: should factitious disorder become a subtype of somatoform disorder? Psychosomatics 49:277–282.

Kroenke K, Spitzer RL, Williams J. (2001): The PHQ-9: validity of a brief depression severity measure. Journal of General Internal Medicine 16:606–613.

Krueger RF. (1999): The structure of common mental disorders. Archives of General Psychiatry 56:921–926.

Krueger R, Bezdjian S. (2009): Enhancing research and treatment of mental disorders with dimensional concepts: toward DSM-V and ICD-11. World Psychiatry 8:3–6.

Krueger RF, Clark LA, Markon KE, Derringer J, Skodol AE, Livesley WJ. (2011): Deriving an empirical structure of personality pathology for DSM-5. Journal of Personality Disorders 25:170–191.

Krueger RF, Eaton NR, South SC, Clark LA. (2011): Empirically derived personality disorder prototype: bridging dimensions and categories in DSM-5. In Regier D, Narrow WE, Kuhl E, Kupfer DJ. (Eds.). The Conceptual Evolution of DSM-5. Washington, DC: American Psychiatric Publishing, pp. 97–118.

Kuhn TA. (1970): The Structure of Scientific Revolutions, (2nd ed.). Chicago: University of Chicago Press.

Kupfer DJ, First MB, Regier DA. (2002): A Research Agenda for the DSM-V. Washington, DC: American Psychiatric Association.

Kupfer DJ, Regier DA. (2011): Neuroscience, clinical evidence, and the future of psychiatric classification in DSM-5. American Journal of Psychiatry 168:172–174.

Kutchins H, Kirk SA. (1997): Making Us Crazy: DSM: The Psychiatric Bible and the Creation of Mental Disorders. New York: Simon & Schuster.

Laing R. (1967): The Politics of Experience. London: Routledge & Kegan Paul.

Lake CR, Hurwitz N. (2006): Schizoaffective disorders are psychotic mood disorders; there are no schizoaffective disorders. Psychiatry Research 143:255–287.

Lane C. (2007): Shyness. New Haven, CT: Yale University Press.

Lawrie SM, Hall J, McIntosh AM, Owens DC, Johnstone EC. (2010): The 'continuum of psychosis': scientifically unproven and clinically impractical. British Journal of Psychiatry 197:423–425.

Leibenluft E. (2011): Severe mood dysregulation, irritability, and the diagnostic boundaries of bipolar disorder in youths. American Journal of Psychiatry 168:129–142.

Lenzenweger MF, Lane M, Loranger AW, Kessler RC. (2007): DSM-IV personality disorders in the National Comorbidity Survey Replication. Biological Psychiatry 62:553–556.

Leonhard K. (1979): The Classification of Endogenous Psychoses (5th ed.). (Berman B Trans.). New York: Irvington.

Lesage D, Boyer R, Grunberg F, Morisette R, Vanier C, Morrisette R. (1994): Suicide and mental disorders: a case control study of young men. American Journal of Psychiatry 151:1063–1068.

Leucht S, Kane JM, Kissling W, Hamann J, Etschel E, Engel R. (2005): Clinical implications of Brief Psychiatric Rating Scale scores. British Journal of Psychiatry 187:366–371.

Leung AK, Lemay JF. (2003): Attention deficit hyperactivity disorder: an update. Advances in Therapeutics 20:305–318.

Lewis L, Appleby L. (1988): Personality disorder: the patients psychiatrists dislike. British Journal of Psychiatry 153:44–49.

Linehan MM. (1993): Dialectical Behavior Therapy for Borderline Personality Disorder. New York: Guilford Press.

Linscott RJ, Allardyce J, Van Os J. (2009): Seeking verisimilitude in a class: a systematic review of evidence that the criterial clinical symptoms of schizophrenia are taxonic. Schizophrenia Bulletin 35:1–19.

Livesley WJ. (2010): Confusion and incoherence in the classification of personality disorder: commentary on the preliminary proposals for DSM-5. Psychological Injury and Law 3:304–313.

Livesley WJ. (2011a): The current state of personality disorder classification. Journal of Personality Disorders 25:269–278.

Livesley WJ. (2011b): An empirically-based classification of personality disorder. Journal of Personality Disorders 25:397–420.

Livesley WJ, Jang KL, Vernon PA. (1998): Phenotypic and genetic structure of traits delineating personality disorder. Archives of General Psychiatry 55:941–948.

Lloyd-Richardson EE, Perrine N, Dierker L, Kelley ML. (2007): Characteristics and functions of non-suicidal self-injury in a community sample of adolescents. Psychological Medicine 37:1183–1192.

Loeber R, Burke JD, Lahey BB, Winters A, Zera M. (2000): Oppositional defiant and conduct disorder: a review of the past 10 years, Part I. Journal of the American Academy of Child & Adolescent Psychiatry 39:1468–1484.

Lopez-Castroman J, Galfalvy H, Currier D, Stanley B. (2012): Personality disorder assessments in acute depressive episodes: stability at follow-up. Journal of Nervous and Mental Diseases 200:526–530.

Luborsky L. (1962): Clinicians' judgments of mental health: a proposed scale. Archives of General Psychiatry 7:407–417.

Lux V, Aggen SH, Kendler KS. (2010): The DSM-IV definition of severity of major depression: inter-relationship and validity. Psychological Medicine 40:1691–1701.

Lux V, Kendler KS. (2010): Deconstructing major depression: a validation study of the DSM-IV symptomatic criteria. Psychological Medicine 40:1679–1690.

Lynn SJ, Lilienfeld SO, Merckelbach H, Giesbrecht T, van der Kloet D. (2012): Dissociation and dissociative disorders: challenging conventional wisdom. Current Directions in Psychological Science 21:48–53.

Manners PJ. (2009): Gender identity disorder in adolescence: a review of the literature. Child and Adolescent Mental Health 14:62–68.

Manuzza S, Klein RG. (2000): Long-term prognosis in attention deficit/hyperactivity disorder. Child and Adolescent Psychiatric Clinics of North America 9:711–726.

Martin CS, Steinley D, Verges A, Sher KJ. (2011): Letter to the Editor: The proposed 2/11 symptom algorithm for DSM-5 is too lenient. Psychological Medicine 41:2008–2010.

Marwaha S, Johnson S. (2004): Schizophrenia and employment. Social Psychiatry and Psychiatric Epidemiology 39:337–349.

Mataix-Cols D, Frost RO, Pertusa A, Clark LA, Saxena S, Leckman JF, et al. (2010): Hoarding disorder: a new diagnosis for DSM-V? Depression & Anxiety 27:556–572.

Maughan B, Rowe R, Messer J, Goodman R, Meltzer H. (2004): Conduct disorder and oppositional defiant disorder in a national sample: developmental epidemiology. Journal of Child Psychology and Psychiatry 45:609–621.

McClellan JM, Susser E, King M-C. (2007): Schizophrenia: a common disease caused by multiple rare alleles. British Journal of Psychiatry 190:194–199.

McCrae RR, Terracciano A. (2005): Personality profiles of cultures: aggregate personality traits. Journal of Personality & Social Psychology 89:407–425.

McDonald C. (2004): A developmental model for similarities and dissimilarities between schizophrenia and bipolar disorder. Schizophrenia Research 71:405–416.

McFarlane AC. (1989): The aetiology of post-traumatic morbidity: predisposing, precipitating, and perpetuating factors. British Journal of Psychiatry 154:221–228.

McGee RA, Clark SE, Symons DK. (2000): Does the Conners' Continuous Performance Test aid in ADHD diagnosis? Journal of Abnormal Child Psychology 28:415–424.

McGirr A, Paris J, Lesage A, Renaud J, Turecki G. (2007): Risk factors for suicide completion in borderline personality disorder: a case-control study of cluster B comorbidity and impulsive aggression. Journal of Clinical Psychiatry 68:721–729.

McGlashan TH. (1999): Duration of untreated psychosis in first-episode schizophrenia: marker or determinant of course? Biological Psychiatry 46:899–907.

McGlashan TH, Johanessen JO. (1996): Early detection and intervention with schizophrenia: rationale. Schizophrenia Bulletin 22:201–222.

McGlashan TH, Zipursky RB, Perkins D, Addington J. (2006): Randomized, double-blind trial of olanzapine versus placebo in patients prodromally symptomatic for psychosis. American Journal of Psychiatry 163:790–799.

McGorry PD, Nelson B, Goldstone S, Yung A. (2010): Clinical staging: a heuristic and practical strategy for new research and better health and social outcomes for psychotic and related mood disorders. Canadian Journal of Psychiatry 55:486–497.

McGregor E, Núñez M, Cebula K, Gomez J. (2008): Autism: An Integrated View from Neurocognitive, Clinical, Intervention Research. Oxford: Blackwell.

McHugh PR. (2005): The Mind Has Mountains. Baltimore, MD: Johns Hopkins University Press.

McLaughlin KA, Green JG, Hwang I, Kessler RC. (2012): Intermittent explosive disorder in the National Comorbidity Survey Replication Adolescent Supplement. Archives of General Psychiatry 68:90–100.

McNally RJ. (2003): Remembering Trauma. Cambridge, MA: Belknap Press/Harvard University Press.

McNally RJ. (2009): Can we fix PTSD in DSM-V? Depression and Anxiety 26:597–600.

McNally RJ. (2011): What is Mental Illness? Cambridge, MA: Harvard University Press.

Merikangas KR, Akiskal HS, Angst J, Greenberg PE, Hirschfeld RM, Petukhova M, et al. (2007): Lifetime and 12-month prevalence of bipolar spectrum disorder in the National Comorbidity Survey Replication. Archives of General Psychiatry 64:543–552.

Mewton L, Slade T, McBride O, Grove R, Teeson M. (2011): An evaluation of the proposed DSM-5 alcohol use disorder criteria using Australian national data. Addiction 72: 811–822.

Miller JD, Campbell K, Pilkonis P. (2007): Narcissistic personality disorder: relations with distress and functional impairment. Comprehensive Psychiatry 48:170–177.

Miller PR, Dasher R, Collins P, Griffiths F. (2001): Inpatient diagnostic assessments: 1. Accuracy of structured vs. unstructured interviews. Psychiatry Research 105:255–264.

Moffitt TE. (1993): "Life-course persistent" and "adolescence-limited" antisocial behavior: a developmental taxonomy. Psychological Review 100:674–701.

Moffitt TE, Caspi A, Marrington H, Milne B, Melchior M, Goldberg D, et al. (2010): Generalized anxiety disorder and depression: childhood risk factors in a birth cohort followed to 32 years. In Goldberg D, Kendler KS, Sirovatka PJ, Regier DA. (Eds.). Diagnostic Issues in Depression and Generalized Anxiety Disorder: Refining the Research Agenda for DSM-V. Washington, DC: American Psychiatric Press, pp. 217–240.

Moffitt TE, Caspi A, Taylor A, Kokaua J. (2009): How common are common mental disorders? Evidence that lifetime prevalence rates are doubled by prospective versus retrospective ascertainment. Psychological Medicine 40:899–909.

Mojtabai R, Olfson M. (2011): Proportion of antidepressants prescribed without a psychiatric diagnosis is growing. Health Affairs 30:1434–1442.

Moncrieff J. (1997): Psychiatric Imperialism: The Medicalisation of Modern Living. Soundings, issue 6, London: Lawrence and Wishart.

Moran P, Coffe C, Romaniuk H, Olsson C, Broschmann R, Carlie JB, et al. (2012): The natural history of self-harm from adolescence to young adulthood: a population-based cohort study. Lancet 370:236–243.

Morrison AP, French P, Stewart SL, Birchwood M. (2012): Early detection and intervention evaluation for people at risk of psychosis: multisite randomised controlled trial. BMJ 344:e2233.

Moynihan R, Heath I, Henry D. (2002): Selling sickness: the pharmaceutical industry and disease mongering. BMJ 324:886–891.

Mullins-Sweatt S, Widiger T. (2009): Clinical utility and DSM–V. Psychological Assessment 21:302–312.

Murray RM, Sham P, Van Os J, Zanelli J, Cannon M. (2004): A developmental model for similarities and dissimilarities between schizophrenia and bipolar disorder. Schizophrenia Research 71:405–416.

Narrow WE, First MB, Sirovatka PJ, Regier DA. (2007): Age and Gender Considerations in Psychiatric Diagnosis: A Research Agenda for DSM-V. Washington, DC: American Psychiatric Press.

Narrow WE, Kuhl EA. (2011): Clinical significance and disorder thresholds in DSM-V: the role of disability and distress. In Regier D, Narrow WE, Kuhl E, Kupfer DJ. (Eds.). The Conceptual Evolution of DSM-5. Washington, DC: American Psychiatric Publishing, pp. 147–162.

Narrow WE, Kuhl EA, Regier DA. (2009): DSM-V perspectives on disentangling disability from clinical significance. World Psychiatry 8:3–4.

Nasser M, Katzman M, Gordon RA. (2001): Eating Disorders and Cultures in Transition. New York: Routledge.

Nathan D. (2011): Sibyl Exposed. New York: Simon and Schuster.

National Institute for Health and Clinical Excellence. (2007): Depression: management of depression in primary and secondary care. Accessed online, June 2009.

Newton-Howes G, Tyrer P, Johnson T. (2006): Personality disorder and the outcome of depression: meta-analysis of published studies. British Journal of Psychiatry 188:13–20.

Norton GR, Cox BJ, Asmundson GJ, Maser JD. (1995): The growth of research on anxiety disorders during the 1980s. Journal of Anxiety Disorders 9:75–85.

O'Brien C. (2011): Addiction and dependence in DSM-V. Addiction 106:866–867.

Office of Applied Studies. (2004): Results from the 2003 National Survey on Drug Use and Health: National findings. DHHS Publication No. SMA 04–3964, NSDUH Series H-25. Rockville, MD: Substance Abuse and Mental Health Services Administration.

Olfson M, Blanco C, Liu L, Moreno C, Laje G. (2006): National trends in the outpatient treatment of children and adolescents with antipsychotic drugs. Archives of General Psychiatry 63:679–685.

Olfson M, Crystal S, Huang C, Gerhard T. (2010): Trends in antipsychotic drug use by very young, privately insured children. Journal of the American Academy of Child & Adolescent Psychiatry 49:13–23.

Osler W. (1898): The Principles and Practice of Medicine. New York: Appleton.

Overall JE, Gorham DR. (1962): The Brief Psychiatric Rating Scale. Psychological Reports 10: 790–812.

Pardini DA, Frick PJ, Moffitt TE. (2010): Building an evidence base for DSM–5 conceptualizations of oppositional defiant disorder and conduct disorder. Journal of Abnormal Psychology 119:683–688.

Paris J. (1996): A critical review of recovered memories in psychotherapy: trauma and therapy. Canadian Journal of Psychiatry 41:206–210.

Paris J. (1997): Antisocial and borderline personality disorders: two separate diagnoses or two aspects of the same psychopathology? Comprehensive Psychiatry 38:237–242.

Paris J. (1999): Nature and Nurture in Psychiatry: A Predisposition-Stress Model Washington, DC: American Psychiatric Press.

Paris J. (2000): Predispositions, personality traits, and post-traumatic stress disorder. Harvard Review of Psychiatry 8:175–183.

Paris J. (2003): Personality Disorders Over Time. Washington, DC: American Psychiatric Press.

Paris J. (2005): The Fall of an Icon: Psychoanalysis and Academic Psychiatry. Toronto,

参考文献

University of Toronto Press.
Paris J. (2006): Predicting and preventing suicide: do we know enough to do either? Harvard Review of Psychiatry 14:233–240.
Paris J. (2007): The nature of borderline personality disorder: multiple symptoms, multiple dimensions, but one category. Journal of Personality Disorders 21:457–473.
Paris J. (2008a): Prescriptions for the Mind. New York: Oxford University Press.
Paris J. (2008b): Treatment of Borderline Personality Disorder: A Guide to Evidence-Based Practice. New York: Guilford Press.
Paris J. (2008c): Clinical trials in personality disorders. Psychiatric Clinics of North America 31:517–526.
Paris J. (2009): The bipolar spectrum: a critical perspective. Harvard Review of Psychiatry 17:206–213.
Paris J. (2010a): The Use and Misuse of Psychiatric Drugs: An Evidence-Based Critique. London: Wiley.
Paris J. (2010b): Biopsychosocial models and psychiatric diagnosis. In Millon T, Krueger R, Simonsen E. (Eds.). Contemporary Directions in Psychopathology: Scientific Foundations of the DSM-V and ICD-11. New York: Guilford Press, pp. 473–482.
Paris J. (2010c): Estimating the prevalence of personality disorders. Journal of Personality Disorders 24:405–411.
Paris J. (2012): The Bipolar Spectrum: Diagnosis or Fad? New York: Routledge.
Parker G. (2005): Beyond major depression. Psychological Medicine 35:467–474.
Parker G. (2011): Classifying clinical depression: an operational proposal. Acta Psychiatrica Scandinavica 123:314–316.
Parker G. (2012): Bipolar-II Disorder. Modelling, Measuring and Managing (2nd ed.). Cambridge, UK: Cambridge University Press.
Parker G, Fletcher K, Hadzi-Pavlovic D. (2011): Is context everything to the definition of clinical depression? A test of the Horwitz and Wakefield postulate. Journal of Affective Disorders 136:1034–1038.
Parker G, Parker K. (2003): Which antidepressants flick the switch? Australian and New Zealand Journal of Psychiatry 37:464–468.
Patten SB. (2008): Major depression prevalence is high, but the syndrome is a poor proxy for community populations' clinical needs. Canadian Journal of Psychiatry 53:411–419.
Patten SB, Paris J. (2008): The bipolar spectrum—a bridge too far? Canadian Journal of Psychiatry 53:762–768.
Perlis RH, Miyahara S, Marangell LB, Wisniewski SR. (2009): Long-term implications of early onset in bipolar disorder: data from the first 1000 participants in the Systematic Treatment Enhancement Program for Bipolar Disorder (STEP-BD). Biological

Psychiatry 55:875–881.
Philips KA, First MB, Pincus HA. (2003): Advancing DSM: Dilemmas in Psychiatric Diagnosis. Washington, DC: American Psychiatric Association.
Pierre JM. (2010): The borders of mental disorder in psychiatry and the DSM: past, present, and future. Journal of Psychiatric Practice 16:376–382.
Piper A, Merskey H. (2004): The persistence of folly: critical examination of dissociative identity disorder. Part II. The defence and decline of multiple personality or dissociative identity disorder. Canadian Journal of Psychiatry 49:678–683.
Polanczyk G, Caspi A, Houts R, Kollins SH, Rhode LA, Moffitt TE. (2010): Implications of extending the ADHD age-of-onset criterion to age 12: results from a prospectively studied birth cohort. Journal of the American Academy of Child and Adolescent Psychiatry 49:210–216.
Pope HG, Lipinski JR. (1978): Diagnosis in schizophrenia and manic-depressive illness: a reassessment of the specificity of 'schizophrenic' symptoms in the light of current research. Archives of General Psychiatry 35:811–828.
Pratt LA, Brody DJ, Gu Q. (2011): Antidepressant use in persons aged 12 and over: United States, 2005–2008. NCHS data brief, no 76. Hyattsville, MD: National Center for Health Statistics.
Prince M. (1906): The Dissociation of a Personality. New York: Longmans, Green, & Co.
Prince R, Tseng-Laroche F. (1990): Culture-bound syndromes and international disease classification. Culture, Medicine, and Psychiatry 11:1–49.
Rabins PV, Lyketsos CG. (2011): A commentary on the proposed DSM revision regarding the classification of cognitive disorders. American Journal of Geriatric Psychiatry 19:201–204.
Raine A, Lencz T, Mednick SA. (1995): Schizotypal Personality. New York: Cambridge University Press.
Rajji TK, Ismail Z, Mulsant BH. (2009): Age at onset and cognition in schizophrenia: meta-analysis. British Journal of Psychiatry 195:286–293.
Rani F, Murray ML, Byrne PJ, Wong ICK. (2008): Epidemiologic features of antipsychotic prescribing to children and adolescents in primary care in the United Kingdom. Pediatrics 121:1002–1009.
Rapoport JL, Buchsbaum MS, Zahn TP, Weingartner H, Ludlow C, Mikkelsen EJ. (1978): Dextroamphetamine: cognitive and behavioral effects in normal prepubertal boys. Science 199:560–563.
Regier DA, Narrow WE, Clarke DE, Kraemer HC, Kuramoto SJ, Kuhl EA, Kupfer DJ. (2013): DSM-5 field trials in the United States and Canada, Part II: Test-retest reliability of selected categorical diagnoses. American Journal of Psychiatry 170: 59–70.
Regier DA, Narrow WE, Kuhl EA, Kupfer DJ. (2009): Conceptual development of DSM-

V. American Journal of Psychiatry 166:645–650.

Regier DA, Narrow WE, Kuhl EA, Kupfer DJ. (2011): The Conceptual Evolution of DSM-5. Washington, DC: American Psychiatric Publishing.

Reich W. (1933/1949): Character Analysis. New York: Orgone Institute Press.

Rettew DC, Lynch AD, Achenbach TM, Dumenci L, Ivanova MY. (2009): Meta-analyses of agreement between diagnoses made from clinical evaluations and standardized diagnostic interviews. International Journal of Methods in Psychiatric Research 18:169–184.

Reynolds C, Redline S. (2010): The DSM-5 sleep-wake disorders: an update an invitation to the sleep community. Journal of Clinical Sleep Medicine 6:9–1.

Rieber RW. (2006): The Bifurcation of the Self: The History and Theory of Dissociation and Its Disorders. New York: Springer.

Rief W, Mewes R, Martin A, Glaesmer H, Brahler E. (2011): Evaluating new proposals for the psychiatric classification of patients with multiple somatic symptoms. Psychosomatic Medicine 73:760–768.

Roberts AL, Dorhenwend B, Aiello AA. (2012): The stressor criterion for post-traumatic stress disorder—does it matter? Journal of Clinical Psychiatry 73:264–270.

Roberts RE, Attkisson C, Rosenblatt A. (1998): Prevalence of psychopathology among children and adolescents. American Journal of Psychiatry 155:715–725.

Robins E, Guze SB. (1970): Establishment of diagnostic validity in psychiatric illness: its application to schizophrenia. American Journal of Psychiatry 126:107–111.

Robins L. (1966): Deviant Children Grown Up. Baltimore, MD: Williams and Wilkins.

Robins LN, Regier DA. (l991): Psychiatric Disorders in America. New York: Free Press.

Ronningstam E. (2011): Narcissistic personality disorder in DSM-V—in support of retaining a significant diagnosis. Journal of Personality Disorders 25:248–253.

Rosch E, Lloyd BB. (1978): Cognition and Categorization. Hillsdale, NJ: Laurence Erlbaum.

Rosen GM, Lilienfeld SO. (2008): Post-traumatic stress disorder: an empirical evaluation of core assumptions. Clinical Psychology Review 28:837–868.

Rosenman S, Korten A, Medway J, Evans M. (2003): Dimensional vs. categorical diagnosis in psychosis. Acta Psychiatrica Scandinavica 107:378–384.

Rothman DJ, McDonald WJ, Berkowitz CD, Chimonas SC, DeAngelis CD, Hale RW, et al. (2009): Professional medical associations and their relationships with industry: a proposal for controlling conflict of interest. JAMA 301:1367–1372.

Rottman BM, Ahn W-K, Woo-kyoung, Sanislow CA, Kim NS. (2009): Can clinicians recognize DSM-IV personality disorders from five-factor model descriptions of patient cases? American Journal of Psychiatry 166:427.

Rowe R, Costello EJ, Angold A, Copeland WE, Maughan B. (2010): Developmental pathways in oppositional defiant disorder and conduct disorder. Journal of Abnormal Psychology 119:726–738.

Røysamb E, Kendler KS, Tambs K, Ørstavik RE, Neale MC, Aggen SH, Reichborn-Kjennerud T. (2011): The joint structure of DSM-IV Axis I and Axis II disorders. Journal of Abnormal Psychology 120:198–209.

Rummel-Kluge C, Kissling W. (2008): Psychoeducation in schizophrenia: new developments and approaches in the field. Current Opinion in Psychiatry 21:168–172.

Rush AJ, Trivedi MH, Wisniewski SR, Stewart JW, Nierenberg AA, Thase ME, et al. STAR*D Study Team: (2006): Bupropion-SR, sertraline, or venlafaxine-XR after failure of SSRIs for depression. NEJM 354:1231–1242.

Russ E, Shedler J, Bradley R, Westen D. (2008): Refining the construct of narcissistic personality disorder: diagnostic criteria and subtypes. American Journal of Psychiatry 165:1473–1481.

Russell G. (1979): Bulimia nervosa: an ominous variant of anorexia nervosa. Psychological Medicine 9:429–448.

Rutter M. (2011): Child psychiatric diagnosis and classification: concepts, findings, challenges and potential. Journal of Child Psychology and Psychiatry doi:10.1111/j.1469-7610.2011.02367.

Samuels JF, Bienvenu OJ, Cullen B, Riddle MA, Liang KY, Eaton WW, et al. (2008): Prevalence and correlates of hoarding behavior in a community-based sample Behaviour Research and Therapy 46:836–844.

Sanislow CA, Pine DS, Quinn KJ, Kozak MJ, Cuthbert BN. (2010): Developing constructs for psychopathology research: research domain criteria. Journal of Abnormal Psychology 119:631–639.

Sapp J. (2009): The New Foundations of Evolution: On the Tree of Life. New York: Oxford University Press.

Sartorius N. (2011): Meta effects of classifying mental disorders. In Regier D, Narrow WE, Kuhl E, Kupfer DJ. (Eds.). The Conceptual Evolution of DSM-5. Washington, DC: American Psychiatric Publishing, pp. 59–80.

Saugstad LF. (1989): Social class, marriage, and fertility in schizophrenia. Schizophrenia Bulletin 15:9–43.

Saunders JB, Schuckit MA, Sirovatka PJ, Regier DA. (2007): Diagnostic Issues in Substance Use Disorders: Refining the Research Agenda for DSM-5. Arlington, VA: American Psychiatric Association.

Saxena S, Esparza P, Regier DA, Saraceno B, Sartorius N. (2012): Public Health Aspects of Diagnosis and Classification of Mental and Behavioral Disorders. Refining the Research Agenda for DSM-5 and ICD-11. Arlington, VA: American Psychiatric Association and World Health Organization.

Schatzberg AF, Scully JH, Kupfer DJ, Regier DA. (2009): Setting the Record Straight: A Response to Frances' Commentary on DSM-V. Psychiatric Times, July 1.

Schumm BA. (2004): Deep Down Things: The Breathtaking Beauty of Particle Physics. Baltimore, MD: Johns Hopkins University Press.

Schreiber FR. (1973): Sybil. Berkley, CA: Sage.

Scott J, Paykel E, Morriss R, Bentall R, Kinderman P, Johnson T. (2006): Cognitive–behavioural therapy for severe and recurrent bipolar disorders: randomised controlled trial. British Journal of Psychiatry 188:313–320.

Shedler J, Beck A, Fonagy P, Gabbard GO, Gunderson J, Kernberg O, et al. (2010): Personality disorders in DSM-5. American Journal of Psychiatry 167:9.

Shelton R, Fawcett J. (2010): Antidepressant drug effects and depression severity: a patient-level meta-analysis. JAMA 303:47–53.

Shields AL, Howell RT, Potter JS, Weiss RD. (2007): The Michigan Alcoholism Screening Test and its shortened form: a meta-analytic inquiry into score reliability. Substance Use & Misuse 42:1783–1800.

Shorter E. (1993): From Paralysis to Fatigue. New York: Free Press.

Shorter E. (1994): From the Mind into the Body: Cultural Origins of Psychosomatic Disorders. New York: Free Press.

Shorter E. (1997): A History of Psychiatry: From the Era of the Asylum to the Age of Prozac. New York: Wiley.

Siever LJ. (2007): Biologic factors in schizotypal personality disorders. Acta Psychiatrica Scandinavica 90:45–50.

Siever LJ, Davis KL. (1991): A psychobiological perspective on the personality disorders. American Journal of Psychiatry 148:1647–1658.

Simms LJ, Prisciandaro JJ, Krueger RF, Goldberg DP. (2012): The structure of depression, anxiety and somatic symptoms in primary care. Psychological Medicine 42:15–18.

Skodol AE. (2010): Dimensionalizing existing personality disorder categories. In Millon T, Krueger R, Simonsen E. (Eds.). Contemporary Directions in Psychopathology: Scientific Foundations of the DSM-V and ICD-11. New York: Guilford Press, pp. 372–373.

Skodol AE, Bender DS, Morey LM, Clark LA, Oldham J, Alarcon RD, et al. (2011a). Personality disorder types proposed for DSM-5. Journal of Personality Disorders 25:136–169.

Skodol AE, Grilo CM, Keyes KM, Geier T, Grant BF, Hasin DS. (2011b): Relationship of personality disorders to the course of major depressive disorder in a nationally representative sample. American Journal of Psychiatry 168:257–264.

Skodol AE, Gunderson JG, Shea MT, McGlashan TH, Morey LC, Sanislow CA. (2005):

The Collaborative Longitudinal Personality Disorders Study (CLPS): overview and implications. Journal of Personality Disorders 19:487–504.

Spiegel D. (1994): Dissociation: Culture Mind and Body. Washington, DC: American Psychiatric Press.

Spiegel D, Loewenstein RJ, Lewis-Fernandez R, Sar V, Simeon D, Vermetten E, et al. (2011): Dissociative disorders in DSM-5. Depression and Anxiety 28:824–852.

Spitzer RL. (1981): The diagnostic status of homosexuality in DSM-III: a reformulation of the issues. American Journal of Psychiatry 138:210–215.

Spitzer RL. (1991): An outsider-insider's views about revising the DSMs. Journal of Abnormal Psychology 100:294–296.

Spitzer RL. (2003): Can some gay men and lesbians change their sexual orientation? Archives of Sexual Behavior 32:403–417.

Spitzer RL. (2009): APA and DSM-V: Empty Promises. Psychiatric Times, July 2.

Spitzer RL, Williams JBW, Gibbon M, First MB. (1992): The Structured Clinical Interview for DSM-III-R (SCID). I: History, rationale, and description. Archives of General Psychiatry 49:624–629.

Spitzer RL, First MB, Wakefield JC. (2007): Saving PTSD from itself in DSM-V. Journal of Anxiety Disorders 21:233–241.

Stein DJ. (2001): Comorbidity in generalized anxiety disorder: implications and impact. Journal of Clinical Psychiatry 63 (suppl):29–34.

Stein DJ, Fineberg N. (2007): Obsessive Compulsive Disorder. New York: Oxford University Press.

Steinberg M, Hall P. (1997): The SCID-D diagnostic interview and treatment planning in dissociative disorders. Bulletin of the Menninger Clinic 61:108–120.

Steiner M, Steinberg S, Stewart D, Carter D, Berger C, Reid R, et al. (1995): Fluoxetine in the treatment of premenstrual dysphoria. NEJM 50:785–787.

Stern A. (1938): Psychoanalytic investigation of and therapy in the borderline group of neuroses. Psychoanalytic Quarterly 7:467–489.

Stip E, Letourneau G. (2009): Psychotic symptoms as a continuum between normality and pathology. Canadian Journal of Psychiatry 3:140.

Strauss ME, Smith GT. (2009): Construct validity: advances in theory and methodology. Annual Review of Clinical Psychology 5:1–25.

Sullivan PF. (1995): Mortality in anorexia nervosa. American Journal of Psychiatry 152:1073–1074.

Sunderland T, Jeste DV, Baiyewu O, Sirovatka PJ, Regier DA. (2007): Diagnostic Issues in Dementia: Advancing the Research Agenda for DSM-5. Arlington, VA: American Psychiatric Association.

Suominen K, Isometsa E, Ostamo A, Lonnqvist J. (2004): Level of suicidal intent predicts overall mortality and suicide after attempted suicide: a 12-year follow-up study. BMC Psychiatry 4:11.

Szasz T. (1961): The Myth of Mental Illness: Foundations of a Theory of Personal Conduct. New York: Hoeber-Harper.

Szatmari P. (2004): A Mind Apart: Understanding Children with Autism and Asperger Syndrome. New York: Guilford Press.

Tambs K, Czajkowsky N, Roysamb E, Neale MC, Reichborn-Kjennerud T, Aggen SH, et al. (2009): Structure of genetic and environmental risk factors for dimensional representations of DSM-IV anxiety disorders. British Journal of Psychiatry 195:301–307.

Tamminga CA, Sirovatka PJ, Regier DA, van Os J. (2009): Deconstructing Psychosis: Refining the Research Agenda. Arlington, VA: American Psychiatric Association.

The International Schizophrenia Consortium (2009): Common polygenic variation contributes to risk of schizophrenia and bipolar disorder. Nature 460:748–752.

Thigpen CH, Cleckly H. (1957): The Three Faces of Eve. New York: McGraw Hill.

Thombs BD, de Jonge P, Coyne JC, Whooley MA. (2008): Depression screening and patient outcomes in cardiovascular care: a systematic review. JAMA 300:2161–2171.

Thorup A, Waltoft BL, Pedersen CB, Mortensen PB, Nordentoft M. (2007): Young males have a higher risk of developing schizophrenia: a Danish register study. Psychological Medicine 37:479–484.

Tyrer P, Mulder R, Crawford M. (2011): Reclassifying personality disorders. Lancet 377(9780):1814–1815.

Valenstein M. (2006): Keeping our eyes on STAR*D. American Journal of Psychiatry 193:1484–1486.

Van Os J. (2009): 'Salience syndrome' replaces 'schizophrenia' in DSM-V and ICD-11: psychiatry's evidence-based entry into the 21st century? Acta Psychiatrica Scandinavica 120:363–372.

Wakefield JC. (1992): Disorder as harmful dysfunction: A conceptual critique of DSM-III-R's definition of mental disorder. Psychological Review 99:232–247.

Wakefield JC. (2007): What makes a mental disorder mental? Philosophy, Psychiatry, and Psychology 13:123–131.

Wakefield JC. (2010a): Taking disorder seriously: a critique of psychiatric criteria for mental disorders from the harmful-dysfunction perspective. In Millon T, Krueger R, Simonsen E. (Eds.). Contemporary Directions in Psychopathology: Scientific Foundations of the DSM-V and ICD-11. New York: Guilford Press, pp.275–302.

Wakefield JC. (2010b): Misdiagnosing normality: Psychiatry's failure to address the problem of false positive diagnoses of mental disorder in a changing professional environment. Journal of Mental Health 19:337–351.

Wakefield JC. (2012): DSM-5: proposed changes to depressive disorders. Current

Medical Research & Opinion 28: 335–343.

Wakefield JC, First MB. (2012): Validity of the bereavement exclusion to major depression: does the empirical evidence support the proposal to eliminate the exclusion in DSM-5? World Psychiatry 11:3–10.

Wakefield JC, Horwitz AV, Schmitz MF. (2005): Are we overpathologizing the socially anxious? Social phobia from a harmful dysfunction perspective. Canadian Journal of Psychiatry 49:736–742.

Wakefield JC, Pottick KJ, Kirk SA. (2002): Should the DSM-IV diagnostic criteria for conduct disorder consider social context? American Journal of Psychiatry 159:380–386.

Wakefield JC, Schmitz MF, Baer JC. (2010): Does the DSM-IV clinical significance criterion for major depression reduce false positives? Evidence from the National Comorbidity Survey Replication. American Journal of Psychiatry 167:298–304.

Wakefield JC, Schmitz MF, Baer JC. (2011): Did narrowing the major depression bereavement exclusion from DSM-III-R to DSM-IV increase validity? Evidence from the National Comorbidity Survey. Journal of Nervous & Mental Disease 199:66–73.

Wakefield JC, Schmitz MF, First MB, Horwitz A. (2007): Extending the bereavement exclusion for major depression to other losses. Archives of General Psychiatry 64:43–440.

Wamboldt MZ, Beach S, Kaslow NJ, Heyman RE, First MB, Reiss D. (2010): Describing relationship patterns in DSM-V: a preliminary proposal. In Millon T, Krueger R, Simonsen E. (Eds.). Contemporary Directions in Psychopathology: Scientific Foundations of the DSM-V and ICD-11. New York: Guilford Press, pp. 565–572.

Watters E. (2010): Crazy Like Us: The Globalization of the American Psyche. New York: Free Press.

Weich S, McBride O, Hussey D, Exeter D, Brugha T, McManus S. (2011): Latent class analysis of co-morbidity in the Adult Psychiatric Morbidity Survey in England 2007: implications for DSM-5 and ICD-11. Psychological Medicine 41:2201–2212.

Weiss G, Hechtman L. (1993): Hyperactive Children Grown Up: ADHD in Children, Adolescents, and Adults (2nd ed.). New York: Guilford Press.

Weissman MM, Bland RC, Canino GJ, Faravelli C, Greenwald S, Hwu HG, et al. (1996): Cross-national epidemiology of major depression and bipolar disorder. JAMA 31(276):293–299.

Weissman MM, Klerman GL. (1985): Gender and depression. Trends in Neuroscience 8:416–420.

Widiger TA. (2011): The DSM-5 dimensional model of personality disorder: rationale and empirical support. Journal of Personality Disorders 25:222–234.

Widiger TA, Frances AJ, Pincus HA. (1997): DSM-IV SourceBook. Vols 1–4. Washington, DC: American Psychiatric Association.

参考文献

Widiger TA, Samuel DB. (2005): Diagnostic categories or dimensions? A question for the Diagnostic and Statistical Manual of Mental Disorders—Fifth Edition. Journal of Abnormal Psychology 114:494–504.

Widiger TA, Simonsen E, Sirovatka PJ, Regier DA. (2006): Dimensional Models of Personality Disorders: Refining the Research Agenda for DSM-5. Arlington, VA: American Psychiatric Association.

Williams JBW, Gibbon M, First MB, Spitzer RL, Davis M, Borus J, et al. (1992): The Structured Clinical Interview for DSM-III-R (SCID) II. multi-site test-retest reliability. Archives of General Psychiatry 49:630–636.

Wilsnack RW, Wilsnack SC, Kristjanson AF, Vogeltanz-Holm ND, Gmel G. (2009): Gender and alcohol consumption: patterns from the multinational GENACIS project. Addiction 104:1487–1500.

Winchel RM, Stanley M. (1991): Self-injurious behavior: a review of the behavior and biology of self-mutilation. American Journal of Psychiatry 148:306–317.

Wing JK. (2009): The use of the Present State Examination in general population surveys. Acta Psychiatrica Scandinavica 62:230–240.

Winokur G, Cadoret R, Baker M, Dorzab J. (1975): Depression spectrum disease versus pure depressive disease: some further data. British Journal of Psychiatry 127:75–79.

Winokur G, Tsuang M. (1975): Elation versus irritability in mania. Comprehensive Psychiatry 16:435–436.

Winokur G. (1979): Unipolar depression: is it divisible into autonomous subtypes? Archives of General Psychiatry 36:47–52.

Wittchen H-U, Gloster AT, Beesdo-Baum K, Fava GA. (2010): Agoraphobia: a review of the diagnostic classificatory position and criteria. Depression and Anxiety 27:113–133.

Wonderlich SA, Gordon KH, Mitchell JE, Crosby RD, Engel SG. (2009): The validity and clinical utility of binge eating disorder. International Journal of Eating Disorders 42:687–705.

Woods SW, Addington J, Cadenhead KS. (2009): Validity of the prodromal risk syndrome for first psychosis: findings from the North American Prodrome Longitudinal Study. Schizophrenia Bulletin 35:894–908.

Worthen J. (2007): Robert Schumann: Life and Death of a Musician. New Haven, CT Yale University Press.

World Health Organization. (1993): International Classification of Diseases, (10th ed.). Mental Disorders. Geneva: WHO.

Wozniak J. (2005): Recognizing and managing bipolar disorder in children. Journal of Clinical Psychiatry 66 (Suppl) 1:18–23.

Young A. (1997): The Harmony of Illusions: Inventing Post-Traumatic Stress Disorder. Princeton, NJ: Princeton University Press.

Yutzy SH, Woofter CR, Abbott CC, Melhem I, Parish B. (2012): The increasing frequency of mania and bipolar disorder: causes and potential negative impacts. Journal of Nervous and Mental Diseases 200:380–387.

Zanarini MC. (1993): Borderline personality as an impulse spectrum disorder. In Paris J. (Ed.). Borderline Personality Disorder: Etiology and Treatment. Washington, DC: American Psychiatric Press, pp. 67–86.

Zanarini MC, Gunderson JG, Frankenburg FR, Chauncey DL. (1989): The Revised Diagnostic Interview for Borderlines: discriminating BPD from other Axis II disorders. Journal of Personality Disorders 3:10–18.

Zimmerman M. (2011a): A critique of the proposed prototype rating system for personality disorders in DSM-5. Journal of Personality Disorders 25: 206–521.

Zimmerman M. (2012a): Is there adequate empirical justification for radically revising the personality disorders section for DSM-5? Personality Disorders: Theory, Research and Treatment 3:444–457.

Zimmerman M, Chelminski I, Young D, Dalyrymple K, Martinez J. (2011b): Does DSM-IV already capture the dimensional nature of personality disorders? Journal of Clinical Psychiatry doi:10.4088/JCP.11m06974.

Zimmerman M, Chelminski I, Young D, Dalyrymple K, Martinez J. (2012b): Impact of deleting 5 DSM-IV personality disorders on prevalence, comorbidity, and the association between personality disorder pathology and psychosocial morbidity. Journal of Clinical Psychiatry (online).

Zimmerman M, Dalrymple K, Chelminski I, Young D, Galione JN. (2010): Recognition of irrationality of fear and the diagnosis of social anxiety disorders and specific phobia in adults: implications for criteria revision in DSM-5. Depression & Anxiety. 27:1044–1049.

Zimmerman M, Emmert-Aronson B, Brown TA. (2011a): Concordance between a simpler definition of major depressive disorder and Diagnostic and Statistical Manual of Mental Disorders, Fourth Edition: an independent replication in an outpatient sample. Comprehensive Psychiatry 52:261–264.

Zimmerman M, Galione J. (2010): Psychiatrists' and nonpsychiatrist physicians' reported use of the DSM-IV criteria for major depressive disorder. Journal of Clinical Psychiatry 71:235–238.

Zimmerman M, Mattia J. (1999b): Differences between clinical and research practices in diagnosing borderline personality disorder. American Journal of Psychiatry 156:1570–1574.

Zimmerman M, Pfohl B, Stangl D, Corenthal C. (1986): Assessment of DSM-III personality disorders: the importance of interviewing an informant. Journal of Clinical Psychiatry 47:261–263.

Zimmerman M, Rothschild L, Chelminski I. (2005): The prevalence of DSM-IV personality disorders in psychiatric outpatients. American Journal of Psychiatry 162:1911–1918.

Zoccolillo M, Pickles A, Quinton D, Rutter M. (1992): The outcome of childhood conduct disorder: implications for defining adult personality disorder and conduct disorder. Psychological Medicine 22:971–986.

Zorumski R. (2009): Looking forward. In North CS, Yutzy SH. (Ed.). Goodwin and Guze's Psychiatric Diagnosis. New York: Oxford University Press, pp. xxv–xxxii.

Zucker KJ. (2010): The DSM-5 criteria for gender identity disorder. Archives of Sexual Behavior 39:477–498.

Zucker KJ, Bradley SJ. (1995): Gender Identity Disorder and Psychosexual Problems in Children and Adolescents. New York: Guilford Press.

索引

和 文

あ行

悪夢障害 188
アスペルガー症候群 150
アルコール症 137

依存 139
依存性パーソナリティ障害 176
遺尿症 188
遺糞症 188
インターネット依存 140

運動障害群 38, 149

演技性パーソナリティ障害 176

か行

概日リズム睡眠-覚醒障害群 188
改訂版境界パーソナリティ診断面接質問紙 63
回避/制限性食物摂取症 143
回避性パーソナリティ障害 175
解離 185
解離性障害群 39, 185
解離性同一性障害 185
学習障害群 38, 149
過剰性欲障害 144
過食性障害 142
学校恐怖症 130
カッパ係数 58
過眠障害 187
簡易精神症状評価尺度 63
関係性障害 36, 48
間欠性爆発性障害 157
かんしゃく 112
感情病および統合失調症用面接基準 62
感度 49
鑑別診断 3

偽陰性 47
記述的妥当性 59
吃音 149
機能性神経症状症 183
気分循環性障害 104
気分調節不全障害 112
気分変調症 121
逆転移 163
ギャンブル障害 140
急性ストレス反応 132
境界性パーソナリティ障害 160, 173
偽陽性 47
強制的パラフィリア 147
強迫性障害 133
強迫性障害および関連障害群 39
強迫性パーソナリティ障害 134, 175
恐怖症 129
際立ち症候群 99
緊張型統合失調症 104
緊張病 98

クレペリン派 13

軽度認知障害 182
激越性うつ病 106
月経前不快気分障害 122
限局性学習障害 149
限局性恐怖症 129
言語障害 38, 149
言語発達症群 149
現在症診察表 63
減弱精神病症候群 99, 182

構成概念妥当性 60
行動嗜癖 140
広汎性発達障害 150
語音障害 149
国際疾病分類 9
こころとからだの質問票 122
コミュニケーション障害群 149
混合性エピソード 106

243

混合性の特徴　122
混合性不安抑うつ障害　122

さ行

サイコパス(精神病質)　172
作為症　184

次元性　71
自己愛性パーソナリティ障害　175
自殺，評価尺度　81
自殺行動障害　189
持続性複雑死別障害　119
持続性抑うつ障害　122
疾病分類学　6
児童期の多動反応　152
自閉症スペクトラム障害　38，150
嗜癖　139
死別　118
社会恐怖　129
社会的コミュニケーション障害　149
社会不安障害　129
射精遅延　144
醜形恐怖症　184
重度感情調節異常　112
重篤気分調節症　157
重篤な気分調節不全症　123
小うつ病　121
症候群　5
症状のプール　68，140
小精神病症状　174
常同運動障害　134
小児期発症流暢障害　149
小児崩壊性障害　150
食行動障害および摂食障害群　39
女性オルガズム障害　144
新クレペリン派　13
神経症　10
神経症性うつ病　116
神経性過食症　142
神経性やせ症　141
神経認知障害群　39，181
神経発達症群/神経発達障害群　38，149
心身症　183
身体化障害　184
身体醜形障害　135
身体症状症　183
身体症状症および関連症群　39
診断のインフレーション　54

心的外傷およびストレス因関連障害群　39
心的外傷後ストレス障害　130
信頼性　57

水腫症　5
睡眠-覚醒障害群　187
睡眠関連低換気　187
スキゾイドパーソナリティ障害　174
スティグマ　50

性格特性5因子モデル　167
性機能不全群　39，144
精神障害　41
精神症状チェックリスト　64
精神遅滞　149
精神病　41，95
精神病質(サイコパス)　172
精神病性うつ病　116
性的関心・興奮障害　144
性別違和　39，145
全般性不安障害　129
全般性不安・心配障害　128

躁，古典的定義　106
躁うつ病　96，103
早期精神病　99
双極Ⅰ型　103
双極Ⅱ型　103
双極Ⅲ型　108
双極性障害　103
──，小児　111
双極性障害および関連障害群　38
双極スペクトラム　105
早発性痴呆　96
早漏　144
素因障害　153，155，172
ソフトバイポーラー　109

た行

大うつ病性障害　116
対人関係障害　190
代理ミュンヒハウゼン症候群　184
多重人格性障害　185
妥当性　57
ためこみ障害　134
短期精神病性障害　101

チック障害　134

索引

秩序破壊的・衝動制御・素行障害　38
知的能力障害群　38, 149
注意欠如・多動性障害　38, 152
中枢性睡眠時無呼吸　187
治療抵抗性うつ病　124

適応障害　189
転換　183

統合失調型パーソナリティ障害　96, 174
統合失調感情障害　103
統合失調症　11, 95
統合失調症様障害　101
統合失調症スペクトラム障害および他の精神病性障害群　38
疼痛性障害　183
道徳狂　173
トゥレット症候群　149
特異度　49
特定不能の摂食障害　142
特定不能の双極性障害　104
特定不能のパーソナリティ障害　177

な行

ナルコレプシー　187

認知症　181

は行

排泄症群　39, 188
破壊的気分調節障害　112
破壊的行動障害　123, 155
パーソナリティ機能レベル尺度　170
パーソナリティ障害群　39, 159
発達疫学　30
抜毛症　135
パニック障害　128
ハミルトン不安尺度　64
ハミルトン抑うつ尺度　64
パラフィリア　146
半構造化面接　62
反抗挑戦性障害　153, 155
反社会性パーソナリティ障害　113, 172

微細脳障害　152
非自殺的な自傷行為　188
ヒステリー　183
ヒステリー性神経症　186
皮膚むしり症　135

ヒポクレチン障害　187
病因　3
病気不安症　183
病的機序　3
病的賭博　140
表面的妥当性　59
広場恐怖　129

不安　127
不安障害群　39, 128
不安神経症　128
不安性人格障害　175
フィールドトライアル　32
物質・医薬品誘発性睡眠障害　188
物質関連障害および嗜癖性障害群　39
不眠障害　187
文化的定式化面接　69
分離不安障害　130
分類　71
分裂性反応　10

閉塞性睡眠時無呼吸低呼吸　187
併存症　59
ベックうつ病調査票　64

他の医学的疾患に影響する心理的要因　184
勃起障害　144

ま行

ミシガンアルコール依存症スクリーニングテスト　64
ミニメンタルステート検査　183

無意識の葛藤　10

メランコリー　115

妄想性障害　101
妄想性パーソナリティ障害　174, 176

や行

薬理学的解析　110

有害な機能障害　47

溶血レンサ球菌感染症に関連した小児自己免疫性神経精神障害　134

抑うつ　115

245

索引

抑うつ障害群　38
予測的妥当性　59

ら行

利用可能性ヒューリスティック　86

臨床全般印象度　63，122

冷淡-共感の欠如　172
レストレスレッグス症候群　188
レム睡眠行動障害　188

欧文

acute stress reaction　132
addiction　139
adjustment disorders　189
agitated depression　106
agoraphobia　129
alcoholism　137
anorexia nervosa　141
antisocial personality disorder(ASPD)　113, 172
anxiety　127
anxiety disorder　128
anxiety neurosis　128
anxious personality disorder　175
Asperger syndrome　150
Attention Deficit Hyperactivity Disorder(ADHD)　38, 152
attenuated psychosis syndrome　99, 182
Autism Spectrum Disorder　38, 150
availability heuristic　86
avoidant personality disorder　175
avoidant/restrictive food intake disorder　143

Beck Depression Inventory(BDI)　64
behavioral addiction　140
bereavement　118
binge-eating disorder　142
Bipolar and Related Disorders　38
bipolar disorder　103
body dysmorphic disorder　135, 184
borderline personality disorder(BPD)　160, 173
Brief Psychiatric Rating Scale(BPRS)　63
brief psychotic disorder　101
bulimia nervosa　142

callous-unemotional　172

catatonia　98
catatonic schizophrenia　104
category　71
central sleep apnea　187
childhood disintegrative disorder　150
childhood-onset fluency disorder　149
circadian rhythm sleep-wake disorders　188
Clinical Global Impression(CGI)　63, 122
coercive paraphilia　147
communication disorders　149
conduct disorder　153, 155, 172
Conners スケール　154
construct validity　60
conversion　183
countertransference　163
Cultural Formulation Interview(CFI)　69
cyclothymic disorder　104

delayed ejaculation　144
delusional disorder　101
dementia　181
dementia praecox　96
dependence　139
dependent personality disorder　176
depression　115
Depressive Disorders　38
descriptive validity　59
developmental epidemiology　30
Diagnostic Interview for Borderlines, Revised(DIB-R)　63
dimension　71
disruptive behavior disorder　123, 155
disruptive mood dysregulation disorder(DMDD)　112, 123, 157
Disruptive, Impulse-Control, and Conduct Disorder　38

dissociation 185
Dissociative Disorders 39, 185
dissociative identity disorder 185
dropsy 5
DSM-I 9
DSM-II 11
DSM-III 14
DSM-IV-TR 17
DSM用構造化臨床面接 62
dysthymia 121

early psychosis 99
eating disorder NOS 142
Elimination Disorders 39, 188
encopresis 188
enuresis 188
Epidemiologic Catchment Area Study (ECA) 45
　――, 双極性障害 109
　――, 反社会性パーソナリティ障害 173
　――, 物質使用障害 137
erectile disorder 144
etiology 3
excoriation(skin picking)disorder 135

face validity 59
factitious disorder 184
false-negative 47
false-positive 47
Feeding and Eating Disorders 39
Feighner 基準 14
female orgasmic disorder 144
Five-Factor Model(FFM) 167
functional neurological symptom disorder 183

gambling disorder 140
Gender Dysphoria 39, 145
generalized anxiety and worry disorder 128
generalized anxiety disorder(GAD) 129
Global Assessment of Functioning (GAF) 90
Global Assessment Scale(GAS) 90

Hamilton Anxiety Rating Scale(HAM-A) 64

Hamilton Depression Rating Scale (HAM-D) 64
harmful dysfunction 47
Health-Sickness Rating Scale(HSRS) 90
histrionic personality disorder 176
hoarding disorder 134
hypersexual disorder 144
hypersomnolence disorder 187
hypocretin disorder 187
hysteria 183
hysterical neurosis 186

illness anxiety disorder 183
insomnia disorder 187
intellectual developmental disorder 149
Intellectual Disabilities 38
intermittent explosive disorder(IED) 157
International Classification of Diseases (ICD) 9

language developmental disorders 149
Language Disorder 38, 149
Learning Disorder 38, 149
Levels of Personality Functioning Scale 170

major depression 116
manic-depressive illness 96, 103
melancholia 115
mental disorder 41
mental illness 41
mental retardation 149
Michigan Alcohol Screening Test (MAST) 64
micropsychosis 174
mild neurocognitive disorder 182
mini-mental state examination (MMSE) 183
minor depression 121
mixed anxiety-depression 122
mixed episode 106
mixed features 122
moral insanity 173
Motor Disorders 38, 149
multiple personality disorder 185

Münchhausen syndrome by proxy 184

narcissistic personality disorder 175
narcolepsy 187
National Comorbidity Survey(NCS)
　──, 双極性障害 109
　──, 注意欠如・多動性障害 154
　──, 抑うつ障害 120
National Comorbidity Survey(NCS-R) 45
　──, 過食性障害 142
　──, 行動嗜癖 140
　──, 物質使用障害 138
National Epidemiologic Survey on Alcohol and Related Conditions (NESARC), 物質使用障害 138
neo-Kraepelinian 13
Neurocognitive Disorders 39, 181
Neurodevelopmental Disorders 38, 149
neurodevelopmental disorders
neuroses 10
neurotic depression 116
nightmare disorder 188
nonsuicidal self-injury(NSSI) 188
nosology 6

Obsessive-Compulsive and Related Disorders 39
obsessive-compulsive disorder(OCD) 133
obsessive-compulsive personality disorder(OCPD) 134, 175
obstructive sleep apnea hypopnea 187
oppositional defiant disorder(ODD) 153, 155

pain disorder 183
panic disorder 128
paranoid personality disorder 174
paraphilia 146
Paraphilic Disorders 39
pathogenesis 3
pathological gambling 140
Patient Health Questionnaire(PHQ-9) 122

Patient-Reported Outcomes Measurement Information System(PROMIS) 91
pediatric autoimmune neuropsychiatric disorders associated with streptococcal infection(PANDAS) 134
persistent complex bereavement disorder 119
persistent depressive disorder 122
personality disorder NOS 177
Personality Disorders 39, 159
pervasive developmental disorders 150
pharmacological dissection 110
phobia 129
post-traumatic stress disorder(PTSD) 130
predictive validity 59
premature(early)ejaculation 144
premenstrual dysphoric disorder 122
Present State Examination 63
psychological factors affecting other medical conditions 184
psychopathy 172
psychosis 95
psychosomatic 183
psychotic depression 116

rapid eye movement sleep behavior disorder 188
relationship disorder 36, 48, 190
reliability 57
restless legs syndrome 188
Robins-Guze 基準 14, 60

salience syndrome 99
Schedule for Affective Disorders and Schizophrenia(SADS) 62
schizo-affective disorder 103
schizoid personality disorder 174
schizophrenia 11, 95
Schizophrenia Spectrum and Other Psychotic Disorders 38
schizophrenic reaction 10
schizophreniform disorder 101
schizotypal personality disorder 96, 174
school phobia 130
semi-structured interview 62

248

sensitivity 49
separation anxiety disorder 130
severe mood dysregulation(SMD) 112
Sexual Dysfunctions 39, 144
sexual interest/arousal disorder 144
sleep related hypoventilation 187
sleep-wake disorders 187
social anxiety disorder 129
social communication disorder 149
social phobia 129
Somatic Symptom and Related Disorders 39
somatic symptom disorder 183
somatization disorder 184
specific learning disorder 149
specific phobia 129
specificity 49
speech sound disorder 149
STAR-D研究 124
stereotypic movement disorder 134
stigma 50
Structured Clinical Interview for DSM Disorders(SCID) 62
stuttering 149
Substance-Related and Addictive Disorders 39

substance/medication induced sleep disorder 188
suicidal behavioral disorder 189
Suicide Intent Scale 81
Symptom Check List, 90(SCL-90-R) 64
symptom pool 68

temper dysregulation disorder 112
temper tantrums 112
tic disorder 134
Tourette syndrome 149
Trauma- and Stressor- Related Disorders 39
treatment-resistant depression 124
trichotillomania 135

unconscious conflict 10
unspecified bipolar disorder 104

validity 57

World Health Organization Disability Assessment Schedule(WHODAS) 91

249

DSM-5をつかうということ
その可能性と限界

定価：本体3,400円＋税

2015年3月25日発行　第1版第1刷 ©

著　者　ジョエル・パリス

監訳者　松崎 朝樹(まつざき あさき)

発行者　株式会社　メディカル・サイエンス・インターナショナル
　　　　代表取締役　若松　博
　　　　東京都文京区本郷1-28-36
　　　　郵便番号113-0033　電話(03)5804-6050

印刷：双文社印刷／装幀：文京図案室

ISBN 978-4-89592-807-6 C3047

本書の複製権・翻訳権・上映権・譲渡権・公衆送信権（送信可能化権を含む）は，㈱メディカル・サイエンス・インターナショナルが保有します。
本書を無断で複製する行為（複写，スキャン，デジタルデータ化など）は，「私的使用のための複製」など著作権法上の限られた例外を除き禁じられています。大学，病院，診療所，企業などにおいて，業務上使用する目的（診療，研究活動を含む）で上記の行為を行うことは，その使用範囲が内部的であっても，私的使用には該当せず，違法です。また私的使用に該当する場合であっても，代行業者等の第三者に依頼して上記の行為を行うことは違法となります。

JCOPY 〈（社）出版者著作権管理機構　委託出版物〉

本書の無断複写は著作権法上での例外を除き禁じられています。
複写される場合は，そのつど事前に，（社）出版者著作権管理機構（電話 03-3513-6969，FAX 03-3513-6979，info@jcopy.or.jp）の許諾を得てください。